Diabetes Para Dummies,® 2ª Edición

Estándares para el Cuidado F...... ....betes

Las siguientes son pautas para el cuidado de su diabetes.

Frecuencia de visitas:

- Diariamente si ha comenzado un tratamiento con insulina
- Semanalmente si está usando medicamentos orales
- Mensualmente si no se encuentra estable
- Trimestralmente si se encuentra estable

Información que debe proporcionar en cada visita:

- Frecuencia de hipoglucemia
- Resultados del automonitoreo de la glucosa en la sangre
- Cambios en el tratamiento
- Síntomas de complicaciones
- Aspectos psicosociales
- Medicamentos nuevos

Examen físico en cada visita:

- Presión arterial
- Peso
- Examen de los pies si la persona presenta neuropatía

Exa........ ....:

- ....sta con la pupila dilatada, practicado por un oftalmólogo
- Prueba del filamento para determinar la sensibilidad en los pies

Análisis de laboratorio:

- Análisis de hemoglobina A1c cada tres meses
- Determinación del nivel de lípidos en la sangre en ayunas
- Análisis anual de microalbuminuria si la prueba de proteína en la orina dio negativa

Frecuencia del automonitoreo del nivel de glucosa en la sangre:

- Antes de las comidas y antes de irse a la cama, en el caso de personas con diabetes tipo 1
- Antes del desayuno y de la cena, en el caso de personas con diabetes tipo 2
- Una vez al día, en el caso de personas con la diabetes estable
- Antes de las comidas y una hora después de las comidas, en el caso de personas con diabetes gestacional o embarazadas con diabetes tipo 1

Los Diez Mandamientos del Excelente Control de la Diabetes

Siga estos mandamientos y sus problemas deben ser escasos.

- Monitoreo constante (vea el Capítulo 7)
- Dedicación a la dieta (vea el Capítulo 8)
- Tenacidad con las pruebas médicas (vea el Capítulo 7)
- Ejercitarse con entusiasmo (vea el Capítulo 9)
- Una vida de aprendizaje (vea el Capítulo 12)
- Medicación meticulosa (vea el Capítulo 10)
- Actitud apropiada (vea el Capítulo 1)
- Planificación preventiva (vea el Capítulo 8)
- Fastidioso cuidado de los pies (vea el Capítulo 5)
- Cuidado esencial de la vista (vea el Capítulo 5)

Para Dummies: La Serie de Libros para Principiantes con Más Éxito en Ventas

Diabetes Para Dummies,® 2ª Edición

Medicamentos Orales para la Diabetes

En la siguiente tabla encontrará lo que debe saber sobre algunos de los medicamentos orales más conocidos.

Categoría	Nombre Comercial	Nombre Genérico	Dosis Promedio	Rango
Sulfonilureas	Orinase	tolbutamida	1.500 mg	500–3.000 mg
	Tolinase	tolazamida	250 mg	100–1.000 mg
	Diabinase	clorpropamida	250 mg	100–500 mg
	Dymelor	acetohexamida	500 mg	250–1.500 mg
	Glucotrol	glipicida	10 mg	2,5–40 mg
	DiaBeta, Glynase	gliburida	7,5 mg	1,25–20 mg
	Amaryl	glimepirida	4 mg	1–8 mg
Meglitinidas	Prandin	repaglinida	1 mg	0,5–4 mg
	Starlix	nateglinida	180 mg	180–360 mg
Biguanidas	Glucophage	metformina	1.000 mg	500–2.000 mg
Tiazolidinedionas	Actos	pioglitazona	30 mg	15–45 mg
	Avandia	rosiglitazona	4 mg	2–8 mg
Inhibidores de la alfaglucosidasa	Precose	acarbosa	100 mg	50–250 mg
	Glyset	miglitol	50 mg	25–75 mg

Criterios para el Diagnóstico de la Diabetes

Estos criterios fueron desarrollados por la Asociación Americana de Diabetes para detectar la diabetes lo más temprano posible:

Una persona de más de 45 años debe ser evaluada cada tres años, si su glucosa es normal.

La evaluación deberá realizarse a edad más temprana y más frecuentemente si la persona:

- ✔ Es obesa
- ✔ Sus padres o hermanos tienen diabetes
- ✔ Pertenece a un grupo de alto riesgo, como afroamericanos, hispanos o indios nativos estadounidenses
- ✔ Tuvo un bebé de más de 9 libras o presentó diabetes gestacional
- ✔ Padece de presión arterial alta
- ✔ Su colesterol HDL está bajo y sus triglicéridos están altos

A las personas con síntomas de sed, necesidad frecuente de orinar y pérdida de peso, se les indican análisis inmediatamente.

Para Dummies: La Serie de Libros para Principiantes con Más Éxito en Ventas

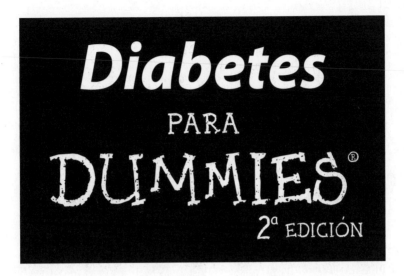

Diabetes
PARA
DUMMIES®
2ª EDICIÓN

por el Dr. Alan L. Rubin
Destacado endocrinólogo y autor de
Diabetes Cookbook For Dummies

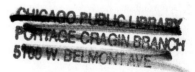

BICENTENNIAL
1807
WILEY
2007
BICENTENNIAL

Wiley Publishing, Inc.

Diabetes Para Dummies®, 2ª Edición

Publicado por

Wiley Publishing, Inc.

111 River St.

Hoboken, NJ 07030-5774

www.wiley.com

Copyright © 2007 by Wiley Publishing, Inc., Indianápolis, Indiana

Publicado simultáneamente en Canadá

Para obtener información sobre otros productos y servicios, por favor comuníquese con nuestro Departamento de Servicio al Cliente. En los EE.UU. llame al teléfono 800-762-2974, y desde fuera del país al 317-572-3993, o envíenos un fax al 317-572-4002.

Para ayuda técnica, por favor visite la página Web www.wiley.com/techsupport.

La Editorial Wiley también publica sus libros en una gran variedad de formatos electrónicos. Algunos materiales impresos podrían no estar disponibles en formato electrónico.

Número de Control de la Biblioteca del Congreso: 2007932460

ISBN: 978-0-470-17047-2

Impreso en los Estados Unidos de América

10 9 8 7 6 5 4 3 2 1

WILEY

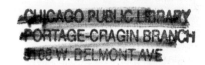
Acerca del Autor

El **Dr. Alan L. Rubin** es uno de los más importantes especialistas en diabetes en todo el país. Es miembro de la Asociación Americana de Diabetes y de la Sociedad de Endocrinología, y se ha dedicado a la práctica privada de la medicina, especializándose en diabetes y enfermedades de la tiroides por más de 30 años. Durante 20 años el Dr. Rubin fue Profesor Adjunto de Medicina Clínica del Centro Médico de la Universidad de California, en San Francisco. Ha ofrecido conferencias sobre la diabetes tanto a profesionales de la medicina como al público en general, en diversas partes del mundo. Se ha desempeñado como asesor de muchas compañías farmacéuticas y compañías que fabrican productos para la diabetes.

El Dr. Rubin fue uno de los primeros especialistas en su campo que reconoció la importancia de que los pacientes monitoreen por sí mismos el nivel de glucosa en la sangre, el principal adelanto en el cuidado de la diabetes desde el advenimiento de la insulina. Por esta razón ha participado en numerosos programas de radio y televisión, para conversar sobre las causas de la diabetes, su prevención, su tratamiento y sus complicaciones.

Después de *Diabetes Para Dummies,* el Dr. Rubin escribió otros tres libros de la serie Para Dummies —*Diabetes Cookbook For Dummies, Thyroid For Dummies* y *High Blood Pressure For Dummies*—, publicados por Wiley Publishing. Sus cuatro libros abordan problemas médicos que afectan a 100 millones de personas en los Estados Unidos.

Dedicatoria

Este libro está dedicado a mi esposa Enid y mis hijos, Renee y Larry. Su paciencia, entusiasmo y aliento hicieron que escribir fuera un verdadero placer.

Esta segunda edición también la dedico a los miles de personas con diabetes que han escrito para agradecerme por ayudarles a entender la situación que están viviendo, y por indicarme dónde debo proporcionar más información y poner más énfasis para que este libro sea aún mejor.

Agradecimiento del Autor

Natasha Graf, editora de adquisiciones, merece mi más sincero agradecimiento por su aporte a esta segunda edición. He tenido el placer de trabajar con ella desde hace varios años. También tengo la fortuna de contar con otra extraordinaria editora, Joan Freidman, quien no sólo se encargó de que todo el contenido fuera fácil de leer y de entender, sino que, además, ofreció excelentes sugerencias para enriquecer la información. Mi agradecimiento va también para la Dra. Dawn Ayers, por revisar el libro.

Por la primera edición, la magnífica editora de adquisiciones y "partera", Tami Booth. Ella merece mi enorme agradecimiento por ayudarme a dar a luz a este bebé. Su optimismo y sus ideas permitieron que este libro se hiciera realidad. Mi editora de proyecto, Kelly Ewing, se aseguró de que el libro siguiera las reglas de la gramática y fuera fiel a la gran tradición de los libros Para Dummies, en cuanto a la facilidad de comprensión. Mil gracias al Dr. Seymour Levin por la edición técnica de la primera edición.

La dietista Nancy Bennett evaluó todas las recetas, las preparó, las probó y las escribió de forma que los lectores pudieran seguirlas. Y también nos hizo pensar en el papel del dietista en el cuidado de la diabetes.

Quiero agradecer al oftalmólogo Dr. John Norris, de Pacific Eye Associates, en San Francisco, por ayudarme a ver la importancia de los oftalmólogos en el tratamiento de la diabetes. Además, quiero expresarle mi agradecimiento al podiatra Dr. Mark Pinter quien me apoyó a la hora de escribir sobre ese tema.

Las bibliotecarias Mary Ann Zaremska y Nancy Phelps, del Francis Memorial Hospital, ofrecieron una enorme ayuda al proporcionarme los artículos y los libros en los que se basa la información que publicamos en este libro.

Mi agradecimiento va también para el Dr. Richard Bernstein del Condado de Marin, California, por los incontables años de común aprendizaje, colaboración y amistad.

Definitivamente, Ronnie y Michael Goldfield deben ser considerados como los padrinos de este libro.

Mis amigos me hicieron reír durante toda la producción de este libro. Su voluntad de seguirme me convenció de que otros estarían interesados en leer lo que escribí.

Mis profesores son tantos que sería imposible mencionarlos a todos, pero un grupo de ellos merece especial atención. Ese grupo está integrado por los pacientes que he tenido durante estos 30 años, las personas cuyas contrariedades y tribulaciones me impulsaron a aprender todo lo que usted encontrará aquí.

Este libro ha sido escrito a partir del legado de miles de hombres y mujeres que realizaron los descubrimientos y se reunieron para discutirlos. Es imposible ofrecerles todo el reconocimiento que se merecen por sus logros. A ellos les debemos mucho.

Reconocimientos de la Editorial

Estamos orgullosos de este libro. Por favor envíenos sus comentarios o sugerencias usando el formulario de registro disponible en la Internet en `www.dummies.com/register/`.

Entre las personas que ayudaron a colocar este libro en el mercado figuran:

Contrataciones, Editorial y Desarrollo de Publicación

Editora de Proyecto: Joan Friedman

(En publicaciones anteriores: Kelly Ewing)

Editores de Contratos: Natasha Graf, Mike Baker

(En publicaciones anteriores: Tammerly Booth)

Correctora de Estilo Sénior: Elizabeth Rea

Traductora: Sandra Marina Johnson

Revisoras Técnicas: Dra. Dawn M. Ayers, Ada J. Machado

(En publicaciones anteriores: Dr. Seymour Levin)

Gerentes Editoriales: Michelle Hacker, Jennifer Ehrlich

Asistentes Editoriales: Erin Calligan Mooney, Joe Niesen, Leeann Harney

Foto de Portada: © Larry Mulvehill/Corbis

Caricaturas: Rich Tennant (`www.the5thwave.com`)

Producción

Coordinadoras de Proyecto: Adrienne Martinez, Kristie Rees

Diseño Gráfico: Heather Ryan, Melanee Prendergast, Erin Zeltner

Artes Gráficas: Kathryn Born, M.A.

Diseño del Logotipo del Aniversario: Richard Pacifico

Correctores de Pruebas: Amy Adrian, John Greenough, Melanie Hoffman, Susan Moritz

Índice: Broccoli Information Mgt.

Cuerpo Editorial del Departamento de Libros de Interés General Para Dummies

Diane Graves Steele, Vicepresidenta y Editora del Departamento de Libros de Interés General Para Dummies

Joyce Pepple, Directora de Contratos del Departamento de Libros de Interés General Para Dummies

Kristin A. Cocks, Directora de Desarrollo de Productos del Departamento de Libros de Interés General Para Dummies

Michael Spring, Vicepresidente y Editor, Viajes

Kelly Regan, Directora Editorial, Viajes

Cuerpo Editorial del Departamento de Libros sobre Temas de Tecnología Para Dummies

Andy Cummings, Vicepresidente y Editor del Departamento de Libros sobre Temas de Tecnología Para Dummies/Público General

División de Producción

Gerry Fahey, Vicepresidente de la División de Producción

Debbie Stailey, Directora de la División de Producción

Un Vistazo al Contenido

Tabla de Materias

Introducción

¿Qué tiene de simpático la diabetes? Es una enfermedad, ¿no es cierto? Por supuesto, es una enfermedad, pero las personas que padecen de diabetes a principios del siglo XXI, son el grupo más afortunado de la historia.

Esto me recuerda el cuento del médico que llamó a su paciente para darle los resultados de sus exámenes de sangre. "Le tengo malas noticias y peores noticias", dijo.

"¡Dios mío!", respondió el paciente. "¿Cuál es la mala noticia?"

"Los exámenes de laboratorio indican que apenas le quedan 24 horas de vida", dijo el médico.

"¿Y hay algo peor que eso?", preguntó el paciente.

"Desde ayer estoy tratando de comunicarme con usted", contestó el médico.

Quienes padecen de diabetes cuentan con una década o más para evitar las complicaciones a largo plazo de esta enfermedad. De cierta forma, ser diagnosticado con diabetes es al mismo tiempo una noticia buena y mala. Mala porque significa que usted padece de una enfermedad que con todo gusto podría ahorrarse. Buena, si aprovecha esta noticia para hacer algunos cambios en su estilo de vida que no sólo le eviten complicaciones, sino que al mismo tiempo le permitan vivir una vida más prolongada y de más calidad.

En cuanto a reírse de la diabetes, en ocasiones es lo único que va a querer hacer. Pero los estudios científicos muestran claramente los beneficios de una actitud positiva. En pocas palabras: El que ríe, perdura. Por otra parte, las personas aprenden más y retienen más lo aprendido cuando el humor es parte del proceso.

Si usted ha vivido alguna experiencia simpática durante el transcurso del tratamiento de su enfermedad, me gustaría que la compartiera conmigo. Mi objetivo no es trivializar el sufrimiento humano riéndome de él, sino aligerar la carga que significa padecer una enfermedad crónica a partir de demostrar que no todo es tristeza y melancolía.

¿Quién Necesita una Segunda Edición?

Tantas cosas han cambiado en los cinco años que transcurrieron desde que la primera edición de *Diabetes Para Dummies* fue escrita, que claramente se hacía necesaria una segunda edición. Quiero contarles sobre las nuevas medicinas (vea el Capítulo 10), los nuevos equipos para medir la glucosa (Capítulo 7) y las nuevas ideas acerca de la dieta y el ejercicio físico (Capítulos 8 y 9). También deseo compartir con ustedes información nueva sobre la diabetes en ciertos grupos étnicos (Capítulo 2), la diabetes en los niños (Capítulo 13), y los problemas que enfrentan las personas con diabetes en cuanto al trabajo y los seguros (Capítulo 15). En casi todos los capítulos hay algo nuevo, y en especial (obviamente) en el Capítulo 16, "Qué hay de nuevo en el cuidado de la diabetes".

Una nueva edición también me da la posibilidad de agradecer a las miles de personas que me comunicaron su gratitud por *Diabetes Para Dummies*. Ustedes me han hecho sentir gran satisfacción por haber escrito este libro. Compartieron sus historias conmigo y, al hacerlo, me permitieron reír y llorar con ustedes. Una de las mejores anécdotas es la de Andrea, de Canadá:

> *A mi hija de 3 años le diagnosticaron recientemente diabetes tipo uno. Han sido tiempos difíciles. Para ayudarnos, mi hermano y su esposa nos compraron su libro,* Diabetes Para Dummies. *Un día mi hija vio este libro de color amarillo brillante, y me preguntó qué estaba leyendo. Le respondí* Diabetes Para Dummies. *Tan pronto las palabras salieron de mis labios, lo lamenté. No quería que pensara que las personas tontas (dummies) padecían de diabetes, así que añadí: "Yo soy la tonta". Y sin perder un segundo me preguntó: "¿Y yo soy la diabetes?"*

> *La historia no termina ahí. Hace unos días estaba descansando en el sofá. Ella me miró y me dijo: "Ya no quiero tener diabetes". Sintiéndome muy mal, le respondí: "Lo sé, mi amor. Yo tampoco quiero que tengas diabetes". Entonces le expliqué que ella padecería de diabetes durante toda su vida. Entonces, con una mirada de profunda preocupación, me preguntó: "¿Y tú vas a ser tonta durante toda tu vida?"*

> *Aunque sea triste, creo que usted tiene la razón,* **debemos encontrar el humor en todo,** *de lo contrario, a estas alturas ya nos hubiéramos rendido.*

Información sobre Este Libro

Usted no tiene que leer este libro de principio a fin, aunque si no conoce nada acerca la diabetes, tal vez sea buena idea. El propósito de este libro es servir como una fuente de información sobre los problemas que surgen en el transcurso de los años. Usted encontrará la información más reciente sobre la diabetes y las mejores fuentes para estar al tanto de las noticias que salgan a la luz después de que se publique esta edición.

Convenciones Empleadas en Este Libro

La diabetes, como usted sabe, está muy relacionada con el azúcar. Pero hay distintos tipos de azúcares. Es por eso que los médicos evitan utilizar las palabras *azúcar* y *glucosa* como si fueran lo mismo. En este libro (a no ser que cometa un desliz), utilizo la palabra glucosa en lugar de azúcar. (Usted también debería acostumbrarse a hacerlo.)

Lo Que Puede Dejar de Leer

A lo largo de este libro encontrará áreas sombreadas, llamadas *recuadros*. Estos recuadros contienen material que es interesante pero no esencial. Así que, por este medio, lo autorizo a obviarlos si su contenido no le interesa particularmente. Aun así podrá comprender todo lo demás.

Suposiciones Tontas

Este libro presupone que usted no sabe nada acerca de la diabetes. Usted no tendrá que enfrentarse de pronto a términos que no estén explicados y que nunca escuchó. Quienes ya conocen bastante sobre la diabetes, encontrarán aquí explicaciones más profundas. Usted puede elegir cuánto desea aprender sobre un tema, pero los puntos clave están claramente marcados.

Cómo Está Organizado Este Libro

Este libro se divide en seis partes, para ayudarlo a que aprenda tanto como desee sobre el tema de la diabetes.

Parte 1: Cómo Enfrentar el Inicio de la Diabetes

Para superar un problema hay que ser capaz de identificarlo. En esta parte explicamos cuáles son los diferentes tipos de diabetes que existen, cómo se adquieren y si se puede transmitir el padecimiento a otras personas.

En esta parte aprenderá cómo hacerle frente a las consecuencias emocionales y sicológicas del diagnóstico y qué significan todas esas palabras enredadas. También hallará información sobre cómo prevenir las complicaciones de la diabetes.

Parte II: Cómo la Diabetes Afecta Su Organismo

En la historia de la medicina, solamente han existido unas cuantas enfermedades que parecen afectar a todas las partes del organismo. Si comprende la diabetes, tendrá una buena noción de cómo otras enfermedades pueden afectar su salud.

En esta parte, encontrará lo que necesita saber sobre las complicaciones de la diabetes tanto a corto como a largo plazo. También aprenderá acerca de algunos problemas sexuales relacionados con la diabetes, y sobre los trastornos del embarazo diabético.

Parte III: Control de la Diabetes: "Salir Adelante con la Diabetes", un Plan de Vida

En esta parte descubrirá todas las herramientas disponibles para el cuidado de la diabetes. Aprenderá sobre los distintos tipos de exámenes que usted mismo debe hacerse y todas las pruebas que su médico debe indicarle para tener una idea exacta de la intensidad de su diabetes, qué hacer al respecto y cómo monitorear los logros de la terapia.

También descubrirá los cambios que necesita hacer en su dieta para controlar el nivel de glucosa en la sangre, y cómo aprovechar al máximo su rutina de ejercicios y sus medicamentos.

Finalmente, se enterará de la enorme cantidad de ayuda al alcance de usted y de su familia. Está ahí para que la utilice, y definitivamente debería aprovecharla.

Parte IV: Consideraciones Especiales Para Vivir con Diabetes

La manera en que la diabetes se desencadena es distinta en cada grupo de edad. En esta parte usted se enterará de cuáles son esas diferencias y cómo manejarlas. También encontrará información sobre algunos de los problemas económicos específicos que enfrentan las personas que padecen de diabetes, en cuanto a los empleos y los seguros.

Por último, esta parte aborda todas las novedades en materia de diagnóstico, monitoreo y tratamiento de la diabetes, y ayuda a rectificar mucha información errónea sobre el tratamiento de la enfermedad.

Parte V: La Parte de los Diez

En esta parte se ofrecen algunas sugerencias importantes: las cosas que usted necesita saber, y también aquello que no quisiera saber.

Usted descubrirá los diez mandamientos del cuidado de la diabetes, y los mitos que confunden a muchos pacientes diabéticos. También le explicamos qué hacer para lograr que otros lo ayuden en sus esfuerzos para controlar la diabetes.

Parte VI: Apéndices

Dos apéndices especiales lo ayudan a mejorar su dieta con recetas y listas de intercambios de alimentos. En otro apéndice se hace referencia a sitios importantes que puede visitar en la Internet. Y en caso de que olvide el significado de cierto término, puede ir rápidamente al glosario que aparece al final de este libro.

Íconos Empleados en Este Libro

Los íconos sirven para alertarlo de aquello que usted necesita saber, lo que debe saber y lo que podría resultarle interesante pero no es imprescindible.

Este símbolo aparece cada vez que cuento una historia sobre pacientes.

Este símbolo indica los párrafos donde ofrezco definiciones de términos.

Este símbolo indica que la información que se proporciona es de suma importancia y usted debe conocerla.

Este símbolo indica cuándo debe consultar a su médico (por ejemplo, si su nivel de glucosa en la sangre está demasiado alto, o si necesita hacerse un determinado examen).

Este símbolo sirve para destacar información importante que puede ahorrarle tiempo y energías.

Este símbolo le advierte sobre problemas potenciales (por ejemplo, si no se atiende adecuadamente una determinada complicación).

Parte I
Cómo Enfrentar el Inicio de la Diabetes

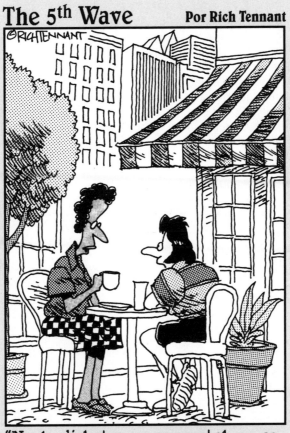

The 5th Wave — Por Rich Tennant

"No, la diabetes no es mortal, no es contagiosa y no significa que siempre te vas a comer la mitad de mis postres."

En esta parte . . .

Usted se entera de que tiene diabetes o de que a un ser querido le han diagnosticado la enfermedad. ¿Qué hace ahora? En esta parte encontrará ayuda para enfrentar todas las emociones que se desatan cuando descubre que no va a vivir para siempre. Lo voy guiando por cada una de las etapas, desde preguntarse si el diagnóstico es correcto hasta cómo evitar las complicaciones relacionadas con la diabetes. Le muestro cómo el control del estrés puede ayudarle a controlar su padecimiento. Abordo el nuevo concepto de la *prediabetes* y cómo, de hecho, usted puede prevenir la diabetes.

Capítulo 1

Hacerle Frente a la Diabetes

. . . .

En Este Capítulo

▶ Conocer a otras personas con diabetes

▶ Lidiar con el diagnóstico inicial

▶ Mantener su calidad de vida

▶ Encontrar ayuda

. . . .

Como una persona que padece de diabetes, usted es más que la suma de sus niveles de glucosa en la sangre. Usted tiene sentimientos y usted tiene una historia. La manera en que responda a los desafíos de la diabetes determina si el padecimiento será una contrariedad moderada o la fuente de una enfermedad importante.

Una de mis pacientes me contó que en su primer trabajo después de graduarse de la universidad, los empleados tenían la tradición de celebrar cada cumpleaños con un pastel. Cuando asistió a la primera celebración, le insistieron que comiera pastel. Varias veces dijo que no, pero finalmente tuvo que hablar claro: "No puedo comer pastel porque soy diabética". La señora que le insistía le respondió: "¡Gracias a Dios! Pensé que tenías la fuerza de voluntad que a mí me falta". Han transcurrido veinte años y mi paciente aún recuerda cuando le dijeron que padecer de diabetes era mejor que tener fuerza de voluntad. Otra paciente me dijo lo siguiente: "Lo más difícil de padecer de diabetes es tratar con médicos que no me respetan". Varias veces, durante el transcurso de los años, le ocurrió que aunque seguía al pie de la letra las recomendaciones de los médicos, no lograba controlar su glucosa. El médico la culpó por este "fracaso".

Y a no ser que usted viva solo en una isla desierta (en cuyo caso me sorprende que haya conseguido este libro), su diabetes no solamente lo afecta a usted. Su familia, amigos y compañeros de trabajo también se ven afectados por la manera en que usted maneja la diabetes y por su deseo de apoyarlo. En este capítulo le mostramos algunas estrategias que lo ayudarán a sobrellevar la diabetes y a tratar con las personas que son importantes para usted.

No Está Solo

¿Usted es tan bella como Nicole Johnson, elegida Miss America 1999? ¿Tan simpático como Jackie Gleason o Jack Benny? ¿Usted es un actor tan talentoso como James Cagney, Spencer Tracy o Elizabeth Taylor? ¿Puede pegarle a una pelota de tenis como Arthur Ashe? ¿Puede pintar como Paul Cézanne? ¿Tiene el carisma de Gamel Abdel-Nasser? ¿Puede escribir como Ernest Hemingway o H. G. Wells? ¿Canta como Ella Fitzgerald o Elvis Presley? ¿Tiene la inventiva de Thomas Alva Edison? Usted tiene al menos una cosa en común con todas estas personas famosas. Tiene diabetes.

En buena compañía

La diabetes es un padecimiento común, por lo que necesariamente va a aparecer también en individuos muy poco comunes. La lista de personas que padecen de diabetes es larga, y usted se sorprendería si se enterara del calibre de algunas de las personas que le hacen compañía. El asunto es que cada uno de estos individuos vive o vivió con esta enfermedad crónica, y cada uno de ellos fue capaz de hacer algo especial con su vida.

Muchos políticos tienen diabetes —tal vez como resultado de comer en tantas cenas de recaudación de fondos, llenas de alcohol, alimentos con alto contenido de almidones, y postres ricos en calorías. (Vea el Capítulo 4, donde se aborda el papel de la dieta en el inicio de la diabetes.) Entre los dignatarios rusos que han padecido de diabetes se cuentan Yuri Andropov, Nikita Krushchev y Mikhail Gorbechev. El Primer Ministro israelí, Menachem Begin, padecía de diabetes. Como contrapartida en el lado árabe está el Rey Fahd de Arabia Saudita. Winnie Mandela, de Sudáfrica, tiene diabetes. La madre del presidente Clinton, Virginia Kelley, político por asociación, tenía diabetes. Para completar la lista están Clinton Anderson, senador estadounidense por Nuevo México; Fiorello LaGuardia, quien fue alcalde de Nueva York, y Josip Tito, exgobernante de Yugoslavia.

Entre los actores y comediantes diabéticos Jackie Gleason es famoso por su eslogan: "¡Qué dulce es!" (¿Se referiría a su diabetes o a su glucosa en la sangre?) Otras personas muy talentosas que padecen de diabetes son Halle Berry, Mary Tyler Moore, Kate Smith, que cantó "God Bless America" (Dios Bendiga a América), y Mae West, que les decía a los hombres: "Alguna vez suban a verme".

Walt Kelly, autor de la tira cómica *Pogo*, se suma a Paul Cézanne en la categoría de artistas plásticos con diabetes. Mario Puzo, autor de *El Padrino*, se une a Ernest Hemingway y H. G. Wells en el grupo de los grandes escritores.

En el mundo de los negocios, Ray Kroc fundó la cadena McDonald's mientras le hacía frente a la diabetes.

En la lista de los cantantes y los músicos se encuentran algunas de las mejores voces que usted haya escuchado. Además de Ella y Elvis, en la lista están Jerry Garcia, del grupo Grateful Dead; Johnny Cash; Carol Channing, del famoso musical *Hello, Dolly!*; el jazzista Dizzy Gillespie y la cantante de *gospel* Mahalia Jackson. El magnífico compositor de óperas, Giacomo Puccini, también tenía diabetes.

La diabetes no es impedimento para establecer importantes récords en los deportes. No le impidió a Arthur Ashe ganar en más de una ocasión el Torneo de Tenis U.S. Open. Jackie Robinson vivió toda su vida con diabetes tipo 1 — desafortunadamente en una época en que los médicos no contaban con los recursos que hoy tenemos para controlar la diabetes. Catfish Hunter ponchaba a los bateadores, incluso cuando su nivel de glucosa en la sangre estaba algo desajustado. El gran Ty Cobb pegó muchísimos batazos y era diabético. Billie Jean King colocó el tenis femenino en el mapa cuando derrotó a Bobby Riggs. Su diabetes, sin dudas, no afectó la velocidad de su saque. (Para leer más sobre el papel que los deportes y los ejercicios desempeñan en su vida, vea el Capítulo 9.)

Aprovechar al máximo sus capacidades

Los nombres que menciono en los párrafos anteriores son apenas unos cuantos ejemplos de todas las personas diabéticas que se han distinguido. Mi criterio es: *La diabetes no le debe impedir hacer lo que usted quiere hacer con su vida.* Usted debe seguir las reglas del buen cuidado de la diabetes, como se explica en los Capítulos del 7 al 12. Si sigue esas reglas, de hecho será más saludable que otras personas que no padecen de diabetes pero fuman, comen exageradamente y/o hacen poco ejercicio físico. Si usted respeta las reglas del buen cuidado de la diabetes, será tan saludable como una persona sin diabetes.

Tal vez todas esas personas diabéticas que se han destacado utilizaron esas mismas cualidades personales para vencer los retos de la enfermedad y brillar en sus respectivos campos. O tal vez padecer de diabetes los obligó a ser más fuertes, más perseverantes y, por consiguiente, más exitosos. En el Capítulo 15 me refiero a unas cuantas áreas (como pilotear un vuelo comercial) en las que ciertas personas diabéticas no pueden participar —debido al desconocimiento de algunos legisladores. Estas últimas trabas a la completa libertad de opción para quienes tienen diabetes, desaparecerán cuando usted demuestre que puede, de forma segura y competente, hacer cualquier cosa que una persona sin diabetes es capaz de hacer.

Cómo Reaccionar al Diagnóstico de Diabetes

¿Recuerda lo que estaba haciendo cuando se enteró de que tenía diabetes? A menos que estuviera demasiado joven como para entender, la noticia fue impactante. De repente usted tenía una enfermedad que puede causar la muerte. Muchos de los sentimientos que usted experimentó fueron exactamente iguales a los de una persona que se entera de que va a morir. En las siguientes secciones describo las fases normales de la reacción al diagnóstico de un padecimiento médico importante como la diabetes.

Sentimiento de negación

Probablemente usted comenzó por negar que tuviera diabetes, a pesar de todas las evidencias. Tal vez su médico lo haya ayudado en este sentido cuando le dijo que usted solamente tenía "un poco de diabetes", algo tan imposible como tener "un poco de embarazo". Probablemente usted buscó cualquier prueba de que todo se trataba de un error.

Finalmente, tuvo que aceptar el diagnóstico y comenzar a reunir la información necesaria para autoayudarse. Pero tal vez descuidó tomar sus medicinas, seguir su dieta o hacer ejercicios, que es tan importante para cuidar de su cuerpo.

Espero que después de aceptar el diagnóstico de diabetes, les haya contado la noticia a su familia, sus amigos y las personas cercanas a usted. Tener diabetes no es razón para avergonzarse, y no debe ocultárselo a nadie. Usted necesita la ayuda de todos los que lo rodean, desde sus compañeros de trabajo que deben saber que no pueden tentarlo con golosinas que usted no puede comer, hasta sus amigos que necesitan aprender a administrarle *glucagón*, un medicamento para la glucosa baja, si usted se desmaya a causa de una reacción severa a la insulina.

Usted no tiene culpa de padecer de diabetes, y el padecimiento no es una forma de lepra u otra enfermedad marcada por un estigma social. La diabetes tampoco es contagiosa; nadie puede contagiarse con usted.

Cuando usted admita y sea franco acerca de su padecimiento de diabetes, se dará cuenta de que no es el único en esa situación. (Si no me cree, lea la sección "No Está Solo", al inicio de este capítulo.) Una de mis pacientes me contó algunas experiencias que la ayudaron a sentirse parte de un grupo. Una mañana llegó al trabajo y cuando se dio cuenta de que había olvidado la insulina, se preocupó muchísimo. Pero inmediatamente sintió alivio: recordó que podía pedirle insulina a un compañero de trabajo que también era diabético. En otra ocasión, en una fiesta, se apartó del grupo y entró al dormitorio de su amiga para inyectarse insulina. Allí se encontró con un hombre que estaba haciendo lo mismo.

Sentir enojo

Una vez que supere la etapa de negar que tiene diabetes, es posible que comience a sentir ira por tener que llevar sobre sus hombros tan "terrible" diagnóstico. Pero pronto se dará cuenta de que la diabetes no es tan terrible y que no puede hacer nada para librarse del padecimiento. El enojo sólo empeora su situación y es perjudicial porque:

✔ Si su enojo se dirige a una persona, él o ella se sentirá mal.

✔ Tal vez se siente culpable de que su enojo esté afectándolo a usted y a las personas cercanas a usted.

✔ El enojo puede impedirle controlar exitosamente la diabetes.

Mientras se mantenga enojado, no estará en condiciones de resolver problemas. La diabetes demanda de concentración y dedicación. Use sus energías positivamente —y encuentre formas creativas de controlar la diabetes. (Para información sobre distintas formas de controlar la diabetes, vea la Parte III.)

Negociar más tiempo

De la reacción de enojo a menudo se pasa a un estado en el que usted cada vez se da más cuenta de que no es inmortal y empieza a negociar por más tiempo. Aunque probablemente sabe que tiene mucha vida por delante, quizás se sienta agobiado por lo que escucha sobre las complicaciones, exámenes de sangre, píldoras o insulina. Tal vez entre en un estado de depresión, lo que hace más difícil el buen cuidado de la diabetes.

Los estudios han demostrado que las personas con diabetes padecen de depresión en una proporción dos a cuatro veces más alta que la población general. Las personas diabéticas también presentan ansiedad en una proporción tres a cinco veces más alta que las personas que no tienen diabetes.

Si usted padece de depresión, es probable que piense que la diabetes le crea problemas que lo llevan a estar deprimido. Tal vez usted encuentra las siguientes razones para sentirse deprimido:

✔ La diabetes es un obstáculo para hacer amigos.

✔ Como es diabético, no puede elegir libremente sus actividades de esparcimiento.

✔ Piensa que está muy cansado como para vencer dificultades.

✔ Se preocupa demasiado por el futuro y las posibles complicaciones de la diabetes.

✔ No puede comer lo que quiere.

✔ Cada uno de los pequeños inconvenientes de lidiar con la diabetes le crea un nivel constante de contrariedad.

Todas las preocupaciones anteriores son legítimas, pero también todas son superables. ¿Cómo manejar esas preocupaciones y alejarse de la depresión? Los siguientes son algunos métodos importantes:

✔ Trate de lograr un excelente control de su nivel de glucosa en la sangre.

✔ Comience un programa regular de ejercicios.

✔ Cuéntele a un amigo o familiar cómo se siente; sáqueselo de adentro.

✔ Entienda que cada pequeña variación anormal en su nivel de glucosa en la sangre no es culpa de usted.

Seguir adelante

Si usted no consigue superar la depresión motivada por sus preocupaciones sobre la diabetes, debería considerar la opción de terapia sicológica o medicamentos antidepresivos. Pero quizás no llegue a ese punto. Tal vez pase por las distintas etapas de la reacción al diagnóstico de la diabetes en un orden distinto al que describo en las secciones anteriores. Algunas etapas serán más evidentes, mientras que otras podrían resultar apenas perceptibles.

No piense que el enojo, la negación o la depresión están mal. Estos son mecanismos naturales para enfrentar la situación, y desempeñan un papel sicológico durante un breve período de tiempo. Permítase sentir estas emociones —y luego deshágase de ellas. Siga adelante y aprenda a llevar una vida normal con su diabetes.

Mantener una Buena Calidad de Vida

Usted puede suponer que un padecimiento crónico como la diabetes tendrá un impacto negativo en su calidad de vida. ¿Pero tiene que ser así? Se han llevado a cabo varios estudios para responder a esta pregunta.

La importancia de asumir el control

Los resultados de un estudio, que duró solamente 12 semanas, aparecieron reseñados en el *Journal of the American Medical Association*, en noviembre de 1998. El estudio examinó la diferencia entre la calidad de vida percibida por un grupo que tenía buen control de la diabetes y un grupo con un control deficiente de la diabetes. El grupo que tenía buen control mostró menos síntomas de estrés negativo causado por los síntomas, la percepción de que disfrutaban de mejor salud, y la impresión de que podían pensar y aprender más fácilmente. Esto se tradujo en mayor productividad, menos ausentismo y menos días de actividad limitada.

La mayoría de los otros estudios sobre la calidad de vida de las personas con diabetes han sido estudios a largo plazo. En un estudio de más de 2.000 personas con diabetes, que estaban recibiendo tratamientos de distinta intensidad, la respuesta general fue que la calidad de vida era inferior en las personas con diabetes que en el resto de la población. Pero varios factores diferenciaban a aquellos con menor calidad de vida de quienes expresaron estar más satisfechos de vivir.

Un factor que provocó que la evaluación de la calidad de vida resultase más baja en este estudio fue la falta de actividad física. Pero esto es algo que usted puede modificar inmediatamente. La actividad física es un hábito que debe mantener durante toda la vida. (Vea el Capítulo 9 para encontrar recomendaciones sobre el tema de los ejercicios.) El problema es que realizar un cambio a largo plazo hacia un estilo de vida físicamente más activo resulta difícil; la mayoría de las personas se mantienen activas durante un tiempo, pero finalmente caen nuevamente en rutinas caracterizadas por la inactividad.

Otro estudio demostró la tendencia de las personas con diabetes (y de las personas en general) a abandonar los programas de ejercicios después de cierto período de tiempo. Esto fue publicado en el *New England Journal of Medicine*, en julio de 1991. Como parte de este estudio, a un grupo de personas con diabetes se les ofreció ayuda profesional por dos años para motivarlos a incrementar la actividad física. Durante los primeros seis meses, los participantes respondieron bien e hicieron ejercicios regularmente y, como resultado, su nivel de glucosa en la sangre, su peso y su salud general mejoró. Después de eso, los participantes comenzaron a retirarse y dejar de asistir a las sesiones de ejercicios. Al final del estudio de dos años, la mayoría de los participantes habían aumentado de peso y su control de la glucosa volvió a ser deficiente. Vale la pena mencionar que las pocas personas que no abandonaron los ejercicios mantuvieron los beneficios y continuaron reportando una mejor calidad de vida.

Si tiene problemas para sobrellevar la diabetes

Usted no dudaría en buscar ayuda para sus dolencias físicas asociadas con la diabetes, pero tal vez se muestre reacio a pedir ayuda si no consigue ajustarse sicológicamente a la diabetes. El problema es que más tarde o más temprano su desajuste sicológico arruinará cualquier control que logre sobre la diabetes. Y, por supuesto, su vida no será muy agradable si constantemente se encuentra en un estado de depresión o ansiedad. Los siguientes síntomas son indicadores de que ya no puede sobrellevar la diabetes sin ayuda, y de que tal vez está sufriendo de depresión:

✔ No puede dormir.

✔ No tiene energía cuando está despierto.

✔ No puede pensar con claridad.

✔ No puede encontrar actividades que le interesen o lo diviertan.

✔ Se siente inútil.

✔ Piensa frecuentemente en el suicidio.

✔ No tiene apetito.

✔ Nada le parece simpático.

Si varios de estos síntomas están presentes en su vida cotidiana, usted necesita ayuda. Su sensación de desesperanza tal vez le hace creer que nadie puede apoyarlo —y eso simplemente no es cierto. Su médico de cabecera o su endocrinólogo es a donde primero debe acudir a buscar consejo. Él o ella puede ayudarlo a darse cuenta que necesita terapia sicológica por corto o largo plazo. Un sicoterapeuta bien capacitado —especialmente si se especializan en atender a personas con diabetes— puede hallar soluciones que usted no es capaz de ver en su condición presente. Es importante que encuentre un sicoterapeuta en quien pueda confiar, para que cuando esté deprimido pueda conversar con esta persona y sentirse confiado de que a él o ella le interesa el bienestar de usted.

Su sicoterapeuta tal vez decida que usted necesita tomar medicamentos para la ansiedad o la depresión. En la actualidad existen muchos medicamentos que han demostrado ser seguros y no tienen efectos secundarios. En ocasiones basta con un período breve de medicación para ayudarlo a adaptarse a su diabetes.

También puede encontrar ayuda en grupos de apoyo. El enorme número de grupos de apoyo, que sigue en aumento, es indicativo de que en estos grupos ocurren cosas positivas. En la mayoría de los grupos de apoyo los participantes comparten sus historias y problemas, lo que ayuda a todos a superar sus propios sentimientos de soledad, inutilidad o depresión.

El impacto (mínimo) de los tratamientos con insulina

Tal vez usted teme que un tratamiento intensivo de insulina, que implica tres o cuatro inyecciones al día y pruebas frecuentes del nivel de glucosa en la sangre, le impedirán hacer las cosas que desea hacer y afectarán negativamente la calidad de su vida cotidiana. (Vea el Capítulo 10 para encontrar más información acerca de los tratamientos intensivos con insulina.)

Un estudio reseñado en *Diabetes Care*, en noviembre de 1998, investigó si el esfuerzo y el tiempo adicionales que requieren esos tratamientos para la diabetes tenían un efecto adverso en la calidad de vida. El estudio comparó a personas con diabetes con personas que padecían de otros padecimientos crónicos, como trastornos gastrointestinales y hepatitis (infección en el hígado), y luego comparó todos esos grupos con un grupo de individuos que no tenía ningún padecimiento. El grupo diabético reportó mejor calidad de vida que los otros grupos con enfermedades crónicas. Los integrantes del grupo de personas diabéticas no se mostraron tan preocupados con los problemas prácticos relacionados con la diabetes (exámenes y tratamientos frecuentes que consumen tiempo, por ejemplo), como con los contratiempos sociales y sicológicos.

Otros factores clave que inciden en la calidad de vida

Son muchos los estudios que han analizado aquellos aspectos de la diabetes que inciden en la calidad de vida. Los siguientes estudios llegaron a algunas conclusiones provechosas:

✔ **Apoyo de la familia:** Para las personas que padecen de diabetes el apoyo familiar reporta grandes beneficios. ¿Pero las personas diabéticas que cuentan con la colaboración de la familia controlan mejor la diabetes? Un estudio publicado en febrero de 1998 en *Diabetes Care*, intentó responder esa pregunta y encontró resultados imprevistos. Tener una familia colaboradora no significó necesariamente que la persona con diabetes iba a controlar mejor su glucosa. Pero contar con una familia que brinda apoyo sí hizo que la persona con diabetes se sintiera más capaz desde el punto de vista físico en general, y mucho más a gusto con su lugar en la sociedad.

✔ **Inyecciones de insulina en adultos:** ¿Los adultos que necesitan inyecciones de insulina tienen menor calidad de vida? Un informe publicado en *Diabetes Care* en junio de 1998 indicó que tener que inyectarse insulina no reduce la calidad de vida; la percepción de bienestar físico y emocional permanece igual después de comenzar el tratamiento con inyecciones de insulina, que antes de que se necesitara.

✔ **Inyecciones de insulina en adolescentes:** Los adolescentes que necesitan inyecciones de insulina no siempre aceptan el tratamiento tan bien como los adultos, por lo que muchas veces perciben una disminución en la calidad de vida. Sin embargo, un estudio realizado entre más de 2.000 adolescentes diabéticos, que se publicó en noviembre del 2001 en *Diabetes Care*, indicó que a medida que los participantes lograron un mejor control de la diabetes, se sintieron más satisfechos con sus vidas, más saludables y, al mismo tiempo, comenzaron a pensar que no eran una carga tan grande para sus familias.

✔ **Control del estrés:** Un estudio reseñado en enero del 2002 en *Diabetes Care* demostró que cuando disminuye el estrés, se reduce el nivel de glucosa en la sangre. Se crearon dos grupos; un grupo de pacientes recibió únicamente información sobre la diabetes, mientras que el otro recibió información sobre la diabetes además de cinco sesiones sobre control del estrés. Este último grupo mostró mejoras significativas en el control de la diabetes, en comparación con aquellos que solamente recibieron información sobre el padecimiento.

✔ **Calidad de vida a largo plazo:** Con el paso del tiempo, ¿cómo cambia la percepción que tiene la persona sobre su calidad de vida? A medida que van pasando los años, ¿la mayoría de las personas diabéticas piensan que su calidad de vida mejora, empeora o se mantiene estable? Los estudios coinciden en que la mayor parte de los diabéticos experimentan una mejoría en la calidad de vida a medida que envejecen. Se sienten mejor consigo mismos y con su diabetes después de lidiar con la enfermedad durante una década o más. Esta es la propiedad curativa del tiempo.

En esencia

Resumiendo todo lo que se explica en las secciones anteriores, ¿qué puede hacer para mantener una alta calidad de vida con diabetes? He aquí algunas recomendaciones importantes:

✔ Mantenga su nivel de glucosa en la sangre lo más normal posible (vea la Parte III).

✔ Haga del ejercicio parte de su estilo de vida.

✔ Busque abundante apoyo de familiares, amigos y recursos médicos.

✔ Esté al tanto de los últimos avances en el cuidado de la diabetes.

✔ Mantenga una actitud saludable. Recuerde que llegará el día en que se reirá de las cosas que ahora le molestan, entonces, ¿por qué esperar para hacerlo?

Capítulo 2

Todo Comienza con la Glucosa

. . . .

En Este Capítulo

▶ Exámenes para establecer un diagnóstico de prediabetes

▶ Definir la diabetes de acuerdo con el nivel de glucosa en la sangre

▶ Buscar tratamientos para la diabetes

▶ Conocer a pacientes reales y sus historias

. . . .

*L*os griegos y los romanos conocían la diabetes. Para determinar si alguien tenía el padecimiento —prepárense para esto— probaban la orina. Fue así como los romanos descubrieron que la orina de algunas personas era *mellitus*, palabra latina que significa *dulce*. (Ellos traían la miel de la isla de Malta, a la que llamaban *Mellita*.) Los griegos se dieron cuenta de que cuando las personas con orina dulce bebían, los líquidos se eliminaban inmediatamente a través de la orina, como un sifón. En griego la palabra equivalente a sifón es *diabetes*. Así que ya sabemos cuál es el origen del nombre moderno del padecimiento, *diabetes mellitus*.

En este capítulo, abordo las partes menos divertidas de la diabetes —las palabras complicadas, las definiciones y otros temas. Pero si verdaderamente desea entender qué ocurre en su organismo cuando usted padece de diabetes, entonces no deje de leer este capítulo.

Cómo Detectar la Prediabetes

La diabetes no aparece súbitamente sin que su organismo se lo notifique antes. Durante un tiempo, que puede prolongarse por diez años, usted no cumple con los criterios para que le diagnostiquen la diabetes, pero su condición tampoco es completamente normal. Durante este período, usted tiene lo que se conoce como *prediabetes*.

Una persona con prediabetes usualmente no desarrolla enfermedades de la vista, de los riñones o del sistema nervioso (complicaciones potenciales de la diabetes a las que me refiero en el Capítulo 5). Sin embargo, el riesgo de esta persona de padecer de enfermedades cardiovasculares y accidentes cerebrovasculares, es mucho mayor que el que corre una persona con niveles normales de glucosa. La prediabetes tiene mucho en común con el síndrome de resistencia a la insulina, conocido también como *síndrome metabólico*, sobre el cual hablo en el Capítulo 5.

Entre 20 y 30 millones de personas en los Estados Unidos tienen prediabetes, aunque la mayoría no lo sabe. Los exámenes para diagnosticar la prediabetes son recomendables para cualquier persona mayor de 45 años. Las personas menores de 45 años deben hacerse estos exámenes si están pasadas de peso o si presentan uno o más de los siguientes factores de riesgo:

- Pertenecen a un grupo étnico de alto riesgo: afroamericanos, hispanos, asiáticos e indios estadounidenses

- Presión arterial alta

- Nivel bajo de colesterol HDL o colesterol "bueno"

- Triglicéridos altos

- Antecedentes de diabetes en la familia

- Tuvo diabetes gestacional o su bebé nació con más de 9 libras

El diagnóstico de la prediabetes implica determinar su nivel de glucosa en la sangre —la cantidad de azúcar presente en la sangre. Existe prediabetes si el nivel de glucosa en la sangre es superior al normal, aunque no tan alto como para ajustarse a la definición estándar de la diabetes mellitus (a la que me refiero en la sección "Exámenes para diagnosticar la diabetes", más adelante en este mismo capítulo). La Tabla 2-1 muestra los niveles de glucosa indicativos de la presencia de prediabetes.

Tabla 2-1	Diagnóstico de la Prediabetes	
Condición	*Glucosa en Ayunas*	*Glucosa una Hora después de Ingerir Alimentos*
Normal	Inferior a 100 mg/dl (5,5 mmol/L)	Inferior a 140 mg/dl (7,8 mmol/L)
Prediabetes	100–126 mg/dl (5,5–7 mmol/L)	140–199 mg/dl (7,8–11,1 mmol/L)

Diagnosticar la prediabetes es crucial si se tiene en cuenta que ciertos cambios en el estilo de vida, especialmente la dieta y los ejercicios, han demostrado prevenir que personas con prediabetes lleguen a desarrollar la enfermedad. En el caso de las personas que no responden a los cambios en el estilo de vida, se puede lograr el mismo resultado a través del uso de medicamentos.

Comprender Qué Hace la Diabetes

Cuando la prediabetes se convierte en diabetes, el nivel de glucosa en el organismo es aún más alto. En esta sección, abordo el papel de la glucosa en su organismo, las pruebas para diagnosticar la diabetes y los síntomas que usted puede sentir si tiene diabetes.

Entender el papel de la glucosa

En la naturaleza hay muchos tipos diferentes de azúcares, pero la glucosa es el azúcar que tiene el papel protagonista en el organismo, pues es una fuente de energía instantánea para que los músculos se puedan mover y puedan tener lugar importantes reacciones químicas. El azúcar es un carbohidrato, una de las tres fuentes de energía en el organismo. Las otras fuentes son las proteínas y las grasas, a las que me refiero más detalladamente en el Capítulo 8.

El azúcar común o *sucrosa*, está compuesta por dos tipos de azúcares unidos: glucosa y fructosa. La fructosa es el tipo de azúcar que existe en las frutas y los vegetales. Es más dulce que la glucosa, lo que significa que la sucrosa también es más dulce que la glucosa. Su paladar necesita menos sucrosa o fructosa para percibir el mismo grado de dulzor que proporciona la glucosa.

La sed y la necesidad frecuente de orinar son los síntomas más conocidos de la diabetes, pero la diabetes mellitus no es la única enfermedad asociada con estos síntomas. Otra enfermedad en la que los líquidos se ingieren y se eliminan como un sifón se llama *diabetes insípida*. En este caso, la orina no es dulce. La diabetes insípida es una enfermedad completamente diferente, que no debe confundirse con la diabetes mellitus. La diabetes insípida ocurre cuando una hormona del cerebro conocida como *hormona antidiurética* está ausente en el organismo. Esta hormona normalmente ayuda a los riñones a impedir que el organismo pierda grandes cantidades de agua. El nombre *diabetes* es lo único que esta enfermedad tiene en común con la diabetes mellitus.

Exámenes para diagnosticar la diabetes

La definición estándar de la diabetes mellitus es *glucosa excesiva en una muestra de sangre*. Durante años los médicos establecieron ese nivel bastante alto. El nivel estándar para considerar la glucosa normal se redujo en 1997 porque muchas personas estaban experimentando complicaciones de diabetes incluso cuando no tenían el padecimiento de acuerdo con los estándares de entonces. En noviembre del 2003 se volvió a modificar.

Después de muchos debates, muchas reuniones y las usuales deliberaciones propias de una decisión trascendental, la American Diabetes Association (Asociación Americana de Diabetes) publicó el nuevo estándar para el diagnóstico, que parte de cualquiera de los tres criterios siguientes:

- **Glucosa plasmática casual** superior o igual a 200 mg/dl, acompañada de síntomas de diabetes (vea la sección "Perder el control de la glucosa", que aparece más adelante en este capítulo). *Glucosa plasmática casual* es el nivel de glucosa cuando el paciente ha comido normalmente antes del análisis.

    Mg/dl significa *miligramos por decilitro*. El resto del mundo utiliza el Sistema Internacional, donde las unidades son mmol/L, que significa *milimol por litro*. Para obtener el equivalente en mmol/L, debe dividir la cantidad de mg/dl entre 18. Por lo tanto, 200 mg/dl equivalen a 11,1 mmol/L.

- **Glucosa plasmática en ayunas (GPA)** superior o igual a 126 mg/dl o 7 mmol/L. *Ayunas* significa que el paciente no ha consumido alimentos durante las ocho horas previas al análisis.

- **Glucosa en la sangre** superior o igual a 200 mg/dl (11,1 mmol/L), cuando el análisis se realiza dos horas (2-h post carga de glucosa) después de ingerir 75 gramos de glucosa por vía oral. Este análisis se conoce desde hace tiempo como la *Prueba Oral de Tolerancia a la Glucosa*. A pesar de que se hace raramente, debido a que toma tiempo y es engorroso, sigue siendo el estándar de oro para el diagnóstico de la diabetes.

Dicho de otra forma:

- Una GPA inferior a 100 mg/dl (5,5 mmol/L) indica un nivel normal de glucosa en ayunas.

- Una GPA superior o igual a 100 mg/dl, pero inferior a 126 mg/dl (7,0 mmol/L) indica glucosa anormal en ayunas (lo cual indica prediabetes).

- Una GPA igual o superior a 126 mg/dl (7,0 mmol/L) indica un diagnóstico provisional de diabetes.

✔ Un análisis de glucosa en la sangre dos horas después de ingerir glucosa por vía oral (2-h post carga de glucosa) cuyo resultado sea inferior a 140 mg/dl (7,8 mmol/L) indica tolerancia normal a la glucosa.

✔ Un análisis de glucosa en la sangre dos horas después de ingerir glucosa por vía oral (2-h post carga de glucosa) cuyo resultado sea superior o igual a 140 mg/dl, pero inferior a 200 mg/dl (11,1 mmol/L) indica intolerancia a la glucosa.

✔ Un análisis de glucosa en la sangre dos horas después de ingerir glucosa por vía oral (2-h post carga de glucosa) cuyo resultado sea igual o superior a 200 mg/dl ofrece un diagnóstico provisional de diabetes.

El resultado de un solo análisis no es suficiente para confirmar que el paciente tiene diabetes. Para llegar a un diagnóstico de diabetes, cualquiera de los análisis debe volver a dar positivo. Más de un paciente ha venido a verme con un diagnóstico de diabetes basado en una sola prueba, y en un segundo análisis se ha demostrado que el diagnóstico inicial había sido incorrecto.

Controlar la glucosa

Para entender los síntomas de la diabetes, usted necesita saber un poco sobre la forma en que el organismo normalmente maneja la glucosa y qué pasa cuando las cosas fallan.

Una hormona llamada *insulina* controla con precisión los niveles de glucosa en la sangre. Una *hormona* es una sustancia química producida en una parte del cuerpo, que viaja (usualmente a través del torrente sanguíneo) hasta una parte distante del organismo donde realiza su función. En el caso de la insulina, esa función es actuar como una llave que abre el interior de una célula (tal como un músculo, grasa u otra célula) para que la glucosa pueda entrar. Si la glucosa no puede entrar en la célula, no puede suministrarle energía al organismo.

La insulina es esencial para el crecimiento. Además de proporcionar la llave para que la glucosa entre a las células, a la insulina se le considera como la *hormona constructora*, porque permite que la grasa y el músculo se formen, y promueve el almacenamiento de glucosa en una forma llamada *glucógeno*, para usarla cuando no está llegando "combustible". La insulina también bloquea la descomposición de las proteínas. Sin insulina, usted no sobreviviría durante mucho tiempo.

A pesar de este delicado balance, el cuerpo se las arregla para mantener el nivel de glucosa bastante estable, aproximadamente entre 60 y 100 mg/dl (entre 3,3 y 6,4 mmol/L), en todo momento.

Perder el control de la glucosa

Su glucosa comienza a elevarse en la sangre cuando usted no tiene suficiente insulina o cuando su insulina no está funcionando de forma efectiva. Una vez que la glucosa rebasa los 180 mg/dl (10,0 mmol/L), comienza a derramarse en la orina y la hace dulce. Hasta ese punto el riñón, el filtro de la sangre, es capaz de extraer la glucosa antes de que entre a la orina. La eliminación de la glucosa en la orina es lo que conduce a muchas de las complicaciones a corto plazo de la diabetes. (Vea el Capítulo 4 para obtener más información sobre las complicaciones a corto plazo.)

La siguiente lista contiene los síntomas más comunes de la diabetes en su etapa inicial, y cómo ocurren. Uno o más de los siguientes síntomas pueden estar presentes cuando se diagnostica la diabetes:

- **Necesidad de orinar frecuentemente y sed frecuente:** La glucosa en la orina extrae más agua de la sangre, por lo que se forma más orina. Como hay más orina en la vejiga, usted siente la necesidad de orinar más frecuentemente durante el día y la noche. A medida que disminuye la cantidad de agua en la sangre, usted siente sed y toma líquidos con mucha más frecuencia.

- **Fatiga:** Sin suficiente insulina, o si la insulina no está funcionando de forma efectiva, la glucosa no puede entrar a las células (tales como músculos o células adiposas) que requieren de la insulina para que funcione como una llave. (La excepción más importante aquí es el cerebro, que no necesita insulina.) Como resultado, la glucosa no se puede utilizar como combustible para mover músculos o facilitar muchas otras reacciones químicas que tienen que ocurrir para que se produzca energía. Los diabéticos a menudo se quejan de cansancio, pero se sienten mucho más fuertes después de que, gracias al tratamiento médico, la glucosa vuelve a entrar en las células.

- **Pérdida de peso:** La pérdida de peso ocurre en algunas personas con diabetes porque no tienen insulina, que es la hormona constructora. Cuando la insulina no está presente por alguna razón, el organismo comienza a resquebrajarse. Usted pierde tejido muscular. Parte de los músculos se convierte en glucosa, pero ésta no puede entrar a las células. La glucosa se elimina de su organismo a través de la orina. El tejido adiposo se descompone en pequeñas partículas de grasa que pueden proporcionar una fuente alternativa de energía. Mientras su organismo se resquebraja y usted elimina la glucosa en la orina, usted adelgaza. Sin embargo, la mayoría de las personas diabéticas son gruesas en lugar de delgadas. (En el Capítulo 3 explico por qué.)

✔ **Infección vaginal persistente en las mujeres:** Cuando aumenta la glucosa en la sangre, todos los líquidos presentes en su organismo contienen niveles más elevados de glucosa, entre ellos el sudor y las secreciones corporales como el semen del hombre y las secreciones vaginales de las mujeres. Muchos organismos como las bacterias y los hongos proliferan en ambientes con alta concentración de glucosa. Las mujeres comienzan a quejarse de escozor o irritación, secreciones vaginales anormales y, algunas veces, olor desagradable.

El Tratamiento de la Diabetes a lo Largo de la Historia

Hace más de 2.000 años, algunas personas que dejaron escritos en China e India, describieron una enfermedad que muy probablemente era la diabetes mellitus. La descripción es igual a la que hicieron los griegos y los romanos —orina con sabor dulce. Intelectuales de la India y de China fueron los primeros en describir la necesidad de orinar frecuentemente. Pero no fue hasta 1776 que los investigadores descubrieron la causa del sabor dulce: la glucosa. Y no fue hasta el siglo XIX que los médicos crearon un análisis químico para medir la glucosa en la orina.

Descubrimientos posteriores demostraron que el páncreas produce una sustancia crucial que controla la glucosa en la sangre: la insulina. A partir de ese descubrimiento, los científicos han encontrado formas de extraer la insulina y purificarla, de manera que se pueda administrar a personas cuyos niveles de insulina son muy bajos.

Después del descubrimiento de la insulina, especialistas en diabetes, encabezados por Elliot Joslin y otros, recomendaron tres tratamientos básicos para la diabetes que siguen siendo tan valiosos como lo fueron en 1921:

✔ Dieta (vea el Capítulo 8)

✔ Ejercicios (vea el Capítulo 9)

✔ Medicamentos (vea el Capítulo 10)

El descubrimiento de la insulina no resolvió el problema de la diabetes, pero inmediatamente salvó la vida de miles de personas muy enfermas, para quienes el único tratamiento había sido la inanición. A medida que envejecían, esas personas comenzaban a padecer de complicaciones inesperadas de la vista, los riñones y del sistema nervioso (vea el Capítulo 5). Y la insulina no resolvía el problema del grupo más grande, conformado por personas con diabetes tipo 2. (Vea el Capítulo 3.) El problema de ese grupo no era la falta de insulina, sino la resistencia a las funciones de la insulina. (Afortunadamente, los médicos cuentan ahora con las herramientas para controlar la enfermedad.)

La diabetes en el mundo

La diabetes es un problema de salud que afecta al mundo entero. Un estudio realizado en 1994 calculó que aproximadamente 100 millones de personas padecen de diabetes en el mundo, y que en el año 2010 esa cifra llegaría a más de 215 millones. Estos cálculos se hicieron antes de que la definición actual de la diabetes (más abarcadora) fuera aprobada en 1997. De acuerdo con la nueva definición, la prevalencia de la diabetes en el mundo en 1994 era de 140 millones, y en el 2010 alcanzará los 300 millones.

La diabetes se concentra en lugares donde la disponibilidad de alimentos permite que las personas consuman más calorías que las necesarias, por lo que desarrollan *obesidad*, un padecimiento caracterizado por el exceso de grasa. Hay varios tipos de diabetes, pero el que usualmente se asocia con la obesidad, la llamada diabetes tipo 2 (vea el Capítulo 3), es mucho más prevalente que los otros.

Otro motivo por el que la incidencia de diabetes aumenta en el mundo entero es que la edad de la población también se está incrementando. Junto con la obesidad, la edad es un importante factor de riesgo para la diabetes. (Vea el Capítulo 3 para obtener más información sobre otros factores de riesgo.) A medida que otras enfermedades son controladas y la población envejece, se están diagnosticando más casos de diabetes.

Un estudio sumamente interesante siguió los pasos a personas de ascendencia japonesa desde que vivían en Japón, cuando más tarde se mudaron a Hawai y finalmente cuando llegaron a territorio continental de los Estados Unidos. En Japón, donde la gente por lo general mantiene un peso normal, la incidencia de diabetes en el grupo fue muy baja. Después de mudarse a Hawai, la incidencia de diabetes aumentó y también el peso promedio. En territorio continental de los Estados Unidos, donde el acceso a los alimentos es más fácil, este grupo de japoneses presentó el índice más alto de diabetes.

Por lo general, cuando alguien emigra no sólo cambia la cantidad de calorías que consume, sino también la composición de la dieta. Antes de salir de su país, estas personas consumían una dieta baja en grasas y rica en fibras. Al llegar a su destino, adoptan la dieta local, más alta en grasas y más baja en fibras. Los carbohidratos que consumen en la nueva dieta provienen de alimentos de alto contenido calórico —que no tienden a crear sensación de saciedad—, por lo que estas personas ingieren más calorías.

Los japoneses brindan otra interesante lección sobre el papel de la obesidad como un factor en el desencadenamiento de la diabetes. Los luchadores japoneses de sumo tienen que engordar enormemente para poder pelear en una determinada categoría de peso. Aun cuando todavía están practicando el deporte, muestran alta incidencia de diabetes. Cuando se vuelven más sedentarios, la frecuencia de diabetes alcanza el 40 por ciento, una enorme prevalencia.

Otro grupo que ejemplifica las consecuencias de pasar de una dieta moderada en calorías y relativamente nutritiva a una dieta más alta en calorías es el de los indios estadounidenses. Algunas tribus, como la de los indios Pima, tienen una prevalencia de diabetes de una cada dos personas. En comparación, la incidencia de diabetes en las tribus indias de Sudamérica, como en Chile, donde han mantenido una dieta más tradicional, es muy poco frecuente.

En China, a medida que mejoran las condiciones económicas del país, los médicos han visto un aumento significativo de la incidencia de la diabetes. Las personas que emigran de China muestran índices aún más elevados, especialmente en lugares donde el medio ambiente les permite engordar más y ser más sedentarios.

En los Estados Unidos, en el año 2000, había 20 millones de personas diabéticas. Esto representa entre el 7 y el 8 por ciento de la población. En la actualidad sólo la mitad de las personas con diabetes saben que tienen la enfermedad. La gran meta es que las personas sepan cuál es su nivel de glucosa en la sangre de la misma forma que conocen cuál es su colesterol, y que busquen tratamiento médico.

El próximo gran salto en el esfuerzo por tratar la diabetes, que tuvo lugar en 1955, fue el descubrimiento del grupo de fármacos conocidos como *sulfonilureas* (vea el Capítulo 10), los primeros medicamentos orales para reducir el nivel de la glucosa en la sangre. Pero aunque esos medicamentos mejoraban el cuidado del paciente, la única forma de saber si alguien tenía la glucosa alta era examinar la orina, algo totalmente insuficiente para el buen control de la diabetes (vea el Capítulo 7).

Aproximadamente en 1980, salió al mercado el primer equipo portátil para analizar el nivel de glucosa en la sangre. Por primera vez fue posible vincular el tratamiento con un resultado cuantificable. Esto, a su vez, ha permitido descubrir otros medicamentos excelentes para la diabetes, como la metformina, la rosiglitazona, y otros que surgirán en el futuro.

Si usted no utiliza estas magníficas herramientas para el cuidado de la diabetes, se lo está perdiendo. En la Parte III encontrará información detallada sobre cómo usar los equipos portátiles para medir el nivel de glucosa en la sangre.

Algunas Historias de Pacientes

Las cifras que se utilizan para diagnosticar la diabetes no reflejan las dimensiones humanas de la enfermedad. Después de días, meses o incluso años de malestares menores que se vuelven insoportables, las personas se encuentran frente a los resultados de sus análisis. Las siguientes historias de pacientes reales (aunque he cambiado los nombres) pueden ayudarle a entender que la diabetes afecta a personas comunes y corrientes —gente que trabaja, descansa, viaja, duerme y hace muchas otras cosas que hacen que la vida sea tan compleja.

Jane Fein, una mujer de 46 años, trabajaba en una compañía de computadoras y permanecía de pie por largos períodos. Se dio cuenta de que había estado sintiendo un hormigueo en los pies, pero pensó que se debía a estar tanto de pie. No obstante, había aumentado 22 libras en los últimos seis años y no lograba bajarlas. Había comenzado a despertarse varias veces durante la noche para ir al baño. Pensó que tal vez tenía que ver con la menopausia, que justo había comenzado. Decidió ver a su ginecólogo, quien la encontró bien pero le sugirió hacerse un análisis de orina, teniendo en cuenta que estaba despertándose tantas veces durante la noche. Para sorpresa de todos, había glucosa en la orina, y el ginecólogo la remitió a un especialista en medicina interna. El médico le indicó un análisis de glucosa plasmática casual en el laboratorio. El resultado fue 225 mg/dl (12,5 mmol/L). A la siguiente mañana le hizo un análisis de glucosa plasmática en ayunas, que dio 163 mg/dl (9,0). Finalmente el médico diagnosticó diabetes tipo 2 (vea el Capítulo 3), y recomendó que Jane iniciara un programa de dieta y ejercicios.

La familia Steadmonson —John, Mary, su hija Rachel, de 9 años, y su hijo Lyle, de 5 años— estaba de vacaciones en el desierto de California en el mes de junio. El calor les provocaba mucha sed y los hacía tomar gran cantidad de líquidos. Lyle, además, tenía que orinar frecuentemente, pero nadie le prestó mucha importancia a esto. Sin embargo, cuando regresaron a casa, Lyle continuó quejándose de sed y orinaba excesivamente. Aunque comía muchos dulces, no aumentaba de peso. Un día Lyle se orinó en la cama, algo que no ocurría desde hacía años. Mary pensó que debía llevarlo al pediatra porque el niño no parecía tan activo como de costumbre. El médico le hizo un análisis de glucosa plasmática casual, cuyo resultado dio 468 mg/dl (26 mmol/L). Un segundo análisis de glucosa plasmática casual dio 392 mg/dl (21,2 mmol/L). El médico les informó a Mary y a John que Lyle padecía de diabetes tipo 1. Ese fue el inicio de muchos cambios en el hogar de los Steadmonson.

Leslie Law, una mujer de 28 años, había comenzado en un empleo nuevo. Aunque comía bien, estaba bajando de peso. Leslie notó que sentía sed y necesidad de orinar con más frecuencia que de costumbre; incluso su jefa le reprochó sus frecuentes ausencias durante la jornada de trabajo. Decidió tomar menos líquidos, pero siguió orinando con igual frecuencia, y comenzó a sentirse muy débil. Una tarde se desmayó en la oficina y la llevaron al hospital. Su nivel de glucosa en la sangre dio 683 mg/dl (37,9 mmol/L). Le suministraron líquidos porque estaba muy deshidratada, y un segundo análisis de glucosa en la sangre dio 592 (32,9 mmol/L). Leslie comenzó un tratamiento con insulina y rápidamente aumentó de peso, recuperó sus fuerzas y regresó a trabajar después de unos cuantos días.

Sal Renolo, de 46 años, era instructor cinta negra de judo. A pesar de su activo estilo de vida, no le prestaba atención a su dieta y en los últimos años había aumentado 16 libras. Se sentía más cansado que antes, pero lo achacaba a la edad. Aunque su madre era diabética, Sal supuso que su buena forma física lo iba a proteger del padecimiento. Sin embargo, le costaba trabajo terminar una clase de una hora sin ir al baño. Uno de sus nuevos alumnos era diabético, y le sugirió que consultara a un médico pero Sal insistió en que con tanta actividad física él no podía tener diabetes. Los síntomas de cansancio y la frecuente necesidad de orinar empeoraron, hasta que finalmente hizo una cita para ver al médico. Los análisis de sangre indicaron un nivel de glucosa plasmática casual de 264 mg/dl (14,7 mmol/L). Una semana después, otro análisis de glucosa plasmática casual dio 289 mg/dl (16,0 mmol/L). El médico le dijo que tenía diabetes, pero él se negó a creerlo. Salió enojado de la oficina del médico, pero prometió que bajaría de peso y así lo hizo. En otra visita al médico, el análisis de glucosa plasmática casual dio 167 mg/dl (9,3 mmol/L). Sal le dijo al médico que él sabía que no tenía diabetes, pero su determinación de comer adecuadamente no duró mucho, y seis meses más tarde su nivel de glucosa en la sangre dio 302 mg/dl (16,8 mmol/L). Finalmente aceptó el diagnóstico y comenzó su tratamiento. Rápidamente regresó a su estado habitual de salud, y el cansancio desapareció.

La activa vida sexual de Debby O'Leary con su esposo, se veía interrumpida constantemente a causa de infecciones vaginales por hongos, que le producían olor desagradable, enrojecimiento y escozor. Los preparados sin receta la curaban rápidamente, pero los síntomas reaparecían enseguida. Finalmente, después de tres infecciones de este tipo en un lapso de dos meses, Debby decidió ir al ginecólogo. El ginecólogo le dijo que necesitaba una medicina por receta. Esta vez la cura duró un poco más, pero la infección volvió rápidamente. En una segunda visita, el ginecólogo le hizo un análisis de orina y detectó la presencia de glucosa. Un análisis de glucosa plasmática casual dio 243 mg/dl (13,5 mmol/L). El ginecólogo la remitió a un especialista en medicina interna quien, a su vez, le indicó una serie de análisis, entre ellos un análisis de glucosa plasmática en ayunas cuyo resultado fue 149 mg/dl (8,3 mmol/L). El médico le dijo que tenía diabetes y, para comenzar, le recomendó ejercicios y dieta. Esto no sólo disminuyó su nivel de glucosa en la sangre hasta el punto de que desaparecieron completamente las infecciones vaginales, sino que, al perder peso y tener más energías, su vida sexual con su esposo se volvió aún más placentera.

Capítulo 3

¿Qué Tipo de Diabetes Tiene Usted?

Damas y caballeros, permítanme presentarles al páncreas. Este órgano pequeño y tímido —al que probablemente no le ha prestado ni un segundo de atención— puede asomar la cabeza en momentos totalmente inesperados. (Usted probablemente no sabía que su páncreas tiene una cabeza y una cola, pero las tiene. ¡Ahora ya lo sabe!) Casi siempre su páncreas hace su trabajo calladamente, escondido detrás del estómago, ayudando primero con la digestión y luego con la utilización de los alimentos digeridos. La información que ofrecemos en este capítulo le permitirá "acercarse" a su páncreas, lo cual es importante, pues usted necesita de su páncreas tanto como él lo necesita a usted. De una forma u otra, el páncreas desempeña un papel en cada uno de los distintos tipos de diabetes.

He aquí la buena noticia: Usted puede prevenir la diabetes. Y he aquí la mala noticia: No es tan fácil como usted quisiera. El mejor método para prevenir la diabetes es elegir cuidadosamente a los padres, pero ese método no es muy práctico que digamos, incluso con la tecnología moderna.

En general, usted puede prevenir una enfermedad si la misma cumple con dos requisitos. Primero, debe ser capaz de identificar a individuos con alto riesgo de adquirir la enfermedad. Segundo, deben existir al menos algunos tratamientos o acciones que se puedan llevar a cabo para reducir incuestionablemente la incidencia de la enfermedad. En este capítulo se muestra cómo determinar si usted tiene probabilidades de padecer de diabetes tipo 1 o tipo 2, y aborda las acciones concretas que puede tomar para prevenir ambos tipos de diabetes.

Este capítulo también lo ayuda a entender claramente su tipo de diabetes, qué tiene en común con los otros tipos de diabetes, y las consecuencias desafortunadas que se desencadenan cuando su amigable páncreas no hace el trabajo que le corresponde. (En la Parte II me refiero a esas consecuencias más detalladamente.)

Conozca a Su Páncreas

Usted no ve a su páncreas a menudo, pero siempre tiene noticias de él. El páncreas tiene dos funciones fundamentales. Una es producir *enzimas digestivas*, que son sustancias químicas presentes en el intestino delgado, que ayudan a descomponer los alimentos. Las enzimas digestivas no tienen mucho que ver con la diabetes, así que no voy a dedicar mucho tiempo a hablar de ellas. La otra función del páncreas es producir y secretar directamente en la sangre una hormona muy importante, la *insulina*.

La Figura 3-1 muestra el aspecto microscópico del páncreas. Las células productoras de insulina del páncreas (células B o células beta) se encuentran en grupos llamados *Islotes de Langerhans*. Otras células presentes en los Islotes de Langerhans son las células A, que producen *glucagón* (una hormona que es muy importante para las personas que padecen de diabetes, pues aumenta el nivel de glucosa en la sangre cuando éste se hace muy bajo), y las células D, que producen *somatostatina* (una hormona que bloquea la secreción de otras hormonas pero que no se usa en el tratamiento de la diabetes porque causa que se eleve la azúcar en la sangre y un incremento de cetonas a partir de bloquear también la insulina).

Si hay una hormona en su organismo que usted debe conocer bien, esa es la insulina (especialmente si quiere comprender la diabetes). A lo largo de su vida, la insulina que su organismo produce o la insulina que usted inyecta en su organismo (como lo describo en el Capítulo 10) influye en que usted controle o no su diabetes, y evita las complicaciones del padecimiento.

Piense en la insulina como un corredor de seguros que vive en San Francisco (que es su páncreas) pero que para hacer su trabajo viaja a Seattle (sus músculos), Denver (su tejido adiposo), Los Ángeles (su hígado), y otros lugares. Este corredor de seguros de la insulina está asegurando su buena salud.

A donde quiera que la insulina viaje en su organismo, abre las células para que la glucosa pueda entrar a ellas. Después de que la glucosa entra, las células pueden utilizar la glucosa inmediatamente como fuente de energía, almacenarla en una forma de reserva de glucosa (llamada *glucógeno*) para luego usarla rápidamente, o convertirla en grasa para usarla aún más tarde como energía.

Después de que la glucosa sale de la sangre y entra en las células, su nivel de glucosa en la sangre baja. Su páncreas detecta que la glucosa está disminuyendo y detiene la secreción de insulina para evitar niveles nocivos bajos de glucosa en la sangre conocidos como *hipoglucemia* (vea el Capítulo 4). A la vez, el hígado comienza a liberar la glucosa almacenada y produce glucosa nueva a partir de los aminoácidos presentes en la sangre.

Si su corredor de seguros (la insulina, ¿recuerda? —¡no pierda el hilo, por favor!) no aparece cuando usted lo necesita (lo cual significa que usted no tiene insulina, como en la diabetes tipo 1) o si cuando se presenta no hace bien su trabajo (como cuando usted tiene resistencia a la insulina, en el caso de la diabetes tipo 2), su cobertura de seguros tal vez no sea muy buena (en cuyo caso, su nivel de glucosa en la sangre comienza a elevarse). El nivel elevado de glucosa en la sangre es el comienzo de todos sus problemas.

Los médicos han demostrado que el nivel elevado de glucosa en la sangre es nocivo para usted y que mantener la glucosa en la sangre tan normal como sea posible evita las complicaciones de la diabetes (a las que me refiero en la Parte II). La mayoría de los tratamientos para la diabetes se concentran en que el nivel de glucosa en la sangre vuelva a la normalidad.

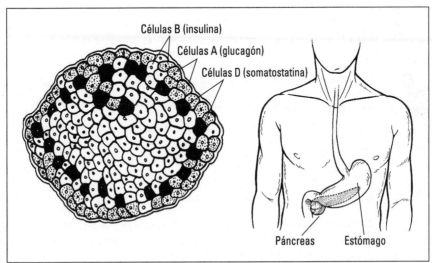

Figura 3-1:
El páncreas
y sus partes.

Células B (insulina)
Células A (glucagón)
Células D (somatostatina)

Páncreas   Estómago

Padecer de Diabetes Tipo 1

John Phillips, un niño de 6 años, fue siempre muy activo, por lo que sus padres se preocuparon cuando los orientadores del campamento de verano dijeron que John no parecía tener mucha energía. Cuando regresó a la casa después de asistir al campamento, los padres de John se dieron cuenta de que el niño constantemente tenía sed e iba a orinar con mucha frecuencia. Aunque tenía mucho apetito, parecía estar bajando de peso, a pesar de que comía más que suficiente. Los padres de John lo llevaron al pediatra, quien indicó varios análisis de glucosa en la sangre y les dijo que su hijo tenía *diabetes mellitus tipo 1*, antiguamente conocida como *diabetes juvenil* o *diabetes insulinodependiente*.

Esta historia tiene un final feliz porque los padres de John hicieron todo lo necesario para mantener la glucosa del niño bajo control. John recuperó la energía de siempre, pero ha tenido que acostumbrarse a unos cuantos inconvenientes en su rutina cotidiana. (En la Parte III me refiero a esos cambios en el estilo de vida diaria.) En las siguientes secciones se detallan los síntomas y las causas de este tipo de diabetes.

Identificar los síntomas de la diabetes tipo 1

Los siguientes son algunos de los signos y síntomas principales de la diabetes tipo 1. Si usted tiene los siguientes síntomas, pregúntele a su doctor si es posible que usted padezca de diabetes:

- **Necesidad de orinar frecuentemente:** Usted orina frecuentemente porque cuando el nivel de glucosa en la sangre es superior a 180 mg/dl (10 mmol/L) los riñones no pueden devolver toda la glucosa al torrente sanguíneo. (Vea el Capítulo 7 para información detallada sobre los análisis de glucosa en la sangre.) La gran cantidad de glucosa en la orina hace que la orina esté muy concentrada. Como resultado, su organismo extrae el agua contenida en la sangre hacia la orina para reducir esa elevada concentración de glucosa. Esa agua y esa glucosa mantienen la vejiga constantemente llena.

- **Aumento de la sed:** La sed se incrementa cuando usted orina frecuentemente, pues usted elimina tanta agua en la orina que su organismo comienza a deshidratarse.

- **Pérdida de peso:** Usted baja de peso porque su organismo elimina la glucosa a través de la orina y comienza a utilizar el músculo y la grasa como fuente de energía.

✔ **Aumento del apetito:** Su organismo tiene bastante glucosa extra en la sangre, pero sus células están malnutridas porque la falta de insulina hace que la glucosa no pueda entrar a las células. Por lo tanto, usted cada vez tiene más apetito. Su organismo está pasando por "hambre en medio de la abundancia".

✔ **Debilidad:** Usted se siente débil porque sus células musculares y otros tejidos no obtienen la energía que necesitan recibir de la glucosa.

A la diabetes tipo 1 se le llamaba *diabetes juvenil*, porque ocurre más frecuentemente en los niños. Sin embargo, hay tantos casos entre los adultos que los doctores ya no usan el término *juvenil*. A algunos niños se les diagnostica la diabetes en etapas tempranas de la vida, y en otros el padecimiento se desencadena de forma más severa a medida que aumenta la edad.

En el caso de los niños de más edad, es probable que los primeros signos y síntomas de la diabetes hayan pasado inadvertidos para padres, orientadores o maestros. En estos niños el metabolismo de las grasas es intenso, para proporcionar energía, y este metabolismo de las grasas ocasiona otros problemas. Los *cuerpos cetónicos*, productos del metabolismo de las grasas, comienzan a acumularse en la sangre y se derraman en la orina. Los cuerpos cetónicos son ácidos y provocan náusea, dolor abdominal y en algunos casos vómitos.

Al mismo tiempo, el nivel de glucosa en la sangre del niño se eleva. Niveles de glucosa en la sangre tan elevados como 400 y hasta 600 mg/dl (22,2 y 33,3 mmol/L) no son poco comunes, pero también pueden ser de 300 mg/dl (16,6 mmol/L). La sangre del niño parece un jarabe de arce espeso, y no circula con la misma fluidez que si fuera normal. La gran cantidad de agua que sale del organismo a la par de la glucosa reduce drásticamente la presencia de sustancias importantes como el sodio y el potasio. Los vómitos hacen que el niño pierda aún más líquidos y sustancias corporales. Todas estas anormalidades provocan que se sienta muy mareado y probablemente se desmaye. A esta situación se le llama *cetoacidosis diabética*, y si no se detecta y se corrige pronto, el niño puede morir. (Vea el Capítulo 4 para obtener más detalles sobre los síntomas, causas y tratamientos para la cetoacidosis.)

Hay algunas circunstancias especiales que influyen en los síntomas que usted puede encontrar en las personas con diabetes tipo 1. Recuerde los siguientes factores:

✔ **El período de "luna de miel"** es una etapa después del diagnóstico de la diabetes en la que se reduce la necesidad de insulina durante uno a seis meses, y la enfermedad parece volverse más leve. El período de luna de miel es más prolongado cuando la edad del niño es más avanzada al momento del diagnóstico, pero la disminución aparente del padecimiento siempre es temporal.

✔ **Los hombres y mujeres** adquieren diabetes tipo 1 en la misma proporción.

✔ **Los meses calientes del verano** se asocian con menos casos de diabetes, en comparación con los meses de invierno, particularmente en niños de edad más avanzada. El motivo probable de esto es la existencia de un virus que tiene que ver con el desencadenamiento de la diabetes (sobre esto hablo en la próxima sección), y los virus se propagan mucho más en invierno, cuando los niños están aprendiendo y jugando juntos en ambientes interiores.

Investigar las causas de la diabetes tipo 1

Cuando su médico le diagnostica diabetes tipo 1, es casi seguro que usted inmediatamente comience a preguntarse qué puede haberle provocado el padecimiento. ¿Alguien con diabetes le estornudó encima? ¿Comió tantos alimentos dulces que su cuerpo reaccionó haciéndolo padecer de diabetes? Bueno, tenga plena seguridad de que las causas de la diabetes no son tan simples ni tan fáciles de evitar.

La diabetes tipo 1 es una *enfermedad autoinmune*, lo cual significa que su organismo es tan cruel que reacciona contra —y en ese caso, destruye— una parte vital de él mismo: las células beta (B) del páncreas, productoras de insulina. Un método que les permitió a los médicos descubrir que la diabetes es una enfermedad autoinmune, fue medir la cantidad de proteínas en la sangre, llamadas *anticuerpos*, que literalmente son sustancias dirigidas contra su organismo —y, en particular, contra las células de los islotes. (Estos anticuerpos específicos se conocen como anticuerpos contra las *células de los islotes*.) Los médicos encuentran anticuerpos contra las células de los islotes en familiares de personas que tienen diabetes tipo 1 y también en personas diabéticas, varios años antes de que se desencadene el padecimiento.

Otro indicio de que la diabetes tipo 1 es una enfermedad autoimmune es que los tratamientos para reducir la autoinmunidad, tales como esteroides y otros medicamentos que bloquean la autoinmunidad— también sirven para retrasar el comienzo de la diabetes tipo 1. Además, la diabetes tipo 1 tiende a ocurrir en personas que tienen otros padecimientos autoinmunes conocidos.

Usted tal vez se pregunta cómo los médicos pueden saber por adelantado que ciertas personas tienen la posibilidad de desarrollar diabetes. El método de predicción no es 100 por ciento exacto, pero las personas que adquieren la diabetes tipo 1 a menudo tienen algunas características anómalas en su material genético, sus *cromosomas*, que no están presentes en las personas que no adquieren la diabetes. Los médicos pueden buscar esas características anómalas en su ADN. Pero la presencia de esas características anómalas no significa obligatoriamente que usted va a padecer de diabetes.

Otro factor esencial para pronosticar si usted va a desarrollar la diabetes es su contacto con algo que está en el ambiente, muy probablemente un virus. En la próxima sección abordo este factor detalladamente.

Cómo se adquiere la diabetes tipo 1

Para desarrollar la diabetes, la mayoría de las personas tienen que entrar en contacto con algo que está en el ambiente y que desencadena la destrucción de las *células beta*, productoras de insulina. Los médicos piensan que este factor desencadenante ambiental es probablemente un virus, y han identificado varios virus que podrían ser los responsables. Los médicos piensan que se trata de los mismos virus que causan el resfriado común. Las personas que padecen de diabetes tipo 1 probablemente adquieren el virus como si se tratara de cualquier virus del resfriado —a partir de alguien que tiene el virus y que estornuda encima de ellos. Pero debido a que también tienen la tendencia genética, adquieren la diabetes tipo 1.

Este tipo de virus puede provocar la diabetes si ataca directamente al páncreas, minando su capacidad de producir insulina, lo que inmediatamente crea una condición de diabetes. El virus también puede causar la diabetes si está compuesto por una sustancia que se encuentra presente de forma natural en el páncreas. Si tanto el virus como el páncreas poseen la misma sustancia, los anticuerpos que el organismo produce para combatir al virus también atacarán a esa sustancia común presente en el páncreas, por lo que usted estará en la misma circunstancia que si el virus atacara directamente a su páncreas.

Un pequeño número (aproximadamente el 10 por ciento) de los pacientes con diabetes tipo 1 no parecen necesitar un factor ambiental que desencadene la diabetes. En ellos la enfermedad es completamente una destrucción autoinmune de las células beta. Si usted se encuentra en esta categoría de personas con diabetes, probablemente padezca de otras enfermedades autoinmunes, como la enfermedad autoinmune de tiroides.

Tal vez a usted le intrigue saber qué probabilidades tiene de desarrollar diabetes tipo 1 si un familiar inmediato la tiene. Estudios de muchas familias han ofrecido respuestas bastante acertadas a estas preguntas. Estos son algunos datos reales sobre el papel de la genética en la diabetes:

✔ Cada padre aporta la mitad del material genético, pero si uno de los padres tiene diabetes tipo 1, las posibilidades de que usted adquiera la diabetes son solamente de 3 a 4 por ciento.

✔ Si usted y su hermano(a) son gemelos idénticos (lo que significa que ambos tienen *exactamente* el mismo material genético), usted tiene aproximadamente un 20 por ciento de probabilidades de adquirir la diabetes tipo 1 si su hermano(a) desarrolla la enfermedad.

✔ Si usted solamente comparte la mitad del material genético de un hermano(a) que tiene diabetes tipo 1 (lo que significa que son gemelos fraternos, en lugar de gemelos idénticos), sus probabilidades de desarrollar diabetes tipo 1 se reducen al 5 por ciento.

✔ Si ninguna parte del material genético relacionado con la diabetes es igual al de un hermano(a) con diabetes tipo 1, sus probabilidades de desarrollar diabetes tipo 1 es de menos del 1 por ciento.

Estas probabilidades relativamente pequeñas de que ambos hermanos adquieran diabetes indican claramente que para desarrollar la diabetes tipo 1 hay muchos más factores involucrados además de la herencia genética transmitida por los padres. De no ser así, ambos gemelos idénticos padecerían de diabetes tipo 1 en casi el 100 por ciento de los casos.

Prevenir la diabetes tipo 1

La diabetes tipo 1 es una excelente candidata para dos tipos de tratamientos preventivos que podrían ponerse a disposición de los pacientes en un futuro no muy lejano.

✔ Para prevenir la diabetes usted tendría que someterse a tratamientos preventivos antes de que la enfermedad comience, un método conocido como *prevención primaria*. Los posibles candidatos para la prevención primaria son las personas que tienen antecedentes de diabetes en la familia. Si usted cae en esa categoría, el médico puede analizar su ADN para determinar si en su organismo se encuentra el material genético que a menudo tienen las personas que padecen de diabetes. Si ese es su caso, usted podría recibir tratamiento preventivo primario para bloquear la enfermedad.

✔ La *prevención secundaria* es un tratamiento que se le indica a una persona con diabetes después de que la enfermedad se ha desencadenado y antes de que la persona se sienta enferma. Para indicarle un tratamiento de prevención secundaria, su médico debe ser capaz de detectar que la enfermedad ha comenzado, aun cuando usted no se sienta enfermo. Y deberán transcurrir meses y años entre el diagnóstico y la aparición de los síntomas para que haya suficiente tiempo para que el tratamiento pueda prevenir la enfermedad.

Un ejemplo de prevención primaria de la diabetes tipo 1 sería la vacunación contra los virus que podrían estar relacionados con la diabetes. Desafortunadamente, los médicos todavía no han identificado el virus o los virus exactos, por lo que en estos momentos no es posible vacunarse. Los médicos han probado vacunas en países (como Finlandia) donde la diabetes tipo 1 es más frecuente, pero la vacunación no impidió que se elevara el número de casos nuevos de diabetes tipo 1. Los médicos también han evaluado la posibilidad de recetarles agentes antivirales a personas con alto riesgo de desarrollar la diabetes, pero hasta el momento este enfoque sólo ha tenido éxito en pruebas realizadas en animales.

Tal vez usted piensa que los adelantos científicos recientes deberían permitir a los médicos modificar el material genético de las personas para evitar que desarrollen la diabetes tipo 1. Aunque los científicos han dado pasos importantes en la identificación de los genes relacionados con la diabetes, aún no han llegado al punto de poder modificar esos genes. Tales métodos de prevención primaria de la diabetes tipo 1 son cosa del futuro.

Algunos médicos consideran que ciertas sustancias químicas presentes en la leche de vaca pueden causar la diabetes tipo 1. Los investigadores están comparando a bebés susceptibles a desarrollar diabetes tipo 1, alimentados con leche materna, con bebés también susceptibles que toman leche de vaca. Pero los médicos aún no han podido determinar si la leche de vaca es un factor que causa diabetes tipo 1. Si la leche de vaca resulta ser la culpable, la diabetes tipo 1 podría prevenirse si sólo se da a los niños a partir de cierta edad.

Muchos estudios de prevención secundaria se están llevando a cabo, aunque la mayor parte de estos muestran solamente éxito parcial. La mayoría de estas pruebas parten del conocimiento de los médicos de que los pacientes cuyos organismos producen anticuerpos tienen diabetes tipo 1 y que los anticuerpos gradualmente destruyen las células beta, productoras de insulina. En estos pacientes, puede tomar un par de años para que la diabetes tipo 1 se desarrolle totalmente y cree problemas serios, por lo que el médico tiene tiempo para intervenir.

Los métodos más frecuentes de prevención diaria de la diabetes tipo 1 tratan de impedir que la enfermedad autoinmune destruya todas las células betas del páncreas. La siguiente es una lista de los ensayos clínicos y técnicas de prevención secundaria más prometedores:

✔ **Esteroides:** Usted puede tomar esteroides, como la prednisona, para bloquear enfermedades autoinmunes. Cuando los médicos encuentran anticuerpos contra las células de los islotes en una persona con diabetes tipo 1, le recetan a la persona estos esteroides, que reducen la cantidad de anticuerpos contra las células de los islotes y parecen prolongar el período entre el desarrollo de los anticuerpos y la aparición de síntomas como la sed intensa y la necesidad de orinar frecuentemente.

Pero este enfoque no es 100 por ciento exitoso, y los esteroides tienen muchos efectos secundarios —especialmente en los niños pequeños. Los niños pequeños que toman esteroides padecen de problemas del crecimiento, infecciones y otros efectos secundarios indeseados. Si la diabetes se vuelve activa, la razón puede ser que el esteroide no impidió la destrucción autoinmune del páncreas, así como anomalías de la glucosa causadas por el propio esteroide.

✔ **Citotóxicos:** Otro grupo de fármacos que los médicos utilizan para prolongar el tiempo entre la detección de los anticuerpos y la aparición de la enfermedad, son los llamados *fármacos citotóxicos*, que actúan contra las células que podrían participar en la destrucción de las células beta pancreáticas. Insisto, estudios han demostrado solamente una prolongación entre la detección de los anticuerpos y la aparición de la enfermedad. Los medicamentos citotóxicos destruyen varios tipos de células —no sólo las células malas. Todos los estudios de los fármacos citotóxicos se han complicado por los efectos secundarios severos y nocivos para algunos de los pacientes.

✔ **Nicotinamida:** En estudios realizados en animales, la nicotinamida (una vitamina B) protege las células betas de ratones propensos a la diabetes. Un estudio similar llevado a cabo en humanos tuvo cierto éxito, pues demostró que el 20 por ciento de los pacientes que usaron nicotidamida no desarrollaron los síntomas de la diabetes y no perdieron tantas células beta. Los médicos están sorprendidos de que un medicamento que se utiliza para elevar el nivel de la glucosa plasmática (vea el Capítulo 2) pueda evitar la diabetes.

✔ **Insulina:** En otro estudio, se le suministraron pequeñas cantidades de insulina a personas que tienen anticuerpos contra las células de los islotes, para tratar de prolongar el tiempo entre la aparición de los anticuerpos y el inicio de los síntomas. En un inicio este enfoque pareció ser prometedor, pero más adelante en el estudio no se ha encontrado diferencia en el desarrollo de la diabetes entre las personas a las que se les suministró insulina y aquellas que no la recibieron.

El estudio más importante que se ha llevado a cabo sobre la prevención de la diabetes tipo 1 se conoce como Estudio sobre el Control y las Complicaciones de la Diabetes (DCCT, por sus siglas en inglés), publicado en 1993. El DCCT demostró que mantener un control estricto de su glucosa en la sangre es posible pero difícil. La parte difícil de mantener los niveles de glucosa en la sangre cercanos a lo normal es que aumenta el riesgo de tener bajos niveles de glucosa en la sangre, o hipoglucemia (vea el Capítulo 4). El estudio DCCT indicó que usted puede prevenir las complicaciones de la diabetes —enfermedades de la vista, de los riñones y del sistema nervioso— si mantiene su nivel de glucosa en la sangre lo más normal posible. Si usted ya padece de esas complicaciones, mejorar el control de la glucosa retrasa significativamente el desarrollo de las complicaciones. A partir del estudio DCCT, los médicos generalmente tratan la diabetes tipo 1 manteniendo el nivel de glucosa en la sangre del paciente tan cerca de lo normal como sea posible y práctico.

Padecer de Diabetes Tipo 2

Edythe Fokel, una mujer de 46 años, ha aumentado aproximadamente 10 libras en el último año, así que su cuerpo de 5 pies, 5 pulgadas, ahora pesa unas 155 libras. Edythe casi no hace ejercicios. En los últimos tiempos se ha sentido un poco agotada, pero lo achaca a su edad y a la proximidad de la menopausia. También piensa que es debido a que se levanta varias veces en la noche para orinar, algo que antes no hacía. Lo que más le molesta es que su visión es borrosa y su trabajo requiere trabajar en la computadora. Finalmente Edythe va al ginecólogo después de desarrollar una erupción y una secreción vaginal. Cuando Edythe describe los síntomas, su ginecólogo decide hacerle un análisis de glucosa en la sangre, y la remite a su médico de cabecera porque el resultado del análisis del nivel de glucosa en la sangre de Edythe da 220 mg/dl (12,2 mmol/L).

El médico de cabecera de Edythe le pregunta si en su familia hay alguien con diabetes, y ella responde que su madre y su hermana padecen la enfermedad. También le pregunta si siente hormigueo en los pies, y ella reconoce que había notado cierto hormigueo durante los últimos meses, pero no le prestó atención. El doctor le repite el análisis de glucosa plasmática casual, que esta vez da 260 mg/dl (14,4 mmol/L), y le informa a Edythe que tiene diabetes tipo 2.

Los signos y síntomas que Edythe manifiesta en este caso, junto a los resultados de dos análisis de glucosa en la sangre, ofrecen un ejemplo clásico de diabetes tipo 2. (A la diabetes tipo 2 se le conocía como *diabetes del adulto* o *diabetes no insulinodependiente*.) Pero sepa que las personas con diabetes tipo 2 pueden presentar sólo algunos o ninguno de estos síntomas. Por eso es tan importante que su médico le monitoree regularmente su nivel de glucosa en la sangre. (En el Capítulo 7 me refiero a la frecuencia con que usted debe realizarse este análisis.)

La mayoría de las personas que padecen de diabetes tipo 2 tiene más de 40 años. Las probabilidades de que usted padezca de diabetes tipo 2 se incrementan con la edad. Dado a que en un inicio los síntomas son tan leves, tal vez usted no los note. Usted puede pasar por alto estos síntomas durante años, antes de que se vuelvan lo suficientemente molestos como para consultar a un médico. Es por eso que la diabetes tipo 2 es un padecimiento que se desencadena gradualmente, a diferencia de la emergencia severa que en ocasiones anuncia el comienzo de la diabetes tipo 1. En la diabetes tipo 2 no hay un factor de autoinmunidad, por lo cual no se encuentran anticuerpos. Los médicos creen que los virus no están involucrados en la aparición de la diabetes tipo 2.

Estadísticas recientes indican que en todo el mundo diez veces más personas padecen de diabetes tipo 2 que de diabetes tipo 1. Aunque la diabetes tipo 2 es mucho más prevalente que la diabetes tipo 1, las personas con diabetes tipo 2 parecen presentar complicaciones menos severas (como enfermedades de la vista y enfermedades de los riñones). (Vea la Parte II para obtener información detallada sobre las posibles complicaciones de la diabetes. Vea la Parte III para enterarse de los tratamientos que pueden ayudarlo a prevenir estas complicaciones.)

Identificar los síntomas de la diabetes tipo 2

Un por ciento bastante alto de la población de los Estados Unidos, aproximadamente entre 16 y 18 millones de personas tienen diabetes tipo 2. Estas cifras siguen creciendo, y un motivo es el incremento de la incidencia de obesidad, un factor de riesgo de la diabetes tipo 2. Si usted es obeso tiene considerablemente muchas más probabilidades de adquirir la diabetes tipo 2 que si hubiera mantenido su peso ideal. (Vea el Capítulo VIII para obtener información sobre cómo determinar en qué clasificación de peso se encuentra.)

 ✔ **Fatiga:** La diabetes tipo 2 lo hace sentirse cansado porque las células de su organismo no reciben la glucosa que necesitan. Aunque haya suficiente insulina en su organismo, éste presenta resistencia a las acciones de la insulina. (Vea la sección "Conozca a Su Páncreas" para encontrar más explicaciones.)

 ✔ **Necesidad de orinar frecuentemente y sed frecuente:** Como en el caso de la diabetes tipo 1, usted necesita orinar más frecuentemente que de costumbre, lo cual deshidrata su organismo y le hace sentir sed.

✔ **Visión borrosa:** Los lentes del ojo se ensanchan y se contraen cuando su nivel de glucosa en la sangre se eleva y luego desciende. Su visión se vuelve borrosa porque sus ojos no se pueden ajustar lo suficientemente rápido a estos cambios en los lentes.

✔ **Las infecciones de la piel, las encías y de la orina tardan en curarse:** Sus glóbulos blancos, que ayudan en la curación y defienden a su organismo de las infecciones, no funcionan correctamente en las condiciones de alto nivel de glucosa presentes en su cuerpo cuando tiene diabetes. Desafortunadamente, las bacterias que causan las infecciones proliferan en esas mismas condiciones de alto nivel de glucosa. Por lo que la diabetes hace que su organismo sea particularmente susceptible a las infecciones.

✔ **Escozor en los genitales:** Las infecciones vaginales causadas por hongos también prosperan en condiciones de alto nivel de glucosa. Es por eso que la diabetes a menudo está acompañada del escozor y el malestar característicos de las infecciones vaginales causadas por hongos.

✔ **Entumecimiento de los pies o piernas:** Usted siente el entumecimiento a causa de una común complicación a largo plazo de la diabetes conocida como neuropatía. (En el Capítulo 5 explico los detalles de la neuropatía.) Si usted nota entumecimiento y neuropatía, además de los otros síntomas de la diabetes, probablemente ha tenido el padecimiento desde hace bastante tiempo, porque la neuropatía toma más de cinco años para desarrollarse en un ambiente de diabetes.

✔ **Afecciones del corazón:** Los problemas del corazón son más frecuentes en personas con diabetes tipo 2 que en la población no diabética. Pero las afecciones del corazón pueden surgir cuando usted simplemente tiene intolerancia a la glucosa (lo cual explico en la próxima sección), antes de que usted en realidad tenga una diabetes diagnosticable.

Los signos y los síntomas de la diabetes tipo 2 son similares en algunos casos a los de la diabetes tipo 1 (que abordo en la sección "Identificar los síntomas de la diabetes tipo 1", en este mismo capítulo), pero en muchos sentidos son diferentes. La siguiente lista muestra algunas de las diferencias entre los síntomas de la diabetes tipo 1 y tipo 2:

✔ **Edad de inicio:** Las personas con diabetes tipo 1 usualmente son más jóvenes que las personas con diabetes tipo 2. Sin embargo, la incidencia creciente de la diabetes tipo 2 en niños con sobrepeso está haciendo que esta diferencia sea menos útil para distinguir la diabetes tipo 1 de la diabetes tipo 2.

✔ **Peso corporal:** Las personas que padecen de diabetes tipo 1 son delgadas o tienen un peso normal, mientras que la obesidad es una característica común en las personas con diabetes tipo 2.

✔ **Nivel de glucosa:** Las personas que padecen de diabetes tipo 1 presentan niveles de glucosa más elevados al inicio de la enfermedad. Las personas que tienen diabetes tipo 1 usualmente tienen niveles de glucosa que oscilan entre 300 y 400 mg/dl (16,6 y 22,2 mmol/L), y quienes padecen de diabetes tipo 2 usualmente tienen niveles de glucosa que oscilan entre 200 y 250 mg/dl (11,1 y 13,9 mmol/L).

✔ **Intensidad del inicio:** La diabetes tipo 1 usualmente tiene un inicio mucho más intenso, mientras que la diabetes tipo 2 va mostrando sus síntomas gradualmente.

Posibilidades de prevenir la diabetes en el futuro

Los investigadores han realizado muchos estudios valiosos sobre la prevención de la diabetes tipo 2. Los resultados de estos estudios indican que usted puede prevenir la diabetes, pero probablemente sólo si realiza cambios trascendentales en su estilo de vida y se ciñe a estos por largo tiempo. Estas son algunas conclusiones importantes basadas en investigaciones sobre prevención:

✔ Tomar medicamentos que no tratan su resistencia a la insulina no ayuda a prevenir la diabetes y sus complicaciones.

✔ Si hace ejercicios regularmente, puede retrasar el inicio de la diabetes.

✔ Si sigue una dieta adecuada y hace ejercicios regularmente, puede retrasar el inicio de la diabetes y retardar el surgimiento de posibles complicaciones.

✔ Controlar tanto su presión arterial como su nivel de glucosa en la sangre reporta beneficios sustanciales para prevenir las complicaciones de la diabetes.

Un estudio publicado en el *New England Journal of Medicine*, en julio de 1991, confirmó las conclusiones anteriores al examinar a personas obesas que tenían familiares cercanos con diabetes tipo 2 —lo que significa que esas personas tenían alto riesgo de desarrollar diabetes. Durante seis meses, los investigadores ofrecieron a los participantes amplia capacitación en cuanto a rutinas de ejercicios y cómo seguir una dieta adecuada. Muchos de los participantes perdieron gran cantidad de peso, mejoraron su salud general y lograron aplazar el desarrollo de la diabetes. Pero después de seis meses muchas de las personas que formaban parte del estudio ya no participaban con igual dedicación, ni seguían tan cuidadosamente los planes de dieta y ejercicios. Después de 12 meses de iniciado el estudio, más participantes se alejaron de la dieta y los ejercicios, y comenzaron a recuperar el peso que habían perdido. Los investigadores determinaron que las personas que mantuvieron la dieta y los ejercicios adecuados —lo cual les permitió no aumentar de peso— tenían menos probabilidades de desarrollar la diabetes. La conclusión más significativa de este estudio es la importancia (y, para muchas personas, la dificultad) de mantener un programa de dieta y ejercicios durante un período prolongado.

Los resultados del Programa de Prevención de la Diabetes, un estudio de más de 3.000 personas, fueron publicados en febrero del 2002 en el *New England Journal of Medicine*. Estos mostraron claramente que la dieta y los ejercicios son efectivos para prevenir la diabetes tipo 2. Los participantes que lograron modificar su dieta y sus rutinas de ejercicio, redujeron en 58 por ciento sus probabilidades de padecer de diabetes tipo 2. Por lo regular hacían 30 minutos de ejercicios moderados (como caminar) cada día, y bajaron entre 5 y 7 por ciento de su peso corporal en el transcurso de los 3 años que duró el estudio. En comparación, los pacientes que utilizaron un medicamento llamado metformina (vea el Capítulo 10), pero no modificaron su dieta ni sus ejercicios, redujeron en 31 por ciento su riesgo de desarrollar diabetes tipo 2.

Otro estudio reciente, el Estudio Finlandés de Prevención de la Diabetes (reseñado en *Diabetes Care* en diciembre del 2003), indica que los cambios del estilo de vida no sólo se pueden llevar a cabo y mantener como parte de una investigación (como el Programa de Prevención de la Diabetes) sino en la comunidad, donde los pacientes están bajo la atención de sus propios médicos. Los participantes trabajaron con un nutricionista para mejorar sus dietas y se les proporcionó información acerca de los ejercicios. Después de tres años, estas personas mantuvieron los resultados positivos, con la misma reducción de 58 por ciento en el desencadenamiento de la diabetes.

Restablecer la sensibilidad a la insulina en personas con riesgo de padecer de diabetes (vea el Capítulo 2) fue el objetivo de otro estudio reciente, publicado en *Diabetes Care* en marzo del 2002. Este estudio comparó cambios intensos del estilo de vida, tanto en la dieta como en los ejercicios, con cambios moderados del estilo de vida. El grupo que realizó cambios intensos consumió menos grasa e hizo ejercicios más fuertes que el grupo moderado. Como resultado, los integrantes del primer grupo lograron incrementar la sensibilidad a la insulina, lo que retrasó el desarrollo de la diabetes.

Investigar las causas de la diabetes tipo 2

Si le han diagnosticado diabetes tipo 2 probablemente se siente sobresaltado y también curioso de saber por qué adquirió esta enfermedad. Los médicos han aprendido mucho sobre las causas de la diabetes tipo 2. Por ejemplo, saben que la diabetes tipo 2 se hereda en algunas familias.

Generalmente las personas con diabetes tipo 2 saben de un familiar que ha tenido el padecimiento. Por eso, los médicos consideran que la diabetes tipo 2 tiene mucho más que ver con una enfermedad genética que la diabetes tipo 1. En estudios de gemelos idénticos, cuando uno de los gemelos tiene diabetes tipo 2, la probabilidad de que el otro desarrolle diabetes tipo 2 es casi 100 por ciento.

Resistencia a la insulina

Las personas con diabetes tipo 2 tienen mucha insulina en el organismo (a diferencia de las personas con diabetes tipo 1), pero sus organismos responden a la insulina de manera anormal. Quienes padecen de diabetes tipo 2 son *resistentes a la insulina*, lo que significa que sus organismos se oponen al funcionamiento normal y saludable de la insulina. Esta resistencia a la insulina, combinada con no tener suficiente insulina para superar la resistencia a la insulina, causa la diabetes tipo 2.

Antes de que la obesidad o la falta de ejercicios (o la diabetes) se presenten, los futuros pacientes de diabetes tipo 2 ya muestran signos de resistencia a la insulina. Primero, la cantidad de insulina en la sangre de estas personas es elevada en comparación con la de otros individuos. En segundo lugar, una inyección de insulina no reduce el nivel de glucosa en la sangre en las personas con resistencia a la insulina, tanto como lo hace en las personas que no presentan resistencia a la insulina. (Vea el Capítulo 10 para encontrar más información sobre las inyecciones de insulina para la diabetes.)

Cuando su organismo necesita producir insulina extra para mantener la glucosa en la sangre en un nivel normal, su insulina es, obviamente, menos efectiva de lo que debería ser —lo que significa que usted tiene un *trastorno de tolerancia a la glucosa*. Su organismo experimenta trastornos de tolerancia a la glucosa antes de que usted desarrolle la diabetes, ya que su glucosa en la sangre aún es inferior al nivel que se requiere para que se le diagnostique la diabetes (vea el Capítulo 2). Cuando usted tiene trastornos de tolerancia a la glucosa y a eso le añade otros factores como el aumento de peso, un estilo de vida sedentario y el envejecimiento, su páncreas no puede satisfacer la demanda de insulina y usted se vuelve diabético.

Otro factor que entra en juego cuando los médicos diagnostican la diabetes tipo 2 es la liberación de azúcar por el hígado, conocida como *liberación de glucosa hepática*. Las personas con diabetes tipo 2 tienen niveles de glucosa más elevados en la mañana después de haber permanecido sin comer toda la noche. Tal vez usted piense que su glucosa debe estar baja en la mañana porque no ha ingerido azúcar. Pero su hígado puede almacenar grandes cantidades de glucosa y producir incluso más a partir de otras sustancias presentes en el organismo. A medida que aumenta su resistencia a la insulina, su hígado comienza a liberar glucosa de una forma que no es adecuada, y su nivel de glucosa en ayunas se eleva.

Criterios errados sobre la diabetes tipo 2

A menudo las personas piensan que los siguientes factores causan diabetes tipo 2, pero realmente no tienen nada que ver con el inicio del padecimiento:

✔ **Azúcar:** Ingerir cantidades excesivas de azúcar no causa diabetes, pero puede desencadenar el padecimiento porque hace engordar. Ingerir demasiadas proteínas o grasas genera el mismo resultado.

- ✔ **Emociones:** Los cambios emocionales no desempeñan un papel importante en el desarrollo de la diabetes tipo 2, pero pueden ser muy importantes a la hora de enfrentar la diabetes mellitus y su posterior control.

- ✔ **Estrés:** El estrés excesivo no es un factor importante que cause diabetes.

- ✔ **Anticuerpos:** Los anticuerpos contra las células de los islotes no son un factor importante en la diabetes tipo 2. (Vea la sección "Investigar las causas de la diabetes tipo 1", en este capítulo.) La diabetes tipo 2 no es una enfermedad autoinmune como la diabetes tipo 1.

- ✔ **Sexo:** Los hombres y las mujeres tienen las mismas probabilidades de desarrollar diabetes tipo 2. El sexo no desempeña ningún papel en el inicio de esta enfermedad.

- ✔ **Cetoacidosis diabética:** La diabetes tipo 2 generalmente no está relacionada con la cetoacidosis diabética (vea el Capítulo 4). Las personas con diabetes tipo 2 tienen resistencia a la cetosis, a menos que se encuentren bajo estrés intenso causado por infecciones o trauma. (Vea el Capítulo 4 donde encontrará información sobre el síndrome hiperosmolar, una enfermedad relacionada en la cual las personas con diabetes tipo 2 tienen la glucosa sumamente alta pero no presentan descomposición de las grasas que da lugar a la acidosis.)

Desarrollar diabetes tipo 2

La herencia genética causa diabetes tipo 2, pero factores ambientales como la obesidad y no practicar ejercicios desencadenan el padecimiento. Las personas con diabetes tipo 2 son resistentes a la insulina antes de volverse obesos o sedentarios. El envejecimiento, los hábitos deficientes de alimentación, la obesidad y no hacer ejercicios se combinan y dan lugar al inicio de la enfermedad.

La herencia parece ser un factor mucho más fuerte en la diabetes tipo 2 que en la diabetes tipo 1. Tenga en cuenta lo siguiente:

- ✔ Si su padre tiene diabetes tipo 2, pero su madre no, usted tiene aproximadamente 4 por ciento de probabilidades de adquirir la enfermedad.

- ✔ Si su madre tiene diabetes tipo 2 pero su padre no, sus probabilidades de adquirir la enfermedad son aproximadamente 10 por ciento.

- ✔ En casi 100 por ciento de los casos, el gemelo idéntico de una persona con diabetes tipo 2 termina adquiriendo la enfermedad.

- ✔ Si su hermano o hermana (que *no* es un gemelo idéntico) adquiere diabetes tipo 2, usted tiene aproximadamente 40 por ciento de probabilidades de adquirirla.

Este es un dato interesante: los cónyuges de personas que padecen de diabetes tipo 2 tienen mayor riesgo de desarrollar la diabetes y deben someterse a análisis para detectar la enfermedad igual que si fueran familiares diabéticos. ¿Por qué? Porque comparten los mismos factores de riesgo ambientales, como una dieta deficiente y un estilo de vida sedentario.

Algunos signos de alerta temprana aparecen en la población que tiene más probabilidades de desarrollar diabetes tipo 2. Las personas con diabetes tipo 2 a menudo tienen una historia de malnutrición en edades tempranas. Tal vez estos individuos no produjeron suficientes células productoras de insulina cuando eran jóvenes, debido a que no las necesitaban pues su consumo de alimentos era reducido. Cuando alguien con estas características finalmente tiene acceso a gran cantidad de alimentos —a una edad más avanzada—, sus páncreas tal vez no cuente con suficientes células productoras de insulina para hacerle frente a la carga.

En los países en desarrollo, donde a menudo los alimentos escasean, aquellas personas cuya constitución genética permite que sus organismos utilicen los carbohidratos de una manera muy eficiente tienen una ventaja en comparación con el resto de la población, porque pueden sobrevivir con pocas cantidades de alimentos y calorías. Sin embargo, si estas personas más tarde en la vida tienen acceso a grandes cantidades de comida, sus organismos se abruman y es muy probable que engorden, se vuelvan sedentarios y desarrollen diabetes. Esto tal vez explique por qué las personas que viven en países en desarrollo tienen más riesgos de desarrollar diabetes tipo 2. Estudios de población demuestran que la incidencia de diabetes es más elevada en países en vías de desarrollo como China e India.

Prevenir la diabetes tipo 2

Los médicos pueden pronosticar la diabetes tipo 2 años antes de su diagnóstico si estudian a los familiares cercanos de las personas que ya tienen el padecimiento. Este período de alerta temprana ofrece suficiente tiempo para probar técnicas de prevención primaria (que explico en la sección "Prevenir la diabetes tipo 1", en este capítulo). Después de que los médicos descubren que el nivel de glucosa en la sangre de una persona es alto, y le diagnostican diabetes tipo 2, complicaciones tales como enfermedades de la visión y de los riñones (vea el Capítulo 5) generalmente toman diez o más años para desarrollarse en esa persona. Durante ese período los médicos pueden aplicar técnicas de prevención secundaria (los distintos tratamientos a los que me refiero en la Parte III).

Debido a que tantas personas padecen de diabetes tipo 2, los médicos han podido realizar numerosos estudios encaminados a determinar los factores ambientales más importantes que convierten una predisposición genética a la diabetes tipo 2 en un padecimiento clínico. Los siguientes son los principales factores ambientales:

✔ **Elevado índice de masa corporal:** El *índice de masa corporal (IMC)* es la forma que tienen los médicos para analizar el peso en relación con la estatura. El IMC es un mejor indicador de un peso saludable que el peso por sí solo, porque un individuo que pesa 150 libras y mide 62 pulgadas está pasado de peso, mientras que si pesa 150 libras y mide 70 pulgadas, está delgado.

Usted puede calcular fácilmente su IMC a partir de la siguiente fórmula: multiplique su peso (en libras) × 705, entonces divida el resultado por su estatura (en pulgadas). Divida ese resultado por su estatura (en pulgadas) nuevamente. Si utiliza el sistema métrico, divida su peso en kilogramos por su estatura en metros, y divida ese resultado por su estatura en metros, nuevamente. Utilizando esta fórmula, la persona de 150 libras y 62 pulgadas de estatura tiene un IMC de 27,5, mientras que una persona que mide 70 pulgadas y pesa 150 libras tiene un IMC de 21,6. El resultado se expresa en kilogramos por metro cuadrado (kg/m2).

De acuerdo con los estándares en vigor, una persona con un IMC entre 25 y 29,9 está pasada de peso, y una persona con un IMC de 30 o superior es obesa. Un IMC entre 20 y 25 es considerado normal.

Muchos estudios confirman la enorme importancia del nivel de IMC para determinar quién desarrolla la diabetes. Un amplio estudio que se realizó entre miles de enfermeras en los Estados Unidos demostró que las enfermeras con un IMC superior a 35 padecían de diabetes casi 100 veces más que las enfermeras con un IMC inferior a 22. Incluso entre las mujeres delgadas que participaron en este estudio, aquellas con más alto IMC dentro de la categoría de delgadas, presentaron tres veces más prevalencia de diabetes en comparación con aquellas con un IMC inferior. Otro amplio estudio llevado a cabo entre médicos en los Estados Unidos, encontró la misma relación entre el IMC elevado y los altos niveles de incidencia de diabetes tipo 2. Ese mismo estudio también demostró que la cantidad de tiempo que se prolonga la obesidad es importante; los participantes que eran obesos desde hacía diez años presentaron mayor incidencia de diabetes que aquellos que se volvieron obesos más recientemente.

✔ **Inactividad física:** La inactividad física está muy relacionada con la diabetes, como se evidencia en muchos estudios. Quienes fueron atletas tienen menor incidencia de diabetes que quienes no lo fueron. En el mismo estudio realizado entre enfermeras, que mencioné en el punto anterior, se demostró que las mujeres que regularmente se mantenían activas presentaban diabetes solamente 2/3 de las veces, en comparación con las sedentarias. Un estudio llevado a cabo en Hawai, que no incluyó a ninguna persona obesa, mostró que la incidencia de diabetes era mayor en los individuos que no practicaban ejercicios.

✔ **Distribución central de la grasa:** Cuando los diabéticos engordan, tienden a distribuir el peso extra en forma de grasa centralmente distribuida, también conocida como *grasa visceral*. Usted determina su grasa visceral cuando se mide la cintura, porque este tipo de grasa se acumula alrededor de la parte central de su cuerpo. Por lo tanto, una persona con grasa visceral tiene una forma más parecida a una manzana que a una pera. La grasa visceral probablemente es también el tipo de grasa que más fácilmente aparece y desaparece, y es relativamente fácil de perder cuando usted sigue una dieta. La grasa visceral parece causar más resistencia a la insulina que la grasa almacenada en otras áreas, y también está relacionada con la incidencia de enfermedades de las arterias coronarias. Si usted tiene mucha grasa visceral, con perder solamente entre 5 y 10 por ciento de su peso podría reducir significativamente sus probabilidades de padecer de diabetes o sufrir un infarto cardiaco.

Si usted tiene 40 años o menos y su cintura mide 39,5 pulgadas (100 centímetros) o más, o si usted está entre los 40 y los 60 y su cintura mide 35,5 pulgadas (90 centímetros) o más, tiene un riesgo significativamente elevado de sufrir un infarto cardiaco.

Los asiáticos tienden a desarrollar grasa visceral aun cuando pesen menos que una persona no asiática; por lo tanto, tienen más tendencia a padecer de diabetes tipo 2 con un peso más bajo. Los indios de origen asiático son especialmente susceptibles a desarrollar diabetes hasta 10 años antes que los chinos y los japoneses.

✔ **Bajo consumo de fibra dietética:** Las poblaciones con alta prevalencia de diabetes por lo general tienen una dieta con bajo contenido de fibra. La fibra dietética parece tener propiedades que protegen de la diabetes, porque reduce la velocidad con que la glucosa entra al torrente sanguíneo.

Si usted detecta cualquiera de los factores anteriores en su organismo o en su estilo de vida, entonces puede modificarlos a tiempo para evitar la diabetes. La diabetes tipo 2 le da tiempo al individuo con alto riesgo de padecerla o la persona ya diagnosticada para que trate de prevenir o controlar la enfermedad. En la Parte III, muestro maneras específicas de reducir su peso, incrementar su actividad física, mejorar su dieta y evitar o revertir la diabetes y las complicaciones diabéticas.

Tener Diabetes Gestacional

Si está embarazada (sí, eso los excluye a ustedes, los hombres) y nunca ha tenido diabetes, durante el embarazo podría desarrollar una forma de diabetes llamada *diabetes gestacional*. Si ya tiene diabetes antes de salir embarazada, a eso se le llama *diabetes pregestacional*. Como explico en el Capítulo 6, la diferencia entre la diabetes pregestacional y la diabetes gestacional es muy importante en términos de las consecuencias tanto para la madre como para el bebé. La diabetes gestacional se presenta en aproximadamente el 2 por ciento de todos los embarazos.

Durante el embarazo usted puede desarrollar diabetes gestacional porque el feto que está creciendo y la placenta producen varias hormonas para ayudar a que el feto crezca y se desarrolle adecuadamente. Algunas de estas hormonas tienen otras características, como propiedades anti-insulínicas, que disminuyen la sensibilidad de su organismo a la insulina, aumentan la producción de glucosa y pueden causar diabetes.

Aproximadamente en la semana 20 del embarazo el organismo produce suficiente cantidad de esas hormonas como para bloquear el desempeño normal de la insulina y provocar diabetes. Después del parto, el feto y la placenta ya no están dentro del cuerpo, por lo que las hormonas anti-insulínicas desaparecen y la diabetes también.

Tenga en cuenta que, aunque su diabetes se retira después del parto, más de la mitad de las mujeres que tuvieron diabetes gestacional desarrollan diabetes tipo 2 en un plazo de 15 años después del embarazo. Esta alta probabilidad de desarrollar la diabetes tipo 2 tal vez se deba a una susceptibilidad genética a la diabetes en estas mujeres, que se incrementa debido a la gran cantidad de hormonas anti-insulínicas presentes en su organismo durante el embarazo.

Entre las semanas 24 y 28 de su embarazo, su obstetra debe hacerle un análisis para detectar la diabetes gestacional.

Identificar Otros Tipos de Diabetes

Los casos de diabetes que no son tipo 1, tipo 2 o diabetes gestacional no abundan, y usualmente no causan diabetes intensa en las personas que los padecen. Sin embargo, en ocasiones uno de estos tipos de diabetes desata un caso más severo de diabetes, por lo que usted debe saber que existen. La siguiente lista le ofrece un resumen breve de los síntomas y las causas de otros tipos de diabetes:

- **Diabetes ocasionada por pérdida o muerte del tejido pancreático:** Si usted tiene un padecimiento como el cáncer, que requiere que le eliminen parte del páncreas, usted pierde las valiosas células beta productoras de insulina, y su cuerpo se vuelve diabético. Esta forma de diabetes no siempre es grave porque después de la cirugía pancreática usted pierde *glucagón*, otra hormona que se encuentra en el páncreas. El glucagón bloquea la acción de la insulina en su organismo, por lo que cuando su organismo tiene menos glucagón, puede funcionar con menos insulina, lo que resulta en un caso más leve de diabetes.

- **Diabetes ocasionada por sobrecarga de hierro:** Otra enfermedad que afecta al páncreas así como el hígado, el corazón, las articulaciones y el sistema nervioso, es la hemocromatosis. Esta enfermedad es una consecuencia de la absorción excesiva de hierro por la sangre. Cuando la sangre deposita demasiado hierro en estos órganos, los mismos pueden afectarse. Esta enfermedad hereditaria está presente en 1 de cada 200 personas en los Estados Unidos; la mitad de las personas que la padecen desarrollan una enfermedad clínica, y algunas veces diabetes.

La hemocromatosis es menos común en las mujeres más jóvenes que están protegidas por la pérdida mensual de hierro que ocurre con la menstruación. Este descubrimiento ha llevado al tratamiento actual para la hemocromatosis, que consiste en extraerle sangre al paciente regularmente, hasta que el hierro en la sangre regrese a la normalidad. Este proceso se repite de cuando en cuando para mantener el hierro en un nivel normal. Si el tratamiento se realiza a tiempo (antes de que los órganos sufran daños), las complicaciones como la diabetes se pueden evitar.

- **Diabetes ocasionada por otras enfermedades:** En su organismo hay varias hormonas que bloquean la acción de la insulina, o cuyas acciones son opuestas a la acción de la insulina. Usted produce estas hormonas en glándulas que no son el páncreas. Si tiene un tumor en una de esas glándulas productoras de hormonas, en ocasiones la glándula produce cantidades excesivas de la hormona que actúa en oposición a la insulina. Por lo general esto provoca una intolerancia simple a la glucosa, en lugar de diabetes, porque el páncreas secreta insulina extra para combatir las hormonas. Pero si presenta tendencia genética a desarrollar diabetes, puede desarrollar la enfermedad en este caso.

- **Diabetes causada por tratamientos de hormonas para otras enfermedades:** Si está tomando hormonas para tratar una enfermedad que no es la diabetes, esas hormonas podrían causar diabetes en su organismo. La hormona con más probabilidades de causar diabetes en esta situación es la *hidrocortisona*, un agente antiinflamatorio usado en enfermedades inflamatorias tales como la artritis. (Fármacos similares son la prednisona y la dexametasona.) Si está tomando hidrocortisona y tiene los síntomas de la diabetes que relaciono en secciones anteriores de este capítulo, consulte a su médico.

✔ **Diabetes causada por otros fármacos:** Si está tomando otros fármacos de uso común, no olvide que algunos de ellos elevan su nivel de glucosa en la sangre como efecto secundario. Algunos medicamentos contra la hipertensión, especialmente la hidroclorotiazida, elevan el nivel de glucosa en la sangre. La niacina, un medicamento usado comúnmente para reducir el colesterol, también eleva el nivel de glucosa en la sangre. Si usted tiene una tendencia genética a padecer de diabetes, utilizar estos fármacos puede ser suficiente para ocasionarle el padecimiento.

Trastornos y hormonas que pueden provocar diabetes

La siguiente es una lista parcial de hormonas producidas por tumores y los trastornos relacionados con éstas:

✔ Exceso de hormona de las glándulas suprarrenales que caracteriza al *Síndrome de Cushing*. La hidrocortisona estimula al hígado a producir más glucosa al tiempo que bloquea la absorción de glucosa en el tejido muscular.

✔ Exceso de prolactina que caracteriza a un *Tumor de la Glándula Pituitaria que Secreta Prolactina*. Éste bloquea la acción de la insulina, lo que da lugar a intolerancia a la glucosa.

✔ Exceso de hormona del crecimiento producida por un tumor de la glándula pituitaria que da lugar a *acromegalia*. La hormona del crecimiento reduce la sensibilidad a la insulina y fuerza al páncreas a producir mucho más insulina.

✔ Exceso de epinefrina causado por un *feocromocitoma* (un tumor de otra parte de las glándulas suprarrenales). Éste provoca que el hígado incremente la producción de glucosa, y bloquea la secreción de insulina.

✔ Exceso de aldosterona causado por otra parte de las glándulas suprarrenales en un trastorno conocido como *hiperaldosteronismo primario*. Este trastorno causa intolerancia a la glucosa de una forma diferente —facilitando la pérdida de potasio en el organismo, lo cual tiene un efecto negativo en la producción de insulina.

✔ Exceso de la hormona tiroides, característico del *hipertiroidismo*, hace que el hígado y otros órganos produzcan cantidades excesivas de glucosa. El hipertiroidismo también es una enfermedad autoinmune, lo cual puede desempeñar un papel en la pérdida de tolerancia a la glucosa.

✔ Un *Tumor del Páncreas que Secreta Glucagón* puede crear exceso de glucagón. El glucagón tiene muchas propiedades que se oponen la insulina. Este trastorno es poco común; sólo unos 100 casos del mismo han sido descritos en la literatura médica, así que no se preocupe.

✔ Un *Tumor del Páncreas que Secreta Somatostatina* puede crear un exceso de somatostatina. La somatostatina es otra hormona producida en una célula presente en los Islotes de Langerhans. La somatostatina bloquea la salida de la insulina de las células beta, pero también bloquea el glucagón y otras hormonas, de modo que la diabetes es muy moderada. Este trastorno ocurre aún menos frecuentemente que el Tumor que Secreta Glucagón.

Parte II
Cómo la Diabetes Afecta Su Organismo

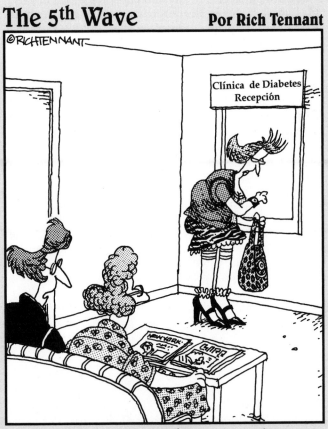

"Creo que la diabetes le hace menos daño a su cuerpo que su terrible sentido de la moda."

En esta parte . . .

La diabetes puede tener profundos efectos en su organismo, si no se atiende adecuadamente. En esta parte explico esos efectos, cómo ocurren, qué síntomas producen y qué deben hacer usted y su médico al respecto. Probablemente se sorprenda cuando se entere de cuántas partes del organismo pueden resultar afectadas por la diabetes. Recuerde que todo lo que describo en esta parte se puede prevenir o, si en su caso ya es tarde para hacerlo, se puede controlar perfectamente con tratamiento médico.

Esta parte contiene abundante información sobre la hipoglucemia. Además, abordo ampliamente un trastorno llamado *síndrome metabólico* que precede a la diabetes y puede provocar afecciones del corazón. También me refiero en detalle a nuevos medicamentos para el tratamiento de problemas de erección causados por la diabetes.

Gracias a la rapidez con la que avanzan los descubrimientos sobre la diabetes, en un futuro no muy lejano la mayoría de los efectos de la enfermedad serán piezas dignas de un museo de historia antigua. Pero, por el momento, es importante que usted aprenda sobre los efectos de la enfermedad y sepa enfrentarlos de forma adecuada.

Capítulo 4

Enfrentar las Complicaciones a Corto Plazo

En Este Capítulo

▶ Definir qué son las complicaciones a corto plazo

▶ Qué hacer cuando el nivel de glucosa en la sangre es bajo

▶ Qué hacer cuando el nivel de glucosa en la sangre es muy alto

*E*n los Capítulos 2 y 3 me refiero a cómo los médicos diagnostican la diabetes y cómo determinan qué tipo de diabetes tiene usted. En esos capítulos se abordan algunos de los signos y los síntomas de la diabetes, que tal vez usted considera como las complicaciones más breves de todas las complicaciones a corto plazo, pues por lo general son moderadas y comienzan a ceder cuando usted inicia el tratamiento. Este capítulo se dedica a las formas más serias de complicaciones a corto plazo de la diabetes, que ocurren cuando su nivel de glucosa en la sangre está fuera de control —en niveles peligrosamente altos o bajos.

Resolver las Complicaciones a Corto Plazo

Aunque a las complicaciones que abordo en este capítulo se les llama complicaciones a *corto plazo*, usted puede padecerlas en cualquier momento de su enfermedad. *Corto plazo* simplemente significa que estas complicaciones aparecen rápidamente en su organismo, a diferencia de las complicaciones a largo plazo, que toman diez o más años en desencadenarse. (Vea el Capítulo 5 donde encontrará todos los detalles sobre las complicaciones a largo plazo.) Las complicaciones a corto plazo se desencadenan en días o incluso horas, y afortunadamente responden al tratamiento con igual rapidez.

Por lo general, usted experimenta las severas complicaciones a corto plazo relacionadas con el nivel alto de glucosa en la sangre cuando no monitorea sus niveles de glucosa en la sangre. Los niños y las personas de edad avanzada que viven solas o padecen de otras enfermedades tienden a descuidar el monitoreo de la glucosa y, por lo tanto, son susceptibles a presentar complicaciones a corto plazo. Si usted padece de una enfermedad o trauma agudos, debe monitorear su glucosa con más frecuencia, pues es más vulnerable a las complicaciones a corto plazo.

Y lo que es aún más importante, exceptuando la *hipoglucemia* (nivel bajo de glucosa en la sangre), usted debe considerar como emergencias médicas todas las complicaciones a las que me refiero en este capítulo. No trate de atenderlas en casa. Póngase en contacto con su médico y vaya al hospital rápidamente si su glucosa en la sangre es incontrolablemente alta, o si vomita todo lo que come. Probablemente tenga que quedarse unas cuantas horas en la sala de emergencia o permanecer hospitalizado un día o dos, para resolver sus problemas.

Las complicaciones a corto plazo afectan su capacidad de funcionar normalmente. Por ejemplo, si está estudiando, tal vez tenga dificultades para estudiar o tomar exámenes. O quizás le cueste trabajo manejar su automóvil adecuadamente. Es por eso que el Bureau of Motor Vehicles (Departamento de Vehículos Automotores) y la Federal Aviation Association (Asociación Federal de Aviación) son sumamente cautelosos a la hora de entregarle a usted, y a cualquier persona con diabetes, una licencia de conducir o de piloto. Los empleadores potenciales podrían cuestionarse su capacidad de realizar ciertos trabajos. Pero la mayoría de las compañías y agencias gubernamentales conocen bastante sobre la diabetes y hacen todo lo posible para proveerle condiciones de trabajo adecuadas. (En el Capítulo 15 se explica cómo vencer algunos retos que podría enfrentar en relación con el empleo y los seguros.)

Usted no tiene que sentirse limitado en cuanto a lo que puede hacer. Usted puede controlar su diabetes, y todas las complicaciones a corto plazo se pueden evitar. Si toma sus medicamentos a la hora indicada, come los alimentos adecuados y monitorea regularmente su nivel de glucosa en la sangre, es muy poco probable que sufra de complicaciones severas a corto plazo. Al monitorear y controlar cuidadosamente su glucosa en la sangre, puede que ésta descienda a niveles inferiores a lo normal, pero el monitoreo le alertará rápidamente del descenso, por lo que podrá tomar medidas antes de que esta circunstancia afecte sus capacidades mentales y físicas. (Vea el Capítulo 7 donde abordo todos los detalles sobre el monitoreo de la glucosa y otros exámenes.)

Entender la Hipoglucemia

Cuando el nivel de glucosa en la sangre es bajo, a ese trastorno se le llama *hipoglucemia*. Si usted tiene diabetes, puede presentar hipoglucemia sólo como consecuencia del tratamiento que sigue para la diabetes.

Como persona diabética, usted constantemente combate el nivel elevado de glucosa en la sangre, que provoca la mayoría de las complicaciones a largo y a corto plazo de la enfermedad. Su médico le receta medicamentos y le indica otros tratamientos para lograr que su glucosa se comporte como lo haría en el organismo de una persona no diabética. (En la Parte III explico muchas técnicas que pueden ayudarlo a controlar sus niveles de glucosa en la sangre.) Pero, desafortunadamente, estos fármacos y tratamientos no siempre son perfectos. Si usted toma demasiada cantidad de un determinado medicamento, su glucosa en la sangre puede descender hasta niveles donde comienzan a presentarse síntomas. En las siguientes secciones se explica más sobre los síntomas, las causas y el tratamiento de la hipoglucemia.

Uno de los lectores que me escribió para agradecerme la primera edición de este libro, me contó lo que le ocurrió a su hijo en una cita con una muchacha que no conocía. La pareja fue a un bar para tomar un trago antes de la cena. Acababan de sentarse cuando él comenzó a decir: "Azúcar, azúcar, azúcar". Primero la muchacha se molestó, pero luego se dio cuenta de que su acompañante tenía la mirada vidriosa y un brazalete que lo identificaba como diabético. El joven estaba pasando por un incidente de hipoglucemia, y necesitaba glucosa.

Esta es una historia simpática, pero el tema es muy serio. La hipoglucemia puede arruinarle el día y hacerlo sentir aturdido y exhausto. Usted también corre el riesgo de excederse en el tratamiento y, en ese caso, el nivel de glucosa en la sangre se eleva demasiado.

La hipoglucemia es una barrera que impide a muchos pacientes con diabetes lograr niveles normales. Ellos pueden reducir su glucosa en la sangre para prevenir complicaciones a largo plazo como enfermedades de los ojos, enfermedades renales y enfermedades del sistema nervioso, pero para prevenir las enfermedades cardiovasculares se requiere un nivel aún más bajo de glucosa en la sangre, que es difícil mantener a causa de la amenaza de la hipoglucemia, en especial en las personas con diabetes tipo 1.

La buena noticia es que la mayoría de los pacientes se recuperan completamente de los efectos de la hipoglucemia.

Síntomas de la hipoglucemia

Su organismo no funciona bien cuando usted tiene muy poca glucosa en la sangre. Su cerebro necesita glucosa para controlar al resto de su cuerpo, al igual que para funciones intelectuales. Sus músculos necesitan la energía que proporciona la glucosa, casi de la misma forma que su automóvil necesita gasolina. Es así que cuando su organismo detecta que la glucosa está baja, libera un grupo de hormonas que elevan rápidamente la glucosa. Pero esas hormonas tienen que enfrentarse al efecto de los medicamentos antidiabéticos que trabajan para reducir los niveles de glucosa.

¿A partir de qué nivel de glucosa se desencadena la hipoglucemia? Desafortunadamente el nivel es diferente en cada individuo, y tiene mucho que ver con el tiempo que la persona lleva con la enfermedad. Pero la mayoría de los especialistas coinciden en que un nivel de glucosa en la sangre de 60 mg/dl (3,3 mmol/L) o menos se asocia con signos y síntomas de hipoglucemia en la mayoría de los individuos.

Los médicos tradicionalmente han clasificado los síntomas de la hipoglucemia en dos categorías principales:

- **Síntomas ocasionados por los efectos secundarios de las hormonas (especialmente la epinefrina) que su organismo libera para contrarrestar el efecto hipoglucemiante de la insulina.** Esta categoría de síntomas se conoce como síntomas *adrenérgicos*, porque la epinefrina es liberada por las glándulas adrenales.

- **Síntomas ocasionados porque su cerebro no recibe suficiente "combustible", por lo que se afectan las funciones intelectuales.** Esta categoría de síntomas se conoce como síntomas *neuroglucopénicos*, que quiere decir "insuficiente glucosa en el cerebro". (Si su cerebro pudiera hablar, diría simplemente: "¡Necesito comer!")

Los síntomas adrenérgicos se presentan fundamentalmente cuando el nivel de glucosa en la sangre baja rápidamente. Los siguientes síntomas adrenérgicos pueden indicarle que usted tiene hipoglucemia:

- Palidez
- Sudoración
- Aceleración de los latidos del corazón
- Palpitaciones o la sensación de que el corazón está latiendo demasiado rápido
- Ansiedad
- Sensación de hambre

Los síntomas neuroglucopénicos se presentan fundamentalmente cuando el nivel de glucosa en la sangre desciende aún más. Los siguientes síntomas neuroglucopénicos a menudo indican que usted está a punto de presentar un episodio de hipoglucemia o ya está hipoglucémico:

- ✔ Dolor de cabeza
- ✔ Pérdida de la concentración
- ✔ Trastornos visuales, como visión doble
- ✔ Fatiga
- ✔ Confusión
- ✔ Convulsiones
- ✔ Coma, o incapacidad de ser despertado

En estado de hipoglucemia, incluso las personas inteligentes pierden la capacidad de pensar con claridad, cometen errores simples y muchas veces los demás creen que están ebrias.

Una de mis pacientes iba por una autopista cuando otro conductor la vio zigzagueando y avisó a la patrulla de carreteras. Un policía la detuvo, determinó que estaba ebria y la llevó a la cárcel. Afortunadamente alguien se dio cuenta de que mi pacienta llevaba una pulsera que la identificaba como diabética. Enseguida le proporcionaron los alimentos que necesitaba y se recuperó con rapidez. Aunque no le presentaron cargos legales, es preferible evitar este tipo de situaciones. Antes de salir a manejar, hágase siempre una prueba para comprobar que su nivel de glucosa en la sangre es aceptable.

Si usted utiliza insulina o *sulfonilureas*, que activan a su reacio páncreas para que produzca más insulina, siempre debe llevar consigo alguna forma de identificación, por si inesperadamente presenta un episodio de hipoglucemia. (Vea el Capítulo 10 donde encontrará información completa sobre la insulina y las sulfonilureas.) Para conseguir una pulsera simple, visite el sitio en la Internet de la Fundación Medicalert, en `www.medicalert.org`. Si prefiere algo más atractivo que podrá exhibir con orgullo, como si fuera una alhaja, vaya a `www.mylifewear.com`.

Causas de la hipoglucemia

La hipoglucemia es causada por cantidades excesivas de insulina que provocan un descenso de la glucosa en la sangre hasta niveles bajos; pero una dosis demasiado elevada de insulina o sulfonilurea no es siempre la culpable de que su nivel de insulina se eleve. La cantidad de alimentos que ingiere, la cantidad de combustible (glucosa) que quema para obtener energía, la cantidad de insulina que circula en su organismo, y la capacidad que éste tenga para elevar la glucosa ya sea porque el hígado la libera o porque el organismo la fabrica a partir de otras sustancias corporales, son elementos que inciden en su nivel de glucosa en la sangre.

Como promedio, la hipoglucemia ocurre 10 por ciento de las veces en personas con diabetes tipo 1, pero sus síntomas solamente se presentan de manera evidente dos veces por semana, y de forma intensa quizás una vez al año. En el caso de la diabetes tipo 2, la incidencia de episodios severos de hipoglucemia es mucho menos frecuente. Los medicamentos a los que me refiero en la siguiente sección influyen en que las personas con diabetes tipo 1 tengan que lidiar con la hipoglucemia más a menudo.

Insulina y sulfonilureas

Muchas personas que tienen diabetes tipo 1 (y algunas con diabetes tipo 2) utilizan inyecciones de insulina o tratamiento con sulfonilureas para controlar la enfermedad. Cuando usted se inyecta insulina, tiene que estar al tanto de a qué hora ingiere los alimentos, para elevar el nivel de glucosa en la sangre mientras la insulina está haciendo efecto. En el Capítulo 10 se abordan los diferentes tipos de insulina y los métodos adecuados para administrarla. Pero recuerde que cada tipo de insulina tiene un tiempo de efecto diferente (minutos u horas) después de que se inyecta. Si usted se salta una comida o se administra la insulina demasiado temprano o demasiado tarde, su glucosa y sus niveles de insulina no estarán sincronizados y presentará un episodio de hipoglucemia. Si comienza una dieta y no ajusta los medicamentos, ocurrirá lo mismo.

Si usted toma sulfonilureas, tiene restricciones similares. Usted y su doctor deben ajustar la dosis cuando disminuye el consumo de alimentos. Hay otros medicamentos que no causan hipoglucemia, pero que combinados con las sulfonilureas pueden provocar un descenso de glucosa que, a su vez, dé lugar a un episodio de hipoglucemia. (En el Capítulo 10 hablo más sobre estos y otros medicamentos.)

Dieta

La dieta desempeña un papel fundamental para evitar la hipoglucemia, si usted tiene un plan de medicamentos. Trate de hacer una merienda a mitad de mañana y en la tarde —además del desayuno, almuerzo y comida— especialmente si se inyecta insulina. Ingerir algo ligero a la hora adecuada le proporciona una fuente estable de glucosa para contrarrestar el efecto de la insulina que se ha administrado. En el Capítulo 8 le ofreaco más detalles sobre la dieta correcta.

Tenga en cuenta su nivel de glucosa en la sangre para determinar si puede comer algo antes de acostarse. Si su glucosa está por encima de 180 mg/dL (10 mmol/L), probablemente no necesita comer. Si su glucosa está entre 126 y 180 mg/dL (entre 7 y 10 mmol/L), dos rebanadas de pan y una onza de queso le permitirán prevenir un episodio de hipoglucemia. Si su glucosa es inferior a 126 mg/dL (7 mmol/L), dos onzas de algún tipo de carne y una rebanada de pan serán suficientes.

Ejercicios

Los ejercicios utilizan el combustible del organismo, que es la glucosa, por lo que usualmente causan una disminución del nivel de glucosa en la sangre. Algunas personas con diabetes usan el ejercicio físico en lugar de insulina extra para que la glucosa en la sangre descienda a un nivel normal. Pero si no ajusta la dosis de insulina o los alimentos que ingiere, de acuerdo con la intensidad de los ejercicios que practica, el ejercicio puede provocarle hipoglucemia.

A uno de mis pacientes le apasiona hacer ejercicios. Desde hace años se inyecta insulina, pero sólo necesita una dosis muy pequeña debido a que quema mucha glucosa haciendo ejercicios. Mi paciente evita la hipoglucemia midiendo su nivel de glucosa en la sangre varias veces al día —especialmente antes de realizar ejercicios intensos. Si su nivel de glucosa está bajo, entonces ingiere más carbohidratos antes de comenzar la sesión de ejercicios. En el Capítulo 8 se ofrece información sobre qué alimentos ingerir (y cuándo) para lograr el efecto deseado en los niveles de glucosa.

Las personas que regularmente hacen ejercicios necesitan menos medicamentos y por lo general controlan más fácilmente la diabetes que aquellas que no practican ejercicios. En el Capítulo 9 se profundiza en los beneficios de los ejercicios.

Medicamentos que no son para la diabetes

Varios de los medicamentos que tal vez usted toma, no relacionados con la diabetes, pueden reducir su nivel de glucosa en la sangre. Un producto de uso común, que probablemente no considera como una droga es el alcohol (vino, cerveza y otros licores). El alcohol puede bloquear la capacidad del hígado de liberar glucosa. También bloquea las hormonas que elevan el nivel de glucosa en la sangre y refuerza el efecto hipoglucemiante de la insulina. Si por cualquier razón usted está desnutrido o si simplemente no ha comido en un buen rato y toma alcohol antes de acostarse, a la mañana siguiente podría experimentar una hipoglucemia en ayunas intensa.

Si usted utiliza insulina o sulfonilureas, no beba alcohol sin acompañarlo de alimentos. Los alimentos contrarrestan algunos de los efectos hipogluce-miantes del alcohol.

Además, tenga en cuenta que la aspirina (y todos los medicamentos rela-cionados con la aspirina, conocidos como *salicilatos*) pueden desencadenar episodios de hipoglucemia. En el caso de los adultos diabéticos, la aspirina puede intensificar el efecto de otros medicamentos que usted toma para dis-minuir la glucosa en la sangre. En los niños diabéticos, la aspirina tiene un efecto especialmente fuerte en hacer que la glucosa baje hasta niveles en que puede presentarse la hipoglucemia.

Cambios hormonales

A medida que la diabetes tipo 1 se desarrolla, su organismo produce cada vez menos hormonas que contrarresten el efecto de la insulina durante la hipoglucemia. Esto provoca episodios más fuertes de hipoglucemia en etapas avanzadas de la diabetes tipo 1, especialmente si usted y su médico no ajus-tan las dosis de insulina teniendo en cuenta que su nivel de glucosa en la sangre es ahora más bajo. Las personas que padecen de diabetes tipo 2 y que se inyectan insulina, también desarrollan esta pérdida de hormonas protectoras.

Estas mismas hormonas también se encargan de enviarle señales de alerta cuando la glucosa baja (sudoración, taquicardia y ansiedad), por lo que usted siente necesidad de comer. Cuando la cantidad de estas hormonas dis-minuye, las señales de alerta no se presentan y su organismo no le indica que ya es hora de comer. A esta situación se le llama *hipoglucemia asintomática* o *inadvertida*.

Prevención de la hipoglucemia

Las personas que padecen de diabetes pueden utilizar varias técnicas sim-ples para evitar la hipoglucemia, como por ejemplo:

✔ Verificar frecuentemente el nivel de glucosa en la sangre utilizando un medidor de glucosa (vea el Capítulo 7).

✔ Tener una meta realista para su nivel de glucosa en la sangre. Este es un tema que debe consultar con su médico.

✔ Modificar el horario en que ingiere los alimentos y hace ejercicios (vea los Capítulos 8 y 9).

✔ Modificar su tratamiento de insulina y de fármacos orales (vea el Capítulo 10).

✔ Estar totalmente alerta de los síntomas de la glucosa baja (vea la sección "Síntomas de la hipoglucemia", en este capítulo).

Tratamiento de la hipoglucemia

La gran mayoría de los casos de hipoglucemia son leves. Usted (o un amigo o pariente) se da cuenta de que tiene los síntomas de la hipoglucemia. Usted puede tratar de superar el problema ingiriendo una cantidad pequeña de glucosa en la forma de terrones de azúcar, dos o tres pastillas de glucosa, una pequeña cantidad de un refresco rico en azúcar, o algo que contenga aproximadamente 15 gramos de glucosa. (Las pastillas de glucosa están a la venta en cualquier farmacia, y las personas que corren el riesgo de presentar hipoglucemia deben llevar esas pastillas consigo.) Un efecto similar se logra bebiendo ocho onzas de leche o seis onzas de jugo de naranja. En ocasiones usted necesita una segunda dosis. Aproximadamente 20 minutos después de tomar estas medidas, verifique su nivel de glucosa en la sangre para determinar si ha subido lo suficiente.

Es muy fácil excederse en el tratamiento de la hipoglucemia, y cuando esto ocurre, el nivel de glucosa se eleva demasiado. Sin embargo, el aumento del nivel de glucosa en la sangre creado por este exceso usualmente no se prolonga por mucho tiempo. No utilice insulina para reducir el nivel de glucosa, pues hacerlo podría dar lugar a altibajos de la glucosa.

Teniendo en cuenta que podría experimentar confusión durante un episodio de hipoglucemia, asegúrese de que sus amigos y familiares sepan por adelantado qué es la hipoglucemia y qué hacer. Comuníqueles a sus conocidos que tiene diabetes y explíqueles cómo identificar la hipoglucemia. No mantenga la diabetes en secreto. Las personas cercanas a usted estarán satisfechas de saber cómo ayudarle.

Si hace ejercicios durante mucho rato, como en el caso de un juego de béisbol o de fútbol que dura varias horas, trate de ingerir cada una hora algún alimento que contenga carbohidratos y proteínas. (Por ejemplo, la mitad de un sándwich de pavo.) Y, por si acaso, siempre tenga a mano unos cuantos caramelos tipo *jelly bean* —seis o siete de estos es todo lo que necesita para combatir los síntomas leves de la hipoglucemia.

Si durante un episodio de hipoglucemia pierde el conocimiento y, por lo tanto, no puede sentarse ni tragar correctamente, las personas que estén a su alrededor no deben darle de comer. En su lugar, se recomienda intentar una de las siguientes opciones:

✔ Usar un kit de emergencia, como el llamado "Kit de Glucagón para Emergencias". Este kit trae una jeringuilla cargada con 1 mg de *glucagón*, una de las principales hormonas que elevan la glucosa. La persona que lo ayude debe ponerle esa inyección de forma intramuscular. El glucagón inyectable eleva su nivel de glucosa en la sangre y usted recupera el conocimiento en unos 20 minutos. El glucagón corrige la situación de hipoglucemia durante aproximadamente una hora después de la inyección.

Para comprar un kit de glucagón se necesita receta médica. Después de un tiempo, asegúrese de que no ha caducado.

✔ Si el episodio de hipoglucemia se repite poco después de que recibe la inyección de glucagón, o si usted no responde al glucagón, la persona que lo ayude debe llamar al número de emergencia (911). (Frecuentemente las sulfonilureas son las que causan episodios tan intensos de hipoglucemia.) El personal de emergencia verificará su nivel de glucosa y le administrará una dosis muy concentrada de glucosa en vena. Es muy probable que al llegar a la sala de emergencia le mantengan el tratamiento hasta que la glucosa se encuentre en un nivel estable y normal.

Combatir la Cetoacidosis

En el Capítulo 3 me refiero a la tendencia que tienen las personas con diabetes tipo 1 a sufrir de una complicación grave de la diabetes llamada *cetoacidosis*, que consiste en un nivel muy elevado de glucosa en la sangre, además de gran concentración de ácidos en el organismo. El prefijo *ceto* se refiere a las *cetonas* —sustancias que su organismo produce como consecuencia de la descomposición de las grasas durante la cetoacidosis. *Ácido* es parte del nombre porque su sangre se vuelve ácida debido a la presencia de cetonas.

Algunas veces la cetoacidosis es el síntoma que alerta a los doctores de que usted tiene diabetes tipo 1, pero por lo general se presenta después de que usted sabe que tiene la enfermedad. Aunque la cetoacidosis afecta fundamen-talmente a las personas con diabetes tipo 1 (que desarrollan la diabetes a edad temprana), los episodios de cetoacidosis por lo regular comienzan después de los 40 años.

La cetoacidosis se presenta fundamentalmente en personas con diabetes tipo 1 porque no tienen insulina en su organismo, a no ser cuando se la inyectan como parte del tratamiento. La cetoacidosis no es común en la diabetes tipo 2 (u otras formas de la enfermedad), pues la persona tiene cierta cantidad de insulina en el organismo, aun cuando, por lo general, la insulina no está com-pletamente activa debido a la insulinoresistencia. Las personas con diabetes tipo 2 presentan cetoacidosis principalmente como consecuencia de una infección o trauma agudo que les provoque gran estrés físico.

En las siguientes secciones se explican los síntomas, las causas y el tratamiento de la cetoacidosis.

Síntomas de la cetoacidosis

Los síntomas de la cetoacidosis frecuentemente alertan a los médicos de la presencia de diabetes tipo 1 en los niños. Pero la cetoacidosis es más común en los adultos con diabetes tipo 1, por lo que hay que mantenerse atentos a los siguientes síntomas:

- **Náuseas y vómito:** Usted presenta estos síntomas por la concentración excesiva de ácidos y la pérdida de importantes sustancias corporales.

- **Respiración rápida:** (También se conoce como *respiración de Kussmaul*, el nombre de la primera persona que describió el síntoma.) Usted res-pira de esa forma cuando la sangre es tan ácida que su organismo trata de eliminar parte del ácido a través de los pulmones. Su aliento tiene olor a frutas, debido a la presencia de acetona.

- **Cansancio excesivo y mareo:** Se siente cansado porque la sangre que circula en su cerebro se vuelve demasiado espesa, como un jarabe, y no contiene sustancias esenciales que usted ha perdido en la orina.

- **Debilidad:** Se siente débil porque sus músculos no están recibiendo combustible, es decir, glucosa.

En estos tiempos en que las personas pueden monitorear su nivel de glucosa en la sangre, los episodios de cetoacidosis son cada vez menos frecuentes, pero aún ocurren. (Vea el Capítulo 7 donde encontrará más información sobre el automonitoreo de la glucosa.) Si utiliza una fuente de insulina que puede interrumpirse, podría presentar un episodio de cetoacidosis. Por ejemplo, si usted usa una bomba de insulina que le administra automáticamente el medicamento por vía subcutánea (como se explica en el Capítulo 10), y la bomba falla por alguna razón, el suministro de insulina se suspende. A consecuencia de esto, el nivel de glucosa en la sangre aumenta y si no detecta a tiempo lo que está ocurriendo, puede presentar un episodio de cetoacidosis.

Usted tal vez se da cuenta de que presenta algunos síntomas de cetoacidosis y comienza a sospechar que tiene esta complicación. Pero es preferible que ese diagnóstico lo haga el médico —si es posible en el hospital, donde puede comenzar el tratamiento inmediatamente. Los médicos diagnostican la cetoacidosis cuando encuentran las siguientes irregularidades:

- ✔ Glucosa en la sangre elevada, por lo general superior a 300 mg/dl (16,6 mmol/L)
- ✔ Acidez en la sangre
- ✔ Niveles elevados de cetonas en la sangre y la orina
- ✔ Resequedad en la piel y en la lengua, síntomas de deshidratación
- ✔ Déficit de potasio en el organismo
- ✔ Aliento con olor a acetona

Cuando el médico detecta estas irregularidades, inicia el tratamiento inmediatamente.

Causas de la cetoacidosis

Las causas más comunes de la cetoacidosis son la interrupción del tratamiento de insulina o una infección. Su organismo no puede permanecer muchas horas sin insulina pues, de lo contrario, comienza a descomponer las grasas para obtener energía y empieza a producir más glucosa de la que realmente puede utilizar. Como resultado de la descomposición de las grasas se liberan cetonas, que son las causantes de la cetoacidosis. (Revise la sección "Combatir la Cetoacidosis".)

Con independencia de si usted es diabético o no, si inicia una dieta estricta para bajar de peso su organismo utiliza algunas de sus reservas de grasa y produce cetonas, de una manera similar a como lo hace cuando no hay suficiente insulina. Pero en este caso, su glucosa permanece baja y (a no ser que padezca de diabetes tipo 1) usted tiene suficiente insulina para evitar la producción excesiva de glucosa o impedir que su hígado libere grandes cantidades de la misma. Por lo tanto, las dietas estrictas por lo regular no causan cetoacidosis.

Tratamiento de la cetoacidosis

La cetoacidosis es un trastorno grave que requiere de atención profesional. Pero aunque ponga el tratamiento en manos de un médico, en lugar de intentarlo usted mismo, es importante que conozca en qué consiste el tratamiento para que entienda qué le está ocurriendo a usted o a su ser querido.

El tratamiento de la cetoacidosis parte de reponer la cantidad adecuada de agua que necesita su organismo, reducir la acidez de la sangre a partir de eliminar las cetonas, reponer sustancias como el potasio que usted ha eliminado, y que la glucosa regrese a su nivel normal (entre 80 y 120). Todas estas mejorías deben lograrse simultáneamente después de que usted comience a recibir el tratamiento.

Su médico prepara una hoja de seguimiento que le permitirá llevar el control de su nivel de glucosa, ácidos, potasio y cetonas, además de otros parámetros. Aunque usted haya eliminado gran cantidad de potasio, por ejemplo, la lectura inicial de su análisis de sangre puede parecer normal. A medida que el tratamiento va haciendo efecto, aumenta la cantidad de potasio que entra en sus células para reponer el que se ha perdido, por lo que es posible que disminuya el nivel de potasio en la sangre. Si esto ocurre, el médico le administra más potasio para resolver el problema.

Obviamente, como fue la falta de insulina la causante de este episodio de cetoacidosis, su médico le indica insulina intravenosa para reponer los niveles de insulina y revertir las irregularidades que están ocurriendo en su organismo. Es probable que su nivel de glucosa en la sangre se acerque a la hipoglucemia. En ese caso, su médico le indicará otra dosis intravenosa de glucosa y una solución de sal, potasio y agua.

Después de que usted recibe insulina, su organismo deja de descomponer las grasas en busca de energía, puesto que sus células ya están en condiciones de utilizar la glucosa para ese propósito. Pronto, su organismo elimina las cetonas que provocaron la complicación y usted regresa a un estado más normal.

Su médico le administra por vía intravenosa grandes cantidades de solución salina para reponer los seis litros o más de líquido que usted pierde durante la cetoacidosis. Una vez que se reponen los líquidos corporales, se alivian la náusea y los vómitos y usted vuelve a ser capaz de retener los alimentos líquidos y sólidos que ingiere. Usted comienza a recuperar sus capacidades mentales normales, lo cual implica que pronto estará listo para autoadministrarse la insulina y tomar el control de su dieta. A estas alturas el médico probablemente ya encontró y corrigió el fallo de la bomba de insulina o la infección que causó la cetoacidosis.

En la mayoría de los casos los médicos pueden controlar la cetoacidosis de forma exitosa. Pero esté conciente de que la cetoacidosis ocasiona la muerte del 10 por ciento de las personas con diabetes que presentan este trastorno —fundamentalmente individuos de edad avanzada y personas que padecen de otras enfermedades que complican el tratamiento. Identificar los síntomas lo más pronto posible y buscar atención médica rápidamente es clave para incrementar significativamente sus posibilidades de recuperarse de la cetoacidosis sin complicaciones.

Control del Síndrome Hiperosmolar

Se llama *síndrome hiperosmolar* al trastorno que involucra el nivel más alto de glucosa en la sangre que usted puede presentar. Al igual que la cetoacidosis, el síndrome hiperosmolar constituye una emergencia médica y se debe atender en el hospital.

El síndrome hiperosmolar tiene efectos similares en el organismo a los de la cetoacidosis. En el síndrome hiperosmolar hay cetonas en el torrente sanguíneo, pero la sangre no se vuelve tan ácida como en el caso de la cetoacidosis. Este trastorno también provoca que la concentración de glucosa en la sangre llegue a niveles mucho más altos que en el caso de la cetoacidosis. (Si desea obtener más información, consulte la sección "Combatir la Cetoacidosis".)

Al nivel más elevado de glucosa en la sangre que una persona puede presentar se le conoce como *síndrome hiperosmolar*. *Hiper* significa "superior a lo normal", y *osmolar* tiene que ver con las concentraciones de sustancias en la sangre. Por lo que hiperosmolar, en este caso, significa que hay demasiada concentración de glucosa en la sangre. Otros síndromes hiperosmolares involucran otros tipos de sustancias.

En las siguientes secciones se aborda los síntomas, las causas y el tratamiento del síndrome hiperosmolar.

Síntomas del síndrome hiperosmolar

Como las complicaciones del síndrome hiperosmolar se parecen tanto a las de la cetoacidosis, ambas comparten muchos síntomas. La diferencia principal es que en el caso del síndrome hiperosmolar usted no presenta la respiración rápida de Kussmaul, porque en este trastorno la sangre no es excesivamente ácida. Además, los síntomas del síndrome hiperosmolar van apareciendo en el transcurso de días o semanas, mientras que la cetoacidosis se desencadena de forma rápida e intensa.

Si monitorea su nivel de glucosa en la sangre diariamente, es muy probable que nunca desarrolle un episodio de síndrome hiperosmolar, pues antes de que la situación se vuelva grave se dará cuenta de que su glucosa se está elevando.

Los signos y síntomas del síndrome hiperosmolar son los siguientes:

✔ Necesidad de orinar frecuentemente

✔ Sed

✔ Debilidad

✔ Calambres en las piernas

✔ Hundimiento de los glóbulos oculares y pulso acelerado, debido a la deshidratación

✔ Disminución del nivel de conciencia, o coma

✔ Nivel de glucosa en la sangre de 600 o incluso más, si espera demasiado para ver a un médico

Usted también puede presentar síntomas mucho más nocivos. Su presión arterial puede estar baja. Su sistema nervioso puede ser afectado con parálisis de los brazos y las piernas, que se resuelven con el tratamiento. Su conteo de potasio, sodio y otros componentes de la sangre (como glóbulos blancos y glóbulos rojos) puede ser elevado, pero por lo general esas cifras bajan rápidamente y su médico repondrá la presencia de esos elementos en la sangre mediante la rehidratación de su organismo.

Causas del síndrome hiperosmolar

El síndrome hiperosmolar afecta fundamentalmente a los ancianos diabéticos que viven solos o en hogares de ancianos donde no reciben el cuidadoso seguimiento que necesitan. Por lo general, la edad y cierta negligencia se combinan para incrementar las probabilidades de que una persona con diabetes elimine grandes cantidades de líquidos a causa de vómitos o diarrea, y que esos líquidos no sean repuestos. Estas personas por lo regular padecen de una diabetes tipo 2 leve, y en ocasiones su diabetes aún no ha sido diagnosticada, por lo que no siguen ningún tratamiento.

La edad también contribuye al síndrome hiperosmolar, pues a consecuencia del envejecimiento los riñones se vuelven cada vez menos eficientes. Cuando los riñones se encuentran en pleno esplendor, el proceso de eliminación de glucosa a través de la orina comienza enseguida que la glucosa llega a los 180 mg/dl. Pero a medida que los riñones envejecen y funcionan más lentamente, requieren de un nivel más elevado de glucosa en la sangre para empezar a eliminar el exceso de la misma por vía urinaria. Esto ocurre generalmente a partir de los 70 años, en personas con salud normal. Si usted está en ese grupo de edad y pierde gran cantidad de líquidos a causa de una enfermedad o negligencia, su volumen de sangre disminuye, por lo que para sus riñones resultará aún más difícil eliminar el exceso de glucosa. A partir de ese punto, su nivel de glucosa en la sangre comienza a elevarse aceleradamente. Y si usted no repone con rapidez parte de los líquidos perdidos, el nivel de glucosa aumenta aún más.

Si permite que la glucosa se eleve y no repone los líquidos que necesita, su presión arterial empieza a bajar y usted se siente cada vez más débil. A medida que se eleva la concentración de glucosa en la sangre, se siente más confundido y sus capacidades mentales merman hasta el punto en que finalmente entra en un estado de coma.

Otros factores —infecciones, olvidar administrarse insulina y el uso de ciertos medicamentos— pueden elevar el nivel de glucosa y provocar un episodio de síndrome hiperosmolar. Sin embargo, no reponer los líquidos corporales es la causa más frecuente de esta complicación.

Tratamiento del síndrome hiperosmolar

El síndrome hiperosmolar, aún más que la cetoacidosis (vea la sección "Tratamiento de la cetoacidosis", en este capítulo), requiere la atención inmediata por parte de un médico experimentado. Usted no debe, por ningún motivo, intentar solucionar el problema por sí mismo. Incluso, debe evitar ver a un médico que no esté especializado en el tratamiento de esta complicación. Usted necesita que un médico experimentado en atender este tipo de trastornos le indique el tratamiento adecuado, y lo necesita con rapidez. La incidencia de muertes provocadas por el síndrome hiperosmolar es alta, porque la mayoría de las personas que lo padecen son ancianos que muchas veces tienen otras enfermedades graves que complican el tratamiento.

Cuando llega a la consulta de su médico o a la sala de emergencias, el médico debe tomar las siguientes medidas lo más rápidamente posible:

- ✔ Reponer la gran cantidad de agua que su organismo perdió
- ✔ Reducir el nivel de glucosa en la sangre
- ✔ Reponer otras sustancias que su organismo eliminó, como potasio, sodio, cloruro y otras

El médico prepara una tabla para monitorear sus niveles de glucosa, concentración de la sangre (osmolaridad), potasio, sodio y otros exámenes, que en algunos casos se realizan cada una hora. Tal vez usted piense que para contrarrestar el elevado nivel de glucosa en la sangre se necesitan dosis altas de insulina. Pero no es así: la gran cantidad de líquidos que el médico le administra contribuye a reducir el nivel de glucosa en la sangre, por lo que usted solamente requiere dosis pequeñas de insulina. Cuando sus fluidos corporales vuelven a la normalidad, los riñones comienzan a recibir mucha más cantidad de sangre, que necesitan para que su organismo elimine el exceso de glucosa.

Capítulo 5

Prevención de las Complicaciones a Largo Plazo

Quizá usted piense que la diabetes le ha complicado más la vida. Pero si en algún momento presenta algunas de las complicaciones graves a las que me refiero en este capítulo, usted añorará aquellos días en que monitorear su nivel de glucosa y su dieta eran sus preocupaciones fundamentales.

Las complicaciones a las que me refiero en este capítulo son los problemas que ocurren si permite que suba el nivel de glucosa en la sangre y se mantenga elevado por muchos años. El punto que subrayo a lo largo de este libro es que usted tiene una alternativa. Trabajando con su médico y otras personas, puede mantener el nivel de glucosa en la sangre cerca de lo normal, y nunca tendrá que lidiar con las complicaciones a largo plazo que se explican en este capítulo.

Su batalla por llevar una vida sin complicaciones, a pesar de la diabetes, me recuerda al piloto de un avión comercial que tuvo que hacer un aterrizaje forzoso. Una vez en tierra, como de costumbre, se paró junto a la puerta del avión; esperó a que los pasajeros le dirigieran comentarios críticos sobre el aterrizaje, pero nadie mencionó el incidente. Por último, una ancianita avanzó hacia la puerta de salida, apoyándose en su bastón, y le preguntó: "Dígame una cosa, ¿aterrizamos o nos derribaron?"

La opción es suya: puede tener un aterrizaje fácil, libre de complicaciones, que pase relativamente inadvertido para usted y los que lo rodean, o puede vivir con la sensación de que lo han derribado.

Cómo Se Desarrollan las Complicaciones a Largo Plazo

Los médicos no saben con certeza cuál es la razón precisa del desarrollo de las complicaciones diabéticas a largo plazo. Tienen numerosas teorías, muchas de ellas basadas en hallazgos en animales y en seres humanos. Con excepción de los trastornos cardiacos, en la mayor parte de las complicaciones a largo plazo —como enfermedad renal, de los ojos y del sistema nervioso— los médicos creen que un elevado nivel de glucosa en la sangre durante varios años desencadena las complicaciones. (En el caso de la enfermedad cardiaca, un alto nivel de glucosa en la sangre puede empeorar la enfermedad o complicarla más, pero no causarla.) La mayoría de las complicaciones a largo plazo requieren diez años o más para desarrollarse, lo que parece un período largo, hasta que uno recuerda que muchas personas con diabetes tipo 2 tienen la enfermedad por cinco años o más antes de que un médico la diagnostique.

Muchas veces la complicación a largo plazo en sí (y no el nivel alto de glucosa en la sangre) es la pista que lleva al médico a diagnosticar la diabetes. Por lo tanto, inmediatamente después del diagnóstico, los médicos deben tratar de detectar complicaciones a largo plazo, porque probablemente el paciente lleva años padeciendo de diabetes y de alguna complicación a largo plazo. Teniendo en cuenta la posibilidad de que algunas complicaciones a largo plazo ya estén presentes, el médico también debe dar pasos de forma inmediata para controlar el nivel de glucosa del paciente diabético.

Enfermedad Renal

Los riñones permiten que el organismo deseche numerosas sustancias químicas nocivas y otros compuestos producidos en el proceso normal del metabolismo. Los riñones funcionan como un filtro por el que pasa la sangre, que atrapa los desechos y los expulsa en la orina, mientras que el contenido normal de la sangre regresa al torrente sanguíneo. Además, regulan el contenido de sal y de agua en su cuerpo. Cuando la enfermedad del riñón (también conocida como *nefropatía*) causa un fallo renal, el paciente necesita valerse de un medio artificial, llamado *diálisis*, para purificar la sangre y controlar la sal y el agua, o recibir un riñón en buen estado, es decir, un *trasplante*.

En los Estados Unidos, hoy en día la mitad de los pacientes que necesitan diálisis a largo plazo es a causa de la diabetes. Afortunadamente, el número de este tipo de pacientes está disminuyendo debido a que cada vez hay más personas conscientes de que deben controlar el nivel de glucosa en la sangre. Aunque la incidencia de enfermedad renal es sólo del 5 por ciento entre las personas con diabetes tipo 2, frente al 30 por ciento entre las personas con diabetes tipo 1, la cifra absoluta de pacientes con enfermedad renal es aproximadamente la misma en ambos grupos debido a que la diabetes tipo 2 es mucho más común que la tipo 1.

El impacto de la diabetes en sus riñones

Los riñones tienen una estructura llamada *glomérulo*, que se encarga de purificar la sangre (ver Figura 5-1). En cada riñón hay cientos de miles de glomérulos. La sangre pasa a través de los diminutos capilares glomerulares, que están en estrecho contacto con túbulos a través de los cuales viaja la sangre filtrada. Cuando la sangre filtrada pasa a través de los túbulos, la mayor parte del agua y el contenido normal de la sangre son reabsorbidos y devueltos al organismo, mientras que una pequeña cantidad de agua y desechos pasa del riñón al uréter y de allí a la vejiga y al exterior a través de la uretra.

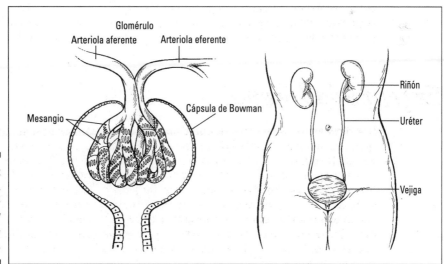

Figura 5-1:
El riñón, internamente y externamente.

Glomérulo
Arteriola aferente   Arteriola eferente
Mesangio
Cápsula de Bowman
Riñón
Uréter
Vejiga

Cómo el alto nivel de glucosa provoca complicaciones

Aunque los médicos no están seguros con respecto a cuáles son los factores que causan la mayoría de las complicaciones a largo plazo de la diabetes, en este capítulo iré mencionando las teorías actuales sobre el tema, a medida que explico cada una de las complicaciones. Todas las complicaciones a largo plazo comparten características comunes, que se describen en la siguiente lista:

✔ Los *productos finales de la glicosilación avanzada* (PFGA, por sus siglas en inglés) son unas de las sustancias que dañan tejidos. Los PFGA pueden dañar los ojos, los riñones, el sistema nervioso y otros órganos. Uno siempre tiene glucosa en la sangre, y a veces parte de esa glucosa se adhiere a otras sustancias en el torrente sanguíneo para formar productos glicosilados (adheridos a la glucosa). De esta forma, la hemoglobina, que transporta el oxígeno a través de la sangre a las células y tejidos del organismo, se adhiere a la glucosa para formar hemoglobina A1c. La albúmina, una proteína presente en la sangre, forma albúmina glicosilada. La glucosa se puede adherir a los glóbulos rojos y blancos, así como a otras células y moléculas en el torrente sanguíneo. Cuando estas sustancias normales en el cuerpo se adhieren a la glucosa, dejan de funcionar normalmente.

✔ Cuando la glucosa se adhiere a otras sustancias y células, altera sus funciones, por lo general negativamente. Por ejemplo, la hemoglobina A1c retiene el oxígeno con más fuerza que la hemoglobina, de modo que las células que necesitan oxígeno no lo reciben con facilidad. Los glóbulos rojos

que están glicosilados no duran tanto en la circulación sanguínea. Los glóbulos blancos glicosilados no pueden combatir la infección con tanta eficiencia como los que no están glicosilados.

✔ El organismo puede manejar cierto nivel de sustancias glicosiladas. Pero cuando el nivel de la glucosa en la sangre se mantiene alto por períodos prolongados, el nivel de células y sustancias glicosiladas se hace excesivo, y da lugar a las complicaciones que describo en este capítulo.

✔ La Vía del Poliol es otra fuente importante de daños al organismo en pacientes diabéticos. La Vía del Poliol se refiere a una dirección, o vía, que la glucosa puede tomar al *metabolizarse* (descomponerse). Por ejemplo, la vía común es formar dióxido de carbono y agua durante la producción de energía. Cuando el nivel de glucosa en la sangre es muy alto, una cantidad anormal de glucosa se metaboliza y se convierte en un producto llamado *sorbitol*. El sorbitol pertenece a una clase de sustancias conocidas como *polioles*. El sorbitol se acumula en muchos tejidos a los que puede dañar de varias formas:

Daños por inflamación: El agua del cuerpo entra en las células para igualar la concentración de sustancias en el exterior y en el interior, porque el sorbitol no sale de la célula. Esto causa daños y destrucción de células.

Daños por reacciones químicas: Durante la producción de sorbitol, se producen otros compuestos que dañan químicamente células y tejidos.

Cuando se contrae diabetes, los riñones están agrandados y parecen funcionar anormalmente bien, a juzgar por la rapidez con que expulsan desechos del organismo. Los riñones parecen funcionar tan bien porque una gran cantidad de glucosa está entrando a los riñones; ésta arrastra mucha agua y causa un incremento en la presión dentro de cada glomérulo. Este tránsito más rápido de la sangre a través de los riñones se conoce como un *índice de filtración glomerular* (IFG) incrementado. En la fase inicial del desarrollo de la diabetes, la membrana que rodea los glomérulos, llamada *membrana basal glomerular*, aumenta de grosor, al igual que otras estructuras adyacentes. Estas membranas y estructuras que se expanden comienzan a invadir el espacio ocupado por los capilares dentro de los glomérulos, de manera que los capilares no pueden filtrar tanta sangre.

Afortunadamente, uno tiene muchos más glomérulos de los que necesita. Es más: se puede perder un riñón y todavía tener suficiente reserva para purificar la sangre. Si la enfermedad renal no se detecta por un período de 15 años, el daño puede ser tan grave que la sangre muestra señales mensurables del comienzo del fallo renal, un trastorno conocido como *azotemia*. Si el descuido de la enfermedad se prolonga por 20 años, los riñones pueden fallar por completo. (Para más detalles sobre el momento en que puede presentarse un fallo renal, vea la sección "Período de desarrollo del fallo renal".)

No todos los diabéticos tienen el mismo riesgo de sufrir enfermedad y fallo renal. Esta complicación parece ser más común en ciertas familias y en ciertos grupos raciales, especialmente los afroamericanos, mexicoamericanos e indios norteamericanos. Es, sin duda, más común cuando hay presión arterial alta. Aunque creemos que el alto nivel de glucosa en la sangre es el factor principal que causa la nefropatía, sólo la mitad de las personas que han tenido un control deficiente de la glucosa desarrollan nefropatía.

Primeros signos de enfermedad renal

Si los riñones van a sufrir daños por la *nefropatía diabética* (enfermedad de los riñones causada por la diabetes), en etapas muy tempranas habrá un hallazgo característico en la orina llamado *microalbuminuria*. Un riñón sano sólo permite que una pequeña cantidad de *albúmina*, una proteína presente en la sangre, entre en la orina. Un riñón que ha sido dañado por la nefropatía no puede retener tanta albúmina, y el nivel de esta sustancia en la orina aumenta.

Sin embargo, en las fases iniciales de la enfermedad renal, la cantidad de albúmina en la orina es tan pequeña que no se podrá detectar con un análisis tradicional de orina practicado con una tira de prueba. Por lo tanto, es necesario realizar un examen más sofisticado para medir la *microalbuminuria* (la presencia de cantidades pequeñas pero anormalmente altas de albúmina en la orina). Este análisis se hace recogiendo una muestra de la orina de 24 horas (usted recoge toda la orina que su organismo produce durante 24 horas, y la envía al laboratorio), recogiendo una muestra de orina de forma aleatoria, o recogiendo la muestra en un período determinado, generalmente cuatro horas. Si el nivel de albúmina da anormalmente elevado, hay que volver a realizar el análisis para estar seguro, porque ciertos factores, como el ejercicio, pueden dar lugar a un resultado erróneo. Si la segunda prueba da positivo, hay que tomar medidas para proteger los riñones.

La microalbuminuria se puede detectar aproximadamente cinco años antes de que la prueba con la tira dé positiva. El tratamiento durante la etapa de la microalbuminuria puede revertir la enfermedad renal. Cuando se detecta *macroalbuminuria* (a través de una prueba con la tira que dé positiva), la enfermedad se puede retrasar pero no detener.

Si usted ha tenido diabetes tipo 1 por cinco años o más, o recientemente le diagnosticaron diabetes tipo 2, **su médico debe verificar si hay microalbuminuria,** a menos que la prueba con la tira para detectar albúmina ya haya dado positiva. Si da negativo, se debe revisar anualmente.

En junio del 2003, en el *New England Journal of Medicine*, investigadores demostraron que la macroalbuminuria no siempre causa fallo renal.

Pacientes con diabetes tipo 1 que mejoraron sus niveles de glucosa, presión arterial y grasas en la sangre (a lo que me refiero en la próxima sección), lograron disminuir la macroalbuminuria y, como consecuencia, presentaron una reducción en los daños renales. Las mejorías que se presentaron en el estudio fueron las siguientes:

- Reducción del nivel de glucosa en la sangre, indicada por una hemoglobina A1c de menos de 8 por ciento (vea el Capítulo 7)
- Reducción de la presión arterial, con el número máximo (presión arterial sistólica) en menos de 115 mg de mercurio
- Colesterol inferior a 198 mg/dl (5,12 mmol/L)
- Triglicéridos por debajo de 145 mg/dl (1,64 mmol/L)

Cambios progresivos

Tras cinco años de diabetes mal controlada, hay una expansión notable del *tejido mesangial*, las células entre los capilares de los riñones. La cantidad de microalbuminuria se correlaciona con la cantidad de expansión mesangial. El engrosamiento de la membrana basal glomerular se produce al mismo tiempo, pero no tiene tanta relación con la cantidad de microalbuminuria.

Durante los siguientes 15 a 20 años, los túbulos y los capilares abiertos quedan cerrados por los tejidos invasores y se ven como nódulos redondos (conocidos como nódulos Kimmelstiel-Wilson, por los nombres de sus descubridores), e indican un diagnóstico de nefropatía diabética. A medida que los glomérulos son reemplazados por nódulos, la sangre se filtra cada vez menos. El nivel de *nitrógeno ureico* empieza a subir, y por último termina en uremia, cuando los riñones ya no hacen ninguna función de filtrado.

Aparte del alto nivel de glucosa en la sangre, otros factores que contribuyen a la continua destrucción de los riñones son:

- **Presión arterial alta (hipertensión):** Este factor puede ser casi tan importante como el nivel de glucosa. Si la presión arterial se controla con fármacos, el daño a los riñones disminuye considerablemente. Sabemos que es así porque en ocasiones encontramos una misma persona diabética que padece de presión arterial alta y de daños en una de las arterias que van al riñón. El riñón cuya arteria está dañada no sufre a causa de la fuerza de la presión arterial. Mientras que el otro riñón desarrolla nefropatía, éste se encuentra protegido y no la desarrolla.

- **Factores hereditarios:** Ciertas familias y grupos étnicos tienen una mayor incidencia de nefropatía diabética, como explico en la sección "El impacto de la diabetes en sus riñones", en este capítulo.

- **Nivel anormal de grasas en la sangre:** Investigaciones han demostrado que niveles elevados de ciertas grasas que contienen colesterol causan el agrandamiento del mesangio.

Período de desarrollo del fallo renal

Si el paciente va a presentar fallo renal, el período de desarrollo es como sigue:

- En el momento de la aparición de la diabetes, los riñones son grandes y el índice de filtración glomerular se ha incrementado.

- En unos dos años, la membrana basal glomerular y el mesangio comienzan a engrosarse.

- Durante 10 a 15 años, hay un período silente en el que no se manifiestan señales clínicas de que los riñones estén fallando.

- Después de 15 años de padecer de diabetes, se hace obvio que los riñones están fallando porque hay aumentos de productos de desecho mensurables en la sangre: el nitrógeno ureico y la creatinina. Además, una prueba de la orina revela grandes cantidades de proteína, que normalmente no se habrían encontrado.

- A los 20 años del inicio de la diabetes el paciente necesita diálisis o un trasplante de riñón.

Inhibidores de la ECA al rescate

Desde hace tiempo se sabe que un tipo de fármacos conocidos como *inhibidores de la enzima convertidora de la angiotensina*, o inhibidores de la ECA, reducen la presión arterial. Pero estudios recientes muestran que estos fármacos también bajan la presión dentro de los glomérulos (las estructuras que se encuentran en el interior de los riñones y se encargan de filtrar la sangre). El resultado es una reducción del 50 por ciento de las muertes causadas por nefropatía diabética, e igual reducción de la necesidad de diálisis o trasplante.

El tratamiento con estos medicamentos debe iniciarse cuando la presión arterial es de 140/90 o más alta. La presión arterial que se busca es de 120/80, e incluso más baja en personas más jóvenes. Los inhibidores de la ECA se pueden usar inclusive cuando la microalbuminuria se presenta sin hipertensión, porque la microalbuminuria indica que hay un incremento de la presión dentro del riñón. Cuando se inicia el tratamiento con inhibidores de la ECA, se reduce la eliminación de albúmina. Por lo tanto, el nivel de albúmina se puede utilizar como un parámetro para determinar la eficacia del medicamento cuando la presión arterial es normal.

Los inhibidores de la ECA no son el tratamiento perfecto debido a que causan tos, que algunos pacientes consideran difícil de tolerar, pero la elección de un inhibidor de la ECA en particular puede resolver ese problema. Además, los inhibidores de la ECA tienden a elevar el nivel de potasio en la sangre. Esto ya es perjudicial cuando hay fallo renal, por lo que un nivel de potasio más elevado puede agravar el problema. Un nivel muy alto de potasio puede causar anomalías en el corazón. Los bloqueadores de los receptores de la angiotensina II pueden sustituir a los inhibidores de la ECA, si fuera necesario.

Otros fármacos que se usan para la presión arterial alta son los bloqueadores de los canales del calcio, que pueden ser tan útiles como los inhibidores de la ECA. Otros medicamentos antihipertensivos que se solían usar para la hipertensión pueden causar efectos secundarios inaceptables. Los diuréticos (como la hidroclorotiazida) elevan el nivel de glucosa en la sangre. Los betabloqueadores como el propranolol empeoran el nivel anormal de grasas. También dificultan detectar si el nivel de glucosa en la sangre ha bajado mucho.

La nefropatía diabética no ocurre sola. Hay otras complicaciones que se van desarrollando a un ritmo más rápido o más lento. Éstas son:

- **Enfermedad diabética de los ojos:** Cuando alguien presenta un fallo completo de los riñones, un trastorno conocido como *enfermedad renal en fase final*, la retinopatía diabética (enfermedad de los ojos) siempre está presente (vea la sección "Enfermedad de los Ojos" más adelante en este mismo capítulo). A medida que la enfermedad renal empeora, la retinopatía se acelera. Pero sólo la mitad de las personas con retinopatía también tienen nefropatía.

  Si la diabetes es la causa de los problemas renales, la microalbuminuria va acompañada de cierta retinopatía. Por lo tanto, si usted padece de diabetes y tiene microalbuminuria, pero no presenta retinopatía, su médico debe buscar otra causa de la enfermedad renal que no sea la diabetes.

✔ **Enfermedad diabética del sistema nervioso (neuropatía):** La asociación entre la nefropatía y la neuropatía no es tan grande. Menos del 50 por ciento de los pacientes con nefropatía tienen también neuropatía. La neuropatía empeora cuando la enfermedad renal empeora, pero una vez que el paciente comienza un tratamiento de diálisis, desaparece algo de la neuropatía. Esto indica que parte de la neuropatía quizá se deba a desechos que se retienen por mal funcionamiento de los riñones en lugar de que sea causada por un daño real del sistema nervioso (para más detalles sobre este padecimiento, vea la sección "Enfermedad del Sistema Nervioso o Neuropatía", que aparece más adelante en este capítulo).

✔ **Presión arterial alta (hipertensión):** La hipertensión tiene un papel importante en la aceleración del daño renal. Un tercio de los pacientes que tienen albúmina en la orina en una prueba con la tira, también padecen de presión arterial alta. A medida que los análisis de sangre para detectar fallo renal muestran cifras más elevadas, dos tercios de los pacientes son hipertensos. En la enfermedad renal en fase final, casi todos los pacientes tienen presión arterial alta.

✔ **Edema:** El *edema* o acumulación de agua en los pies y las piernas ocurre cuando la cantidad de proteínas en la orina es superior a uno o dos gramos por día.

Tratamiento de la nefropatía diabética

Si siente que la presión le está subiendo a causa de lo que acaba de leer en la sección anterior, respire profundo. Felizmente, todos los inconvenientes y las incomodidades relacionados con la nefropatía diabética se pueden evitar. Estas son algunas cosas que puede hacer para prevenir la enfermedad o retrasar notablemente su desarrollo una vez que ocurre:

✔ **Controle el nivel de glucosa en la sangre:** Se ha demostrado que este recurso evita la aparición de la nefropatía y la retrasa una vez presente. El Estudio sobre el Control y las Complicaciones de la Diabetes (DCCT, por sus siglas en inglés), que analizó el control de la glucosa en la diabetes tipo 1, y el Estudio Prospectivo de Diabetes en el Reino Unido, que se concentró en la diabetes tipo 2, confirmaron este punto. Si se mantiene el nivel de glucosa en la sangre cerca de lo normal, el paciente no desarrollará nefropatía diabética. (Para información sobre el control del nivel de glucosa en la sangre, vea la Parte III.)

Uno de los hallazgos más importantes del DCCT fue que incluso ocho años después de que concluyó el estudio, los participantes siguieron disfrutando los beneficios de mantener baja la presión arterial y reducir la eliminación de albúmina (un parámetro que indica daño del riñón). Controlar su nivel de glucosa en la sangre ahora, valdrá la pena en el futuro.

✔ **Controle su presión arterial:** Esto protege los riñones de un deterioro rápido. El tratamiento comienza con una dieta baja en sal, pero a menudo hace falta usar fármacos. La presión arterial alta puede controlarse con una variedad de medicamentos, pero una clase de fármacos parece particularmente valiosa en el tratamiento de la nefropatía. Esa clase se llama *inhibidores de la enzima convertidora de la angiotensina*, o inhibidores de la ECA. (Para obtener más información sobre los inhibidores de la ECA, consulte el recuadro "Inhibidores de la ECA al rescate".) Si por alguna razón no es posible utilizar los inhibidores de la ECA, un tipo de medicamento similar, los llamados bloqueadores de los receptores de la angiotensina II resultan tan o más efectivos.

✔ **Controle las grasas en la sangre:** Como el nivel anormal de grasas en la sangre parece empeorar la enfermedad renal, es importante reducir el nivel de colesterol malo, o LDL, y elevar el colesterol bueno, o HDL, así como reducir el nivel de otra grasa dañina, los triglicéridos. Varios fármacos excelentes, que pertenecen al grupo de las *estatinas*, pueden lograr este propósito. Los inhibidores de la ECA también parecen contribuir a bajar el nivel de grasas. (Para obtener más información, vea el recuadro sobre los inhibidores de la ECA, en este capítulo.)

✔ **Evite otros daños renales:** Los diabéticos suelen padecer de más infecciones del tracto urinario, las cuales dañan los riñones. Las infecciones del tracto urinario deben atenderse y tratarse. Los diabéticos también sufren daños en los nervios que controlan la vejiga, lo que produce una vejiga neurogénica. (Vea la sección "Trastornos de los nervios automáticos (autonómicos)" en este capítulo.) Cuando los nervios que detectan que la vejiga está llena fallan, se inhibe la evacuación adecuada de la vejiga, lo cual puede dar lugar a infecciones.

Si usted padece de una enfermedad del sistema urinario, a menudo el médico realiza un *pielograma intravenoso* (IVP, por sus siglas en inglés), un estudio para observar la apariencia y la función del riñón y el resto del tracto urinario. Los diabéticos con cierto fallo renal corren gran riesgo de sufrir una falla completa de los riñones como resultado de un pielograma intravenoso. Se deben usar otros tipos de estudios que no pongan en peligro a los riñones.

Si estos tratamientos preventivos no funcionan, el paciente tiene que recibir diálisis o someterse a un trasplante de riñón.

Cuando los riñones fallan, desaparece una fuente clave para el metabolismo de la insulina y, por consiguiente, el paciente necesita mucha menos insulina o ninguna insulina. Debido a esta circunstancia, es posible que el control de la glucosa en la sangre resulte más fácil de lograr.

✔ **Diálisis:** En la actualidad se usan dos técnicas de diálisis.

- **Hemodiálisis:** La arteria del paciente se conecta a un tubo que pasa a través de una máquina de filtrado. Este equipo depura la sangre y la devuelve al torrente sanguíneo del paciente. Cuando el paciente está moderadamente bien, la hemodiálisis se hace tres veces a la semana en una institución hospitalaria. Con esta técnica pueden surgir numerosas complicaciones, como infección y presión arterial baja.

- **La diálisis peritoneal:** Consiste en la inserción de un tubo en la cavidad del cuerpo donde se encuentra el estómago, el hígado y los intestinos, llamada *cavidad peritoneal*. Una gran cantidad de líquido va entrando gota a gota en la cavidad. Estos líquidos arrastran los desechos que son expulsados cuando los fluidos salen de la cavidad. La diálisis peritoneal se puede hacer en la casa, en muchos casos, diariamente.

  En la diálisis peritoneal el fluido contiene azúcar, de manera que es posible que los diabéticos tengan un nivel de glucosa en la sangre muy alto, a menos que se añada insulina a las bolsas de solución de diálisis. La diálisis peritoneal también está asociada a un alto índice de infección en el punto donde el tubo entra en la cavidad peritoneal.

Existe escasa diferencia en la supervivencia a largo plazo entre los pacientes tratados con hemodiálisis y los tratados con diálisis peritoneal, de modo que la decisión depende de la conveniencia y de la cobertura que dé el seguro médico. Los diabéticos no toleran bien el fallo renal, de manera que la diálisis suele indicarse en etapas más tempranas que en el caso de las personas que no tienen diabetes.

✔ **Trasplante de riñón:** Los pacientes que reciben un trasplante de riñón parecen responder mejor que los pacientes de diálisis, pero en los Estados Unidos, debido a la escasez de riñones, el 80 por ciento de los pacientes se someten a diálisis y el 20 por ciento reciben trasplantes. El trasplante es un elemento foráneo para la persona diabética que lo recibe, y el organismo trata de rechazarlo, lo que requiere el uso de fármacos contra el rechazo, algunos de los cuales complican más el control de la diabetes. El riñón de un donante con lazos familiares cercanos con el paciente es menos rechazado.

Cuando un riñón sano entra en el cuerpo de una persona con diabetes, está sujeto a los daños que puede causar el elevado nivel de glucosa, de modo que el control de la glucosa es crucial.

Enfermedad de los Ojos

Los ojos son el segundo órgano importante del cuerpo afectado por las complicaciones a largo plazo de la diabetes. Algunas enfermedades de los ojos, como el glaucoma y las cataratas, también ocurren en la población no diabética, aunque en los diabéticos se presentan en una proporción mayor y más temprano. El glaucoma y las cataratas responden muy bien al tratamiento. Sin embargo, la retinopatía diabética se limita a la población diabética y puede ocasionar ceguera. En el pasado, la ceguera era inevitable, pero hoy está lejos de ser así.

Con el fin de ayudarlo a entender cómo la diabetes afecta la vista, la Figura 5-2 muestra las distintas partes del ojo.

La luz entra en el ojo a través del cristalino, donde se desvía y se concentra en la retina. El lugar de la retina donde el cristalino se enfoca se llama mácula. La retina recoge una imagen y la transfiere al nervio óptico, que la lleva al cerebro, donde se interpreta la imagen. Entre el cristalino y la retina hay un material transparente llamado *humor vítreo*. El ojo tiene muchas más estructuras, pero no son tan importantes para el propósito de este capítulo. Los músculos oculares rodean al ojo por todas partes y están adheridos al mismo. Estos músculos permiten mirar hacia arriba, hacia abajo y hacia los lados sin mover la cabeza. Estos músculos oculares son importantes para entender el daño que la diabetes provoca en el nervio, llamado *neuropatía*. (Para más detalles de esta condición, vea la sección "Enfermedad del Sistema Nervioso o Neuropatía", en este capítulo.)

A continuación, una lista de las enfermedades oculares comunes en las personas diabéticas.

- **Cataratas:** Áreas opacas del cristalino que pueden bloquear la visión si son lo suficientemente grandes. Las cataratas suelen ser más comunes en los diabéticos, incluso en la juventud, debido a los productos finales de la glicosilación avanzada (PFGA), que se forman en el cristalino, y también como resultado de un incremento de la concentración de sorbitol en el cristalino. (En el recuadro "Cómo el alto nivel de glucosa provoca complicaciones", en este capítulo, me refiero a los PFGA y al sorbitol.) Las cataratas se pueden remover quirúrgicamente en una operación relativamente sencilla. Se remueve todo el cristalino, y en su lugar se coloca un cristalino artificial. Esta operación tiene excelentes probabilidades de restaurar su visión.

✔ **Glaucoma:** Se trata de presión elevada dentro del ojo que puede dañar el nervio óptico. El glaucoma ocurre más a menudo en diabéticos que en la población no diabética. Si no se controla, la presión alta puede destruir el nervio óptico y la vista. Afortunadamente, el tratamiento médico puede bajar la presión del ojo y salvarlo. Los oculistas hacen exámenes rutinarios para ver si hay glaucoma.

✔ **Retinopatía:** La *retinopatía diabética* abarca varios cambios que se ven en la retina. Estos cambios indican que el paciente desde hace tiempo sufre los efectos de los niveles altos de glucosa en la sangre. Si no se atiende oportunamente, la retinopatía puede causar ceguera. Los primeros cambios se aprecian después de diez años con diabetes, tanto tipo 1 como 2. Como la retinopatía es mucho más complicada y menos tratable que las otras dos condiciones, ofreceré más detalles en la próxima sección.

Si padece de diabetes, debe hacerse un examen anual de la vista con un oftalmólogo o un optometrista, para que pueda conservar la visión. En este caso la ayuda de un experto es ineludible. Los médicos que no son oftalmólogos u optometristas diagnostican correctamente la retinopatía sólo en el 50 por ciento de los casos, mientras que los oftalmólogos y los optometristas aciertan más del 90 por ciento de las veces. Si no lo ha hecho ya, debe hacerse un examen de la vista cuando le diagnostiquen diabetes tipo 2, o cinco años después del diagnóstico de diabetes tipo 1. A partir de ese momento el examen debe hacerse anualmente.

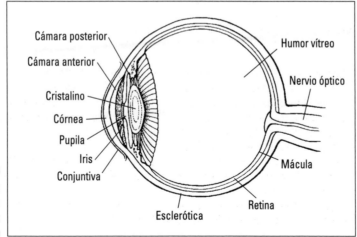

Figura 5-2:
Estructura
del ojo.

Cámara posterior
Cámara anterior
Cristalino
Córnea
Pupila
Iris
Conjuntiva
Humor vítreo
Nervio óptico
Mácula
Retina
Esclerótica

Retinopatía

Los oftalmólogos dividen la retinopatía en dos grandes tipos, según su potencial para causar pérdida visual:

- **Retinopatía de fondo:** Este tipo es generalmente benigno, pero puede ser un aviso de problemas peores. Los primeros cambios que nota el oftalmólogo son *aneurismas retinales*, que se deben al debilitamiento de los capilares del ojo, con una dilatación de los mismos. Estos aneurismas se ven como pequeños puntos rojos en la parte posterior del ojo. Son benignos y desaparecen con el tiempo. Los capilares debilitados a veces se rompen y liberan sangre para formar *hemorragias retinales* y *exudados duros*. Los exudados duros, que son de un color amarillento y tienen un aspecto redondo y definido, son cicatrices de la hemorragia. Si se extienden al área macular, reducen la visión. Si los capilares en la retina permiten que los fluidos y otros elementos caigan en la mácula, se forma un edema macular y pérdida de visión. Estos exudados y hemorragias pueden durar años. Al cerrarse los capilares, disminuye el riego de sangre a la retina, y aparecen *exudados algodonosos* o *exudados suaves*, que representan la destrucción de la capa de fibra nerviosa debido a la falta de sangre.

  Estos cambios generalmente no causan pérdida de visión, pero en un 50 por ciento de los casos, se convierten en una retinopatía proliferativa, que es mucho más grave.

- **Retinopatía proliferativa:** La *retinopatía proliferativa* conduce a la pérdida de visión si no se trata. Al igual que ocurre en otras partes del cuerpo, cuando se reduce el riego de sangre al ojo, se forman nuevos vasos sanguíneos para llevar más sangre a la retina. Cuando esto sucede, el paciente está entrando en la fase de retinopatía proliferativa, en la que es más probable que se produzca cierta pérdida visual. El crecimiento de vasos sanguíneos tiene lugar en el humor vítreo. La hemorragia en el humor vítreo bloquea la visión. Cuando la hemorragia forma un coágulo y se contrae, puede tirar de la retina y producir *desprendimiento de la retina*. Como el cristalino ya no puede dirigir la luz hacia la mácula, ocurre una pérdida total de la visión.

La retinopatía, como la nefropatía diabética, tiene diversas asociaciones importantes:

- Ciertos grupos étnicos presentan un riesgo muy elevado de padecer de retinopatía, entre ellos están algunos grupos de indios norteamericanos como los indios Pima, así como los norteamericanos de origen mexicano. No se sabe con certeza si los afroamericanos tienen un riesgo mayor.

✔ Determinado material genético, si se halla en una persona con diabetes, aumenta la incidencia de retinopatía. Este material se puede detectar mediante un análisis químico de los *cromosomas*, el material en cada célula que contiene los genes. Si este material genético específico está presente, la persona tiene más probabilidades de padecer de retinopatía.

✔ Los hombres y las mujeres tienen las mismas probabilidades de padecer de retinopatía.

✔ Una duración mayor de la diabetes da lugar a más enfermedad de los ojos.

✔ La presión arterial alta empeora la enfermedad de los ojos.

✔ Junto con la enfermedad de los ojos ocurre la nefropatía. (Vea la sección "Cambios progresivos", en este capítulo.)

✔ Fumar y tomar bebidas alcohólicas probablemente empeoran la retinopatía (pero sobre esto todavía no se ha arribado a una conclusión definitiva).

✔ Los pacientes con retinopatía diabética grave tienen más riesgo de sufrir ataques cardiacos.

Actualmente no hay fármacos para tratar la retinopatía, pero la cirugía con láser es una excelente opción. Y se ha demostrado que el uso de la cirugía con láser ha salvado muchos ojos. Sólo el 5 por ciento de las personas diabéticas que padecen de retinopatía progresiva y reciben tratamiento con láser desarrollan pérdida severa de la visión. Como el láser produce una quemadura en la retina, usted experimenta cierta pérdida de visión, aunque leve. También hay una pequeña disminución de la visión nocturna y una reducción en el campo que el ojo puede abarcar. La intervención no se realiza en el hospital. Este procedimiento también se usa con éxito para tratar el edema macular.

La cirugía con láser no puede remediar un desprendimiento de retina que ya haya ocurrido. Para tratarlo, se utiliza un procedimiento quirúrgico llamado *vitrectomía*. En esta operación, que se realiza con anestesia general, se remueve el humor vítreo y se reemplaza con una solución estéril. Se cortan los restos adheridos a la retina, y se coloca la retina en su lugar. Al mismo tiempo se remueve cualquier hemorragia en el humor vítreo. Entre el 80 y el 90 por ciento de los casos, la vitrectomía restaura cierta visión. Si además de la hemorragia también hay un desprendimiento de la retina, en ese caso la restauración de la visión ocurre entre el 50 y el 60 por ciento de los casos.

Recursos para los invidentes y las personas con deficiencia visual

La búsqueda de recursos para invidentes y personas con deficiencia visual debe comenzar en la Internet. Utilizando un motor de búsqueda, se pueden encontrar más de 8.000 sitios que tienen que ver con la pérdida visual y la ceguera. Uno de los primeros es el *Blindness Resource Center*, patrocinado por el *New York Institute for Special Education*. Este sitio contiene una lista enorme de otras fuentes de información, y puede encontrarlo en www.nyise.org/text/blindness.htm. Debe señalarse que es una versión en letras de gran tamaño, para que las personas con deficiencia visual puedan leerlo con facilidad.

El *Blindness Resource Center* brinda gran cantidad de información útil. A modo de avance, estos son algunos de los sitios que se mencionan:

- Blind Net, que contiene información útil y factual sobre la ceguera, en www.blind.net/blindind.htm

- Blind Links, numerosos enlaces a servicios para los invidentes, en seidata.com/~marriage/rblind.html

- Cornucopia of Disability Information, una vasta colección de documentos relacionados con la incapacidad, en codi.buffalo.edu/vision.htm

- Revista *Dialogue*, escrita específicamente para los invidentes, en www.blindskills.com

- Narrative Television Network, un empeño por abrir el mundo del entretenimiento a los invidentes, en www.narrativetv.com

- Perros guía para los ciegos (www.guidedogs.com), con información detallada sobre estos increíbles animales

Indudablemente, uno de sus mejores enlaces es el de la *American Foundation for the Blind* (AFB), en www.afb.org. Tomaría gran parte de la vida leer todos los materiales que la AFB proporciona en miles de páginas. La AFB es la organización a la que Helen Keller dedicó su vida, y tiene todos los recursos imaginables e inimaginables. Entre los informes y las hojas de datos de la AFB se cuentan:

- Un perfil de las personas invidentes y con deficiencia visual como audiencia de programas de televisión y vídeos

- Información sobre el sistema Braille

- Información sobre los sistemas de voz sintética

- Lista de proveedores de productos especiales
- Información para atender mejor a solicitantes o empleados invidentes o con deficiencia visual
- Bibliografía de arte para invidentes y por invidentes

La Internet es un recurso enorme para las personas con deficiencias visuales, y debe ser utilizada por amistades, familiares o quien padece la deficiencia, si es posible. No hay razón para que se sienta solo con su problema visual.

Enfermedad del Sistema Nervioso o Neuropatía

El tercer sistema importante del cuerpo atacado por una diabetes mal controlada es el sistema nervioso. El 60 por ciento de los diabéticos tienen algún trastorno del sistema nervioso. Estos pacientes por lo general no se dan cuenta, pues la enfermedad no tiene síntomas tempranos. Además, casi siempre controlan mal su nivel de glucosa, fuman y tienen más de 40 años. La enfermedad del sistema nervioso se encuentra con más frecuencia en las personas que llevan más tiempo con diabetes. El problema principal de la neuropatía diabética es la gran frecuencia de infecciones y ulceraciones en los pies, y amputación —complicaciones que son totalmente evitables. (Vea la sección "Enfermedad del Pie Diabético" en este capítulo.)

No se sabe con certeza de qué manera el alto nivel de glucosa daña los nervios. Lo que se ha encontrado es que la parte del nervio llamada *axón*, que se conecta con otros nervios o con músculos, se degenera. Se cree que el daño se debe a una interrupción del flujo de sangre al nervio *(vascular)* en algunos casos, y en otros, a toxinas químicas producidas por el metabolismo de demasiada glucosa *(metabólico)*.

La neuropatía diabética ocurre en cualquier situación en que el nivel de glucosa en la sangre es anormalmente elevado desde hace diez años o más. Por lo tanto, no se limita a la diabetes tipo 1 o tipo 2, aunque esas son las enfermedades más comunes en que se encuentra. Cuando el elevado nivel de glucosa en la sangre regresa a la normalidad, mejoran los signos y los síntomas. En algunos casos, la neuropatía desaparece.

El hecho de que el control intensivo del nivel de glucosa en la sangre mejora la neuropatía sugiere que ésta se debe a una anomalía en el metabolismo, que daña los nervios.

Diagnóstico de la neuropatía

La velocidad con que un impulso nervioso viaja por una fibra nerviosa se llama *velocidad de conducción nerviosa.* En la neuropatía diabética, la velocidad de conducción nerviosa (VCN) se hace más lenta. Es posible que al principio esta reducción de la velocidad no esté acompañada por síntomas, por lo que una prueba de VCN permite diagnosticar neuropatía en personas que no presentan síntomas. Si un paciente que tiene síntomas muy benignos está tomando medicamentos para controlar la neuropatía, puede ser difícil detectar el mejoramiento que sigue a la administración de medicamentos, excepto si se realiza un estudio de velocidad de conducción nerviosa. Los medicamentos para controlar la neuropatía deben acelerar la VCN.

Además de la persistencia de un nivel elevado de glucosa en la sangre, también hay otras condiciones que empeoran la neuropatía:

- **Edad:** La neuropatía es más común después de los 40.

- **Estatura:** La neuropatía es más común en las personas más altas, con fibras nerviosas más largas que pueden sufrir daños.

- **Consumo de alcohol:** Incluso cantidades pequeñas de alcohol pueden empeorar la neuropatía.

Los médicos pueden probar la función nerviosa de diversas maneras, porque diferentes fibras nerviosas parecen ser responsables de tipos distintos de sensaciones, como roce leve, vibración y temperatura. La conexión entre la clase de prueba y la fibra es como sigue:

- **Prueba de vibración**, usando un diapasón, por ejemplo, se puede detectar anomalías de grandes fibras nerviosas.

- **Prueba de temperatura**, usando un objeto caliente o frío, se prueba si hay daño en fibras pequeñas, que son muy importantes en la diabetes. Cuando las fibras pequeñas se dañan, el paciente puede perder la capacidad de sentir que el agua con la que se está bañando está demasiado caliente.

- **Prueba de toque leve**, esta es quizás la prueba más importante de todas. Permite detectar el estado de las fibras grandes, que sienten cualquier cosa que toca la piel. Esta prueba se realiza con un filamento que parece un cabello. El grosor del filamento determina cuánta fuerza hace falta para doblar el filamento y que se sienta. Por ejemplo, un pie normal puede sentir un filamento que se dobla con una fuerza de 1 gramo. Si un paciente puede sentir un filamento que se dobla con 10 gramos de fuerza, es improbable que se lastime un pie sin sentirlo. Si el paciente no puede sentir ninguna sensación con un filamento que requiere 75 gramos de fuerza para doblarse, se considera que esa área ha perdido toda sensibilidad.

Usted o su médico pueden usar el filamento de 10 gramos para saber si corre el riesgo de sufrir daños en los pies como consecuencia de que no puede sentir el dolor. Esta prueba sólo toma un minuto y puede evitar amputaciones. (Vea la sección sobre el pie diabético, más adelante en este mismo capítulo.)

Síntomas de neuropatía

Los diversos trastornos del sistema nervioso se dividen en las siguientes categorías:

- **Trastornos asociados con pérdida de sensación**, donde los nervios sensoriales están dañados

- **Trastornos debidos a la pérdida de nervios motores**, que llevan los impulsos a los músculos para que se muevan

- **Trastornos debidos a la pérdida de nervios automáticos (conocidos como *autonómicos*)**, que controlan los músculos en los que no tenemos que pensar, como el músculo cardiaco, los músculos intestinales y los músculos de la vejiga

Las siguientes secciones describen las diversas condiciones relacionadas con estos trastornos.

Trastornos de la sensación

Los trastornos de la sensación son los más comunes y molestos en la diabetes. Hay distintas condiciones, que se dividen en *neuropatías difusas*, que involucran muchos nervios, y *neuropatías focales*, que sólo afectan a uno o a varios nervios. Esta sección es sobre las neuropatías difusas que afectan la sensación.

Polineuropatía distal

La polineuropatía distal es la forma más frecuente de neuropatía diabética. *Distal* significa lejos del centro del cuerpo, en otras palabras, los pies y las manos. *Poli* significa muchos, y *neuropatía* es una enfermedad de los nervios. De modo que esta es una enfermedad de muchos nervios, que se advierte en los pies y las manos.

Los médicos creen que la polineuropatía distal es una enfermedad metabólica (demasiada glucosa en la sangre, específicamente) porque otras enfermedades en las que hay una anomalía general del metabolismo, como la falla renal o la deficiencia vitamínica, también se presentan con una polineuropatía distal.

Los signos y los síntomas de la polineuropatía distal son:

✔ Disminución de la capacidad de sentir un roce (entumecimiento) o de sentir la posición de un pie, tanto si el pie se dobla hacia atrás o hacia delante, debido a la pérdida de las fibras grandes

✔ Disminución de la capacidad de sentir el dolor y la temperatura, por la pérdida de fibras pequeñas

✔ Debilidad moderada de los músculos de los pies

✔ Sensación de hormigueo y ardor

✔ Extrema sensibilidad al roce

✔ Pérdida del equilibrio o de la coordinación

✔ Empeoramiento de los síntomas durante la noche

El peligro de esta clase de neuropatía es que el paciente no sabe, si no lo ve, si sufre un trauma en los pies como, por ejemplo, una quemadura o una lesión causada por un clavo. Cuando se pierden las fibras pequeñas, los síntomas son incómodos pero no tan graves. El paciente puede sentir dolor u otras sensaciones incómodas cuando la sábana le roza los pies. La mayoría de los pacientes con esta condición no saben que han sufrido la pérdida de fibras nerviosas, y la enfermedad se detecta solamente en estudios de conducción nerviosa.

Las complicaciones de esta pérdida de sensación se pueden prevenir. Si usted ha perdido la sensibilidad en los pies, debe revisárselos muy a menudo. En la sección sobre los pies, más adelante en este mismo capítulo, me refiero a técnicas específicas para el cuidado de los pies en pacientes con neuropatía.

La complicación más grave de la pérdida de sensación en los pies es la úlcera neuropática del pie. Las personas con funcionamiento normal de los nervios sienten dolor cuando algo está presionando constantemente un área determinada del pie. Sin embargo, quienes padecen de neuropatía diabética no se dan cuenta de que esto les está ocurriendo. Como consecuencia, se forma un callo y, con la continua presión, el callo se suaviza y se licua, hasta que se cae, dejando una úlcera que se infecta. Si no se trata rápidamente, la infección se extiende y en algunos casos la amputación es la única forma de salvar al paciente. La pérdida de riego sanguíneo en los pies no es un factor que contribuye a la ulceración; este tipo de trastorno se puede presentar aunque el riego sanguíneo sea excelente.

Una complicación menos común en la polineuropatía distal es la *neuroartropatía* o articulación de Charcot. En esta condición, el trauma, que no se siente, ocurre en las articulaciones del pie o del tobillo. Los huesos del pie se salen de su lugar y pueden ocurrir muchas fracturas sin que el paciente sienta dolor. La persona solamente muestra enrojecimiento e inflamación indolora del pie y del tobillo. El pie queda inútil y se describe como un "saco de huesos".

El tratamiento de la polineuropatía distal debe partir de lograr el mejor control posible de la glucosa en la sangre, y tratar de ser lo más minucioso posible en el cuidado de los pies. Su médico debe revisarle los pies en cada visita, sobre todo si usted presenta pérdida de sensación.

Algunos medicamentos, como los agentes antiinflamatorios no esteroidales ibuprofeno y sulindac, pueden reducir la inflamación. Otros fármacos, como los antidepresivos amitriptilina o imipramina, reducen el dolor y otras incomodidades. Un medicamento llamado *capsaicina*, que se aplica a la piel, también reduce el dolor. Los resultados de estos tratamientos son variables y parecen funcionar alrededor del 60 por ciento de las veces. Sin embargo, mientras más tiempo ha estado presente el dolor, y mientras peor ha sido, es menos probable que estos medicamentos funcionen.

Se ha descubierto que un nuevo fármaco llamado *gabapentina* funciona en más casos que muchos medicamentos viejos, pero causa mareos y somnolencia, lo cual puede complicar más el tratamiento.

Un prometedor estudio publicado en *Diabetes Care*, en octubre del 2002, se refiere al uso de un aerosol de *dinitrato de isosorbida* para el tratamiento de la neuropatía diabética dolorosa. Este aerosol resultó efectivo en la mitad de los pacientes que lo utilizaron. Otro estudio importante consistió en inyectarles a los pacientes ácido alfa lipoico por vía intravenosa, lo que redundó en una gran mejoría del dolor y otros síntomas. Los resultados de la investigación se publicaron en la revista *Diabetes Care* de marzo del 2003. Teniendo en cuenta que la neuropatía dolorosa es muchas veces difícil de tratar, vale la pena probar estos nuevos métodos.

Poliradiculopatía-amiotrofia diabética

La poliradiculopatía-amiotrofia diabética es una combinación de dolor y pérdida de fortaleza en los músculos de la parte superior de la pierna, de modo que el paciente no puede estirar la rodilla. El dolor se extiende desde la cadera hasta el muslo. Es la más frecuente después de la polineuropatía distal. La poliradiculopatía-amiotrofia diabética por lo general tiene una corta duración, pero puede continuar por varios años y no se alivia necesariamente con un cuidado más minucioso de la diabetes. Muchas veces los pacientes mejoran con el paso del tiempo.

Radiculopatía-participación de la raíz del nervio

A veces un dolor agudo en una distribución particular sugiere que la raíz del nervio, cuando sale de la médula espinal, está dañada. El cuadro clínico es dolor distribuido en una línea horizontal en un lado del pecho o del abdomen. El dolor en ocasiones es tan agudo que se confunde con una emergencia abdominal interna. Afortunadamente, el dolor desaparece después de un período variable, entre seis y 24 meses. Mientras tanto, controlar bien la glucosa y el dolor sirve de ayuda.

Trastornos del movimiento (mononeuropatía)

La neuropatía puede afectar los nervios que van a diversos músculos. El resultado es una incapacidad súbita de mover o usar esos músculos. Se piensa que esos trastornos se originan como resultado del cierre súbito de un vaso sanguíneo que suministra sangre al nervio. El cuadro clínico depende de cuál es el nervio o los nervios afectados. Si uno de los nervios que van al globo ocular se daña, el paciente no puede girar el ojo hacia el lado donde está ese nervio. Si un nervio que va a la cara es afectado, el párpado puede caerse o se puede perder la sonrisa en un lado de la cara. El paciente podría tener problemas en la visión o en el oído. Podría perder la capacidad de enfocar el ojo. En realidad no existe ningún tratamiento, pero afortunadamente el trastorno desaparece por sí solo al cabo de unos meses.

Trastornos de los nervios automáticos (autonómicos)

Mientras usted lee esta página, muchos movimientos musculares están ocurriendo dentro de su cuerpo, aunque no los note. El músculo cardiaco se contrae y se relaja. El diafragma se eleva para expeler el aire de los pulmones y se dilata para dejar entrar el aire. El esófago lleva los alimentos al estómago desde la boca; a su vez, el estómago mueve los alimentos hacia el intestino delgado, que los envía hacia el intestino grueso. Todas estas funciones de los músculos están controladas por los nervios desde el cerebro, y la neuropatía diabética los puede afectar a todos. Estas funciones automáticas son controladas por los *nervios autonómicos*. Cuando se hacen pruebas de sensibilidad, el 40 por ciento de las personas con diabetes tienen alguna forma de neuropatía autonómica. La presentación clínica de la neuropatía depende del nervio afectado. Algunos cuadros clínicos son

✔ **Trastornos de la vejiga, empezando con una pérdida de la sensación de la vejiga llena.** La orina no se elimina, y por consiguiente se producen infecciones del tracto urinario. Al cabo de un tiempo, ocurre una pérdida de la contracción de la vejiga, y el paciente tiene que hacer un gran esfuerzo para orinar o pierde orina por goteo. El médico puede diagnosticar fácilmente esta anomalía determinando cuánta cantidad de orina queda en la vejiga después de orinar. El tratamiento consiste en orinar cada cuatro horas o tomar un medicamento que aumente la fuerza de contracción de la vejiga.

✔ **Disfunción sexual en el 50 por ciento de los hombres diabéticos y en el 30 por ciento de las mujeres diabéticas.** Los hombres no pueden mantener la erección, y las mujeres tienen problemas de lubricación vaginal en el coito. (Vea el Capítulo 6 para más información sobre estos problemas.)

✔ **Trastornos intestinales de diversos tipos.** La anomalía más común es el estreñimiento. Si los nervios que van al estómago están afectados, el estómago no se vacía a tiempo. Esto puede dar lugar a una *diabetes lábil o diabetes inestable* porque la insulina está activa cuando no hay alimento. Afortunadamente, un fármaco llamado metoclopramida ayuda a vaciar el estómago.

✔ **Afectación de la vesícula biliar que da lugar a cálculos.** Normalmente, la vesícula se vacía cada vez que uno come, especialmente si uno ingiere una comida abundante en grasa, porque las sustancias que componen la bilis (dentro de la vesícula biliar) descomponen la grasa. Si la enfermedad del nervio de la vesícula biliar impide que ésta se vacíe, esas mismas sustancias formarán cálculos.

✔ **Afectación del intestino grueso que puede producir diarrea diabética, hasta con diez o más evacuaciones al día.** Pueden ocurrir evacuaciones accidentales y un crecimiento anormal de las bacterias del intestino. Este problema responde al tratamiento con antibióticos. La diarrea se trata con uno entre varios medicamentos que sirven para aliviar el intestino grueso.

✔ **Trastornos cardiacos.** Si se produce la pérdida de los nervios que van al corazón, es posible que éste no reaccione al ejercicio acelerando los latidos, como es normal. La fuerza del corazón quizá no aumente cuando el paciente se pone de pie y, por lo tanto, la persona se marea. También puede ocurrir una frecuencia cardiaca fija rápida, y es posible que el ritmo cardiaco no sea normal. Esos pacientes corren riesgo de muerte súbita.

✔ **Problemas de sudoración, especialmente en los pies.** Es posible que el organismo trate de compensar la ausencia de sudoración en los pies con sudoración excesiva en la cara o en el tronco. Puede ocurrir una sudoración profusa cuando se ingieren ciertas comidas, entre ellas el queso.

✔ **Anomalías de la pupila del ojo.** La pupila determina la cantidad de luz que entra en el ojo. Debido a la neuropatía, la pupila se mantiene pequeña y no se dilata en la oscuridad.

Como ve, usted puede padecer todo tipo de problemas si desarrolla neuropatía diabética. Pero si sigue las recomendaciones que aparecen en la Parte III, estos problemas no le ocurrirán y lo más cerca que estará de sufrir un trastorno nervioso será cuando invite a salir a esa bella vecina.

Enfermedad Cardiaca

En las tres últimas décadas, la cifra de muertes a causa de enfermedades cardiacas ha disminuido notablemente, gracias a la gran variedad de tratamientos nuevos, así como a mejores dietas. Sin embargo, el enorme incremento en el número de pacientes de diabetes tipo 2 pronosticado para las próximas décadas podría revertir esta tendencia. En esta sección, aprenderá sobre los problemas específicos que la diabetes ocasiona en el corazón.

Enfermedad de la arteria coronaria es el término empleado para referirse al cierre progresivo de las arterias que suministran sangre al músculo cardiaco. Cuando una o varias arterias se cierran por completo, el resultado es un ataque cardiaco *(infarto del miocardio)*. En la diabetes, la incidencia de enfermedad de la arteria coronaria (EAC) se incrementa incluso en pacientes jóvenes con diabetes tipo 1. La duración de la diabetes es lo que da lugar a la EAC en los pacientes con diabetes tipo 1. No hay diferencia en la forma en que la EAC afecta a los hombres o a las mujeres.

La diabetes tipo 2 es distinta. La EAC es la causa más común de muerte en los pacientes del tipo 2. Las mujeres corren un riesgo mayor que los hombres de padecer de EAC. Muchos otros factores de riesgo dan lugar a la EAC en los pacientes de tipo 2, entre ellos:

- **Incremento de la producción de insulina** debido a la resistencia a la insulina

- **Obesidad**

- **Adiposidad central**, que se refiere a la distribución de la grasa mayormente en la zona de la cintura

- **Hipertensión (presión arterial alta)**

- **Trastornos en las grasas de la sangre**, especialmente una reducción del HDL y un incremento de los triglicéridos. Las grasas anómalas pueden persistir aun cuando la glucosa está controlada. Las personas que no tienen diabetes pero sí tolerancia alterada a la glucosa pueden mostrar las mismas anomalías.

Los diabéticos presentan mayor incidencia de EAC que los no diabéticos. Cuando se comparan radiografías de los vasos sanguíneos del corazón, los diabéticos tienen más arterias afectadas que quienes no padecen esta enfermedad.

El riesgo de muerte a causa de un infarto del miocardio es mucho mayor en las personas con diabetes. Más de la mitad de los diabéticos muere de infarto del miocardio. Los individuos no diabéticos que sufren infarto del miocardio, fallecen en el 15 por ciento de los casos, en comparación con el 40 por ciento de muertes entre los diabéticos. El índice de muerte es aún mayor entre los diabéticos que controlan mal su nivel de glucosa en la sangre. Las personas que no cuidan bien su nivel de glucosa en la sangre también presentan más complicaciones después de un infarto del miocardio, como *shock* e insuficiencia cardiaca, que una persona que no tiene diabetes. Una vez que tiene lugar el ataque cardiaco, las perspectivas son mucho peores para los diabéticos. Un segundo ataque ocurre en el 50 por ciento de los casos (25 por ciento entre los no diabéticos), y la tasa de muerte en cinco años es de 80 por ciento frente al 25 por ciento en los no diabéticos.

Las expectativas no son halagüeñas para el diabético que padece de enfermedad de la arteria coronaria. El tratamiento es el mismo tanto para los diabéticos como para los no diabéticos. Se puede emplear la terapia para disolver el coágulo de sangre que está obstruyendo la arteria coronaria, pero el diabético no responde a la *angioplastia* —la técnica en la que se coloca un tubo en la arteria para limpiarla y abrirla— como las personas no diabéticas. En el caso de la cirugía para desviar la obstrucción (llamada cirugía de desvío coronario), los diabéticos responden igual que quienes no padecen de diabetes, pero las posibilidades de que el injerto se mantenga abierto a largo plazo no son tan prometedoras para las personas con diabetes.

En las siguientes secciones me refiero a tres complicaciones del corazón relacionadas con la diabetes.

Síndrome metabólico

El trastorno que aparece más temprano en la diabetes tipo 2 es la resistencia a la insulina, que se halla incluso antes de que se pueda diagnosticar el padecimiento. Las personas con una deficiencia en la tolerancia a la glucosa, e incluso el 25 por ciento de la población con una tolerancia normal a la glucosa, muestran evidencias de resistencia a la insulina. Este trastorno, que antes se conocía como síndrome de la resistencia a la insulina, ahora se llama *síndrome metabólico*.

Diversas características acompañan a la resistencia a la insulina, a la cual se considera responsable de una incidencia tres veces mayor de enfermedad de la arteria coronaria en comparación con las personas que tienen sensibilidad normal a la insulina:

✔ **Hipertensión:** La presión arterial alta puede ser consecuencia del incremento de la insulina necesaria para mantener normal el nivel de glucosa cuando hay resistencia a la insulina. Cuando las personas reciben insulina para controlar la glucosa, aumenta su presión arterial.

✔ **Anomalías de las grasas en la sangre:** El nivel de triglicéridos es elevado, al igual que la cantidad de LDL (lipoproteínas de baja densidad), partículas de la sangre que transportan el llamado "colesterol malo". Al mismo tiempo, se observa una declinación en la cantidad de HDL (lipoproteínas de alta densidad), las partículas de colesterol "bueno" que ayudan a limpiar las arterias.

✔ **Microalbuminuria:** La presencia de microalbuminuria está muy relacionada con el desarrollo de enfermedad de la arteria coronaria. (Vea la sección "Primeros signos de enfermedad renal", al principio de este capítulo.)

✔ **Proteína C-reactiva:** Este indicador de inflamación en el organismo (que fácilmente se puede detectar mediante un análisis de sangre) aumenta a medida que se incrementa la gravedad del síndrome metabólico. Esto indica que la inflamación desempeña un papel significativo en la enfermedad de la arteria coronaria. El importante papel de la inflamación en esta enfermedad se confirma por la presencia de factores inflamatorios en la sangre que procede de tejidos adiposos y que incrementa la producción de grasas al tiempo que bloquea el metabolismo de la glucosa, así como la presencia de células inflamatorias que promueven la aterosclerosis.

✔ **Incremento del inhibidor 1 del activador del plasminógeno:** Esta sustancia química, que bloquea la actividad del activador del plasminógeno, impide que los coágulos de sangre que se forman en las arterias del corazón y en otras áreas se descompongan.

✔ **Incremento de la grasa abdominal:** Usted puede perder gran parte de esa grasa, que se encuentra en la cintura, si hace dieta y baja entre el 5 y el 10 por ciento de su peso corporal.

✔ **Obesidad:** Muchas veces se observa en personas que padecen del síndrome metabólico, pero no tiene que estar presente para hacer el diagnóstico.

✔ **Sedentarismo:** También se encuentra con frecuencia; sin embargo, un modo de vida activo no elimina la posibilidad de padecer del síndrome metabólico.

Las características anteriores, más otras que no señalo, se encuentran en personas que tienen mayor tendencia a padecer de enfermedad de la arteria coronaria y de ataques cardiacos. Recuerde que el síndrome metabólico puede presentarse incluso cuando no hay diabetes. El síndrome metabólico probablemente es una anomalía primaria y no la consecuencia de mantener un nivel elevado de glucosa en la sangre durante un período prolongado.

Cuando la resistencia a la insulina está presente en casos de diabetes, disminuir el nivel de glucosa en la sangre puede reducir las complicaciones de un ataque cardiaco relacionadas con el alto nivel de glucosa en la sangre. Sin embargo, disminuir el nivel de glucosa en la sangre no tiene impacto en la creciente tendencia a tener un ataque cardiaco, que no depende de un alto nivel de glucosa.

Hay varios tratamientos para el síndrome metabólico. Si usted es una persona obesa y tiene un modo de vida sedentario, debe corregir esos problemas. No hace falta perder mucho peso o hacer mucho ejercicio para disminuir el riesgo de un ataque cardiaco.

El nivel elevado de triglicéridos y el nivel reducido de HDL se pueden tratar con fármacos como las estatinas. Los fármacos del tipo *tiazolidinedionas (glitazonas)* —una nueva clase de fármacos de los cuales la rosiglitazona y la pioglitazona son las únicas disponibles en la actualidad (vea el Capítulo 10)— atacan directamente la resistencia a la insulina. Estos medicamentos pueden ser útiles tanto para diabéticos como no diabéticos.

Neuropatía autonómica cardiaca

En la sección sobre neuropatía que aparece en este mismo capítulo, me refiero brevemente a la neuropatía autonómica cardiaca. Ahí digo, básicamente, que el corazón está controlado por nervios, y que el alto nivel de glucosa puede dañar esos nervios. Hay varias formas de detectar ese problema:

- ✔ **Medir la frecuencia cardiaca en reposo.** Podría estar anormalmente alta (más de 100 latidos por minuto).

- ✔ **Medir la presión arterial en posición de pie.** Podría ser anormalmente baja (una disminución de 20 mm sostenida por 3 minutos), en comparación con la presión de la persona cuando está sentada.

- ✔ **Medir la variación en la frecuencia cardiaca cuando el paciente inhala en comparación a cuando exhala.** La variación podría ser anormalmente baja (menos de 10).

La presencia de neuropatía autonómica cardiaca tiene que ver con la disminución en los índices de supervivencia, incluso en pacientes que no tienen enfermedad de la arteria coronaria.

Cardiomiopatía

La *cardiomiopatía* se refiere al corazón dilatado y a lesiones en el músculo cardiaco cuando no hay enfermedad de la arteria coronaria. El corazón no bombea suficiente sangre en cada latido. El paciente puede compensar esa deficiencia con una frecuencia cardiaca más rápida, pero si hay hipertensión, la condición del paciente se puede deteriorar.

El tratamiento clave en este caso consiste en controlar la presión arterial y también el nivel de glucosa en la sangre. Estudios realizados con animales a los que se les indujo la cardiomiopatía diabética revelaron que un buen control de la glucosa en la sangre permite la curación.

Enfermedad Vascular Diabética Lejos del Corazón

Los mismos procesos que afectan las arterias coronarias pueden afectar las arterias que van al cerebro, produciendo la enfermedad cerebrovascular, y las arterias que van al resto del cuerpo, produciendo la enfermedad vascular periférica. En las siguientes secciones me refiero a ambos trastornos.

Enfermedad vascular periférica

La *enfermedad vascular periférica* (EVP) ocurre mucho antes en los diabéticos que en las personas que no tienen diabetes, y también avanza más rápidamente. La obstrucción de las arterias produce la ausencia de pulsos en los pies, de manera que al cabo de diez años con diabetes, un tercio de los hombres y de las mujeres no sentirán pulsos en los pies. El síntoma más común de la EVP es dolor intermitente en las pantorrillas, los muslos o los glúteos, que comienza después de caminar por un rato y desaparece con el descanso. Las personas con EVP tienen menos expectativas de vida. La EVP —al igual que la EAC— es mucho más intensa en los diabéticos debido a que estos tienen una afectación mucho mayor en las arterias.

Además de la diabetes, hay muchos factores de riesgo que agravan la EVP. Los siguientes factores de riesgo no se pueden evitar:

 ✔ **Factores genéticos:** La EVP es más común en ciertas familias y grupos étnicos, especialmente afroamericanos.
 ✔ **Edad:** El riesgo de EVP aumenta con la edad.

Los siguientes factores de riesgo sí están al alcance de su control:

- ✔ **Fumar**, que claramente puede provocar una amputación prematura
- ✔ **Hipercolesterolemia (colesterol alto)**
- ✔ **Alto nivel de glucosa**
- ✔ **Hipertensión**
- ✔ **Obesidad**

Además de controlar los factores anteriores tanto como sea posible, ciertos fármacos previenen el cierre de las arterias y la pérdida de riego sanguíneo. La aspirina, que impide la formación de coágulos, está entre los más útiles. El Trental mejora la circulación de las células en la sangre. Además, el ejercicio mejora el flujo sanguíneo y fomenta el desarrollo de vasos sanguíneos alrededor de una obstrucción. Si ninguna de estas medidas elimina los síntomas, es probable que se necesite algún tipo de cirugía para abrir o desviar las arterias bloqueadas.

Enfermedad cerebrovascular

La enfermedad cerebrovascular (ECV) es una enfermedad de las arterias que suministran oxígeno y nutrientes al cerebro. Lo que digo sobre la enfermedad vascular periférica en la sección anterior también es aplicable a la enfermedad cerebrovascular, salvo algunas excepciones. Los factores de riesgo y el enfoque del tratamiento son similares. Sin embargo, los síntomas son muy distintos porque las arterias obstruidas en la ECV son suministradoras del cerebro. Si ocurre una reducción temporal del riego sanguíneo al cerebro, la persona sufre un *ataque isquémico transitorio* (AIT). Esta pérdida temporal de la función cerebral puede presentarse como una dificultad en el habla, pérdida de la fuerza en un costado del cuerpo, o entumecimiento. El AIT puede desaparecer al cabo de unos minutos, pero puede regresar unas horas o unos días después. Si una importante arteria que va al cerebro se cierra completamente, la persona sufre un ataque cerebral. Afortunadamente existen disolventes de coágulos que pueden ayudar a las víctimas de ataques cerebrales si reciben atención médica poco después de que el problema se presente.

Los diabéticos tienen más riesgo de padecer de ECV, al igual que de EVP. Su enfermedad suele ser peor que entre los no diabéticos, y pueden tener obstrucciones en muchos vasos sanguíneos pequeños del cerebro, con pérdida de la función intelectual, que es similar al mal de Alzheimer.

El hábito de fumar y la diabetes

Como sabemos, el hábito de fumar tiene muchas consecuencias nocivas para las personas en general, y sobre todo para los diabéticos. Entre otras cosas, fumar:

✔ Reduce el flujo sanguíneo en las arterias y bloquea el incremento del flujo sanguíneo cuando éste se necesita

✔ Aumenta el dolor en las piernas en las personas que padecen de EVP y, en el corazón, en las personas con enfermedad de la arteria coronaria

✔ Incrementa las *placas ateromatosas*, los cambios en las arterias del corazón y de otras áreas (como el cerebro y las piernas), que preceden al cierre de los vasos sanguíneos

✔ Incrementa el amontonamiento de las plaquetas, los elementos de la sangre que forman un tapón o un coágulo que bloquea las arterias

✔ Aumenta la presión arterial, lo que también empeora las placas ateromatosas

Esto, sin tan siquiera tomar en cuenta los efectos del hábito de fumar en los pulmones, la vejiga y el resto del cuerpo.

Los factores de riesgo que se pueden atender en el caso de la ECV son los mismos que en la EVP (ver la sección anterior). Haga todo lo que esté a su alcance para mejorarlos, en especial la presión arterial alta.

Enfermedad del Pie Diabético

Si de alguna forma tengo la oportunidad de proteger a las personas de las consecuencias de la diabetes, es a través de esta sección del libro. Cada año se hacen unas 70.000 amputaciones en los Estados Unidos, y más de la mitad se practican en pacientes diabéticos. A pesar de la existencia de un procedimiento quirúrgico que mejora el flujo de sangre hacia los pies, la cantidad de amputaciones está creciendo. Irónicamente, una buena atención médica puede prevenir las amputaciones.

Una buena atención médica puede ayudar a prevenir amputaciones. Su médico debe revisarle los pies con la misma frecuencia con que verifica si usted ha aumentado o bajado de peso.

En la sección sobre neuropatía, al principio de este capítulo, señalé que una prueba con un filamento de 10 gramos puede distinguir al paciente que no corre riesgo de sufrir daños en los pies si camina en condiciones normales, del paciente que sí corre ese peligro. Los médicos deben tener este filamento para, al menos una vez al año, practicarles a los pacientes diabéticos la prueba del filamento. Y usted, el paciente, debe tener su propio filamento y hacerse la prueba en cualquier momento. Si no puede sentir el filamento, debe revisarse los pies todos los días. Vea el Capítulo 7 para averiguar dónde puede comprarlo.

Si presenta resequedad en los pies, quizá tenga pérdida de sudoración. La pérdida de sudoración suele estar acompañada de una pérdida de la sensación táctil y la formación de úlceras. Debe hidratar sus pies, primero sumergiéndolos en agua —cuya temperatura probará primero con la mano—, y después secándolos con una toalla y aplicando una crema hidratante.

Las úlceras de los pies pueden desarrollarse de diversas maneras:

- ✔ Presión constante
- ✔ Presión más alta repentina
- ✔ Presión moderada, repetida constantemente

Una pequeña presión aplicada constantemente es suficiente para dañar la piel. Si siente una disminución de la sensación, algunas de las siguientes recomendaciones podrían ser determinantes para ayudarle a salvar sus pies:

- ✔ Cámbiese los zapatos cada cinco horas aproximadamente.
- ✔ Si estrena zapatos, cámbieselos cada dos horas al principio. Los zapatos no deben quedarle ni muy ajustados ni muy holgados.
- ✔ Nunca camine sin zapatos.
- ✔ Sacuda los zapatos antes de ponérselos.
- ✔ Revísese los pies diariamente; válgase de un espejo si fuese necesario.
- ✔ No use almohadillas eléctricas para calentarse los pies.
- ✔ Deje de fumar; seguir fumando es como pedir a gritos una amputación.

Si desarrolla una úlcera, el tratamiento consiste en eliminar todo tipo de presión sobre el sitio de la úlcera, descansando el pie y manteniéndolo en alto. Si se produce infección en un pie con adecuado riego sanguíneo, entonces se coloca un yeso para superar la tendencia natural de ponerse de pie o caminar. El yeso protege la úlcera de cualquier lastimadura que pueda impedir la curación.

Hay un producto que, según se ha demostrado, acelera la curación de las úlceras profundas del pie diabético cuando se combina con un buen cuidado de la lesión. (Cuidarse bien la herida implica eliminar cuidadosamente el tejido muerto y mantener el pie en alto, además de atender cualquier infección que aparezca y controlar la glucosa en la sangre.) El producto, llamado Regranex Gel y distribuido por Ortho-McNeil, se aplica una vez al día sobre la herida limpia. En un lapso de 10 semanas, la úlcera debe haber disminuido considerablemente de tamaño y la curación completa debe lograrse en 20 semanas. El prolongado tiempo de curación es un problema, ya que el Regranex Gel es muy caro. Sin embargo, de todas formas es muy costoso tratar una úlcera diabética profunda típica, y si ese producto acelera la curación, vale la pena usarlo.

Debo reiterar que las úlceras del pie, que pueden dar lugar a la amputación en pacientes diabéticos, se pueden prevenir completamente. Si ha perdido la sensación en un pie, su médico debe revisarle ese pie cada vez que acude a la consulta, y a usted le corresponde hacerlo todos los días. A la menor señal de un problema, deben tomarse las medidas adecuadas.

Enfermedad de la Piel en la Diabetes

Los diabéticos sufren muchos problemas de la piel debido al tratamiento y las complicaciones de la enfermedad. Las complicaciones más comunes e importantes son las siguientes:

- Lesiones causadas por la aguja con la que se inyecta insulina, que puede cortar vasos sanguíneos.

- El *vitiligo* (pérdida de la pigmentación de la piel) es parte del aspecto autoinmune de la diabetes tipo 1 y no se puede prevenir.

- En la *necrobiosis lipoídica*, que también afecta a personas que no padecen de diabetes, aparecen manchas de color rojizo marrón en las pantorrillas o en los tobillos, la piel se pone muy fina y se puede ulcerar. Las mujeres suelen tener este problema en mayor proporción que los hombres. En la atención médica de este trastorno se usan inyecciones de esteroides, y con el tiempo las zonas afectadas se deprimen y adquieren un color marrón.

- *Xantelasma*, pequeñas áreas planas de color amarillo llamadas placas, que aparecen en los párpados, aun cuando el nivel de colesterol no sea elevado.

- La *alopecia*, o pérdida del cabello, ocurre en la diabetes tipo 1 y sus causas no se conocen.

✔ La *hipertrofia provocada por la insulina* es la acumulación de tejido graso en el lugar donde se inyecta la insulina. Esta acción normal de la insulina se previene cambiando el lugar de la inyección.

✔ La *lipoatrofia provocada por la insulina* es una pérdida de tejido graso en el lugar donde se inyecta la insulina. Aunque la causa se desconoce, la condición es rara ahora que la insulina humana ha reemplazado a la insulina de res y de cerdo.

✔ La piel reseca es una de las consecuencias de la neuropatía diabética, que produce ausencia de sudoración.

✔ Infecciones fungales bajo las uñas o entre los dedos de los pies. La humedad y un alto nivel de glucosa favorecen la aparición de hongos. Bajar el nivel de glucosa y mantener los pies secos previene estas infecciones. Ciertos medicamentos pueden curar este problema, pero recurre si no se controlan la glucosa y la humedad.

✔ *Acanthosis nigricans*, un incremento en la pigmentación de la nuca y las axilas, que se muestra en áreas de aspecto aterciopelado. No causa problemas y no necesita tratamiento. Por lo general aparece cuando hay hiperinsulinemia y resistencia a la insulina. Se ve en niños con diabetes tipo 2.

✔ La piel gruesa diabética, que es más gruesa que la piel normal, aparece en personas que tienen diabetes desde hace más de diez años.

Enfermedad de las Encías en la Diabetes

El principal problema que los diabéticos pueden tener en la boca es la enfermedad de las encías. Ésta se desarrolla debido a que la mayor concentración de glucosa en la boca facilita el crecimiento de gérmenes, que se mezclan con la comida y la saliva y forman placas en las encías. Si no se cepilla los dientes dos veces al día y se los limpia con hilo dental una vez al día, la placa puede endurecerse y convertirse en sarro, que le será muy difícil de quitar. Las encías se ponen quebradizas y sangran con facilidad, y entonces le da gingivitis. Usted puede presentar dolor y mal aliento, y con el tiempo las encías se debilitan tanto que no pueden sostener los dientes.

Controlar el nivel de glucosa en la sangre es un paso clave en la prevención de la enfermedad de las encías. Visitar a su dentista para hacerse una limpieza de rutina dos veces al año es otra forma importante de mantener sanas las encías. Al parecer, los diabéticos no padecen de caries más frecuentemente que las personas que no tienen la enfermedad.

Capítulo 6

Diabetes, Función Sexual y Embarazo

. . . .

En Este Capítulo

▶ Tratamiento de la impotencia

▶ Hacerle frente a los problemas sexuales en la mujer

▶ Enfrentar la diabetes durante el embarazo

▶ Identificar el síndrome de ovario poliquístico

. . . .

No hay nada tan reconfortante como llegar a un cuarto de hospital donde una madre diabética acuna a un recién nacido sano. Padecer de diabetes durante el embarazo solía ser un desastre tanto para el bebé como para la madre. Pero ya no es así. Si se toman las precauciones adecuadas, el embarazo diabético puede desarrollarse de la misma manera que un embarazo sin diabetes. En este capítulo abordo todo lo que usted necesita saber para disfrutar un embarazo saludable y traer al mundo a un bebé sano.

Y por supuesto, las relaciones sexuales siguen siendo el punto de donde se originan casi todos los bebés. Las personas que padecen de diabetes —tanto hombres como mujeres— presentan algunas dificultades relacionadas con esta parte de la experiencia de ser padres. En este capítulo también abordo este tema.

Problemas de la Erección

Si se les pregunta discretamente, el 50 por ciento de los hombres diabéticos aceptan que padecen de trastornos relacionados con la función sexual. Esta dificultad usualmente se presenta en la forma de *disfunción eréctil*, incapacidad de lograr o mantener una erección apropiada para que pueda realizarse el coito. Además de la diabetes, hay muchos factores que pueden ocasionar el mismo problema, por lo que es importante descartarlos. Entre las posibles causas se encuentran:

- Lesiones en el pene
- Ciertos medicamentos, tales como algunos antihipertensivos y antidepresivos
- Trastornos hormonales, como producción insuficiente de la hormona masculina conocida como testosterona, o producción excesiva de *prolactina*, una hormona del cerebro
- Riego insuficiente de sangre al pene, debido a obstrucción de las arterias causada por una enfermedad vascular periférica (vea el Capítulo 5). Este trastorno se puede resolver con cirugía microvascular
- *Impotencia psicogénica*, incapacidad de lograr una erección debido a razones psicológicas en lugar de físicas (vea el recuadro titulado "La impotencia psicogénica frente a la impotencia física")

La impotencia psicogénica frente a la impotencia física

La ansiedad, el estrés, la depresión y los conflictos con la pareja pueden dar lugar a impotencia psicogénica. Este tipo de impotencia se diferencia de la impotencia *orgánica* (física) en varios aspectos. La impotencia psicogénica a menudo ocurre solamente con una determinada pareja sexual, y aparece de forma abrupta. El individuo presenta erecciones durante el sueño y en la mañana, pero esto no ocurre cuando intenta el coito con esa pareja sexual.

Es posible que para distinguir la impotencia física de la psicológica el paciente deba permanecer unas noches en un laboratorio dedicado al estudio de los problemas del sueño. Un dispositivo que se coloca alrededor del pene permite detectar si se producen erecciones durante el sueño. Por lo general, los hombres que no padecen de impotencia física presentan tres o más erecciones durante el sueño, durante la fase de movimiento rápido de los ojos (REM, por sus siglas en inglés). (¡Quién sabe qué estarán viendo!) Los médicos pueden determinar en cuántas oportunidades se producen las erecciones y la fase de REM. Si el individuo presenta erecciones varias veces durante el día o la noche, la impotencia no es física, sino psicológica.

Pero si no puede o no quiere ir a un laboratorio para el estudio de los trastornos del sueño, algunos médicos sugieren que usted mismo investigue el asunto colocándose estampillas de correo en el pene antes de ir a dormir. Si las estampillas se rompen es porque se produjo una erección. Sin embargo, este método es problemático porque las estampillas son pegajosas y porque de forma natural, los hombres tienen la tendencia de quitarse cualquier objeto extraño presente en el pene.

La impotencia psicológica responde muy bien a la psicoterapia, especialmente si en ésta participa la pareja con la que el individuo presenta el problema.

Después de descartar todas las posibles causas de la disfunción eréctil, entonces puede estar seguro de que la diabetes es la fuente del problema. Para comprender cómo la diabetes influye en la erección, es preciso entender el proceso de erección en circunstancias normales.

El proceso de erección

Como consecuencia de algún tipo de estímulo —táctil, visual o sonoro—, el cerebro activa determinados nervios del *sistema nervioso parasimpático*, parte del sistema nervioso autonómico. Estos nervios hacen que los músculos se relajen, por lo que el flujo sanguíneo hacia el pene se incrementa considerablemente. Con el incremento del flujo sanguíneo, las venas por las que la sangre sale del pene se comprimen y se produce la erección. En un pene erecto hay 11 veces más sangre que en un pene flácido. Con suficiente estímulo, los músculos se contraen e impulsan el semen a través de la *uretra*, el conducto que lleva la orina desde la vejiga hasta el exterior del cuerpo. A la sensación de placer que acompaña a las contracciones del músculo *(eyaculación)* se le llama *orgasmo*.

El orgasmo y la eyaculación son el resultado de la estimulación provocada por la otra parte del sistema nervioso autonómico, el sistema simpático. Como la estimulación hace que los músculos se contraigan, el músculo de la vejiga se cierra, por lo que la orina normalmente no acompaña a la expulsión del semen y éste, a su vez, no pasa a la vejiga.

La diabetes puede afectar el sistema parasimpático, de manera que el hombre no alcanza la erección necesaria para realizar el coito. Sin embargo, como el sistema simpático está en buenas condiciones, el hombre logra la eyaculación y el orgasmo, pero la relación sexual puede ser desagradable para la pareja debido a las consecuencias psicológicas de no poder mantener una erección firme.

El inicio de los problemas de la erección está determinado por los siguientes factores:

- **Grado de control de la glucosa en la sangre:** Mejor control de la glucosa significa menos problemas.

- **Duración de la diabetes:** Las personas que llevan más tiempo padeciendo de diabetes tienen más probabilidades de no poder lograr la erección.

- **Comunicación con la pareja:** Es importante tener una buena relación con la pareja.

- **Uso de drogas o alcohol:** Ambos factores pueden impedir la erección.

- **Estado mental:** Una actitud mental positiva permite lograr mejores erecciones.

Viagra: Cómo actúa

Para que la sangre fluya hacia el pene, es preciso que determinados músculos se relajen (vea la sección "El proceso de erección", en este mismo capítulo). Una sustancia química presente en el pene permite que esto ocurra. Otra sustancia química inhibe el efecto de la primera para que la erección concluya. Viagra inhibe el efecto de esta última sustancia con el propósito de que la erección se prolongue. Por lo tanto, en el caso de Viagra se necesita estimulación sexual para que la primera sustancia química se libere, y este medicamento no funciona si no hay estimulación sexual.

Viagra puede acumularse en el organismo si la persona padece de enfermedad aguda del hígado o del riñón, o si toma determinados fármacos, especialmente la eritromicina. En esos casos, la dosis inicial debe ser de 25 mg en lugar de la dosis normal de 50 mg.

Tratamiento de la disfunción eréctil

Por suerte para los hombres diabéticos que padecen de disfunción eréctil, hoy en día existen numerosas alternativas terapéuticas, comenzando con medicamentos, continuando con dispositivos externos que permiten crear la erección, y terminando con dispositivos implantables que proporcionan una erección muy satisfactoria. El tratamiento tiene éxito en el 90 por ciento o más de los casos, pero sólo el 5 por ciento de los hombres le menciona el problema al médico. Las siguientes son algunas de las alternativas terapéuticas disponibles:

✔ **Viagra y medicamentos similares:** El uso de Viagra, también llamado *sildenafil*, ha sido investigado específicamente en pacientes diabéticos, y resulta efectivo en el 70 por ciento de los casos. (Para más información sobre cómo funciona Viagra, consulte el recuadro titulado "Viagra: Cómo actúa".)

Aunque Viagra no parece interferir en el control de la diabetes, sí tiene efectos secundarios. En algunos hombres puede producir dolores de cabeza, rubor facial o indigestión, síntomas que generalmente menguan con el uso continuado del medicamento. También se ha determinado que Viagra provoca que la persona temporalmente vea los objetos con una coloración azul, experimente aumento de la sensibilidad a la luz, y visión borrosa. Estos efectos secundarios van cediendo con el uso continuado del medicamento.

Viagra debe tomarse sólo una vez al día, aproximadamente una hora antes de mantener relaciones sexuales. La dosis inicial es de 50 miligramos, pero en el caso de pacientes diabéticos, a menudo se necesita una dosis de 100 mg. Este medicamento no causa erección por sí solo; la erección se logra solamente como resultado de algún tipo de estímulo sexual. Sin embargo, Viagra sí impide que la erección ceda, por lo que ésta se prolonga más. El efecto de Viagra dura de cuatro a seis horas.

Pfizer, el fabricante de Viagra, no podía esperar que fuera a estar solo por mucho tiempo en el mercado. Bayer Pharmaceuticals y GlaxoSmithKline sacaron el vardenafilo, bajo el nombre de *Levitra*. Sus características son muy parecidas a las de Viagra, pero la dosis es de 10 mg —probablemente 20 mg en el caso de los hombres diabéticos.

Eli Lilly y la compañía ICOS Corporation introdujeron el tadalafilo, al que llaman *Cialis*. Este medicamento funciona igual que Viagra y Levitra pero su efecto dura 36 horas. Además, comienza a funcionar en apenas 20 minutos, es decir, en menos de la mitad del tiempo que tardan Viagra o Levitra. A Cialis le llaman la "píldora del fin de semana", porque permite que la persona tenga relaciones sexuales espontáneas desde el viernes hasta el sábado. La dosis inicial de Cialis es de 20 mg pero también en este caso los hombres diabéticos podrían necesitar el doble de esa cantidad.

Algunos hombres no deben usar Viagra ni los otros dos medicamentos para la potencia sexual. Los hombres que padecen de dolores en el pecho a menudo toman fármacos que contienen nitratos, entre los cuales el más común es la nitroglicerina. Combinar Viagra con nitratos puede provocar un descenso significativo y hasta mortal de la presión sanguínea.

✔ **Inyecciones en el pene:** Para lograr la erección, el paciente puede optar por uno de dos tipos de inyecciones. El primer tipo es una mezcla de papaverina y fentolamina, que mayormente ha sido sustituida por el uso de alprostadil (Caverject o Edex), una sustancia química que relaja los vasos sanguíneos del pene para permitir mayor riego de sangre en el pene. Con el alprostadil no se necesita estimulación sexual para que se produzca la erección.

El medicamento se inyecta unos 30 minutos antes de la relación sexual, solamente una vez cada 24 horas y un máximo de tres veces por semana. La inyección de cualquiera de estos medicamentos produce una erección total que dura aproximadamente una hora en el 85 y el 95 por ciento de los hombres, con excepción de aquellos que presentan una pérdida más severa del flujo sanguíneo en el pene.

Las complicaciones relacionadas con el uso de estas inyecciones son poco comunes, pero pueden incluir lesiones, dolor y la formación de nódulos en el área de la inyección. Una complicación muy poco común es el *priapismo*, erección que dura varias horas. Si la erección se prolonga por más de cuatro horas, el paciente debe consultar al doctor para que le inyecten un *vasoconstrictor*, un medicamento que comprime las arterias del pene para que se interrumpa el flujo de sangre hacia esa área.

✔ **Supositorios para el pene:** El alprostadil —la misma sustancia química que se puede inyectar en el pene— también viene en forma de supositorio. Después de orinar, el paciente se inserta en la uretra una cánula que contiene este pequeño supositorio. Cuando la cánula se encuentra completamente dentro del pene, el hombre debe oprimir un botón para que el supositorio salga. Este medicamento se conoce como *MUSE* y viene en dosis diferentes, de modo que el paciente puede utilizar una dosis más alta si no obtiene una erección satisfactoria. Se puede aplicar un máximo de dos veces en un período de 24 horas. Algunos hombres sienten dolor a causa de este procedimiento. Para lograr la erección no se necesita estímulo sexual.

✔ **Dispositivos de vacío:** Estos dispositivos, que se colocan sobre el pene, crean un espacio cerrado cuando se presionan contra el cuerpo del paciente. Una bomba extrae el aire del tubo y la sangre se mueve hacia el pene para reemplazar al aire. Cuando se logra la erección, se coloca una banda de goma en la base del pene para que la sangre quede atrapada en el mismo. En ocasiones este procedimiento provoca dolor o sensación de entumecimiento. Debido a que la banda de goma comprime el pene, el semen no sale y, por lo tanto, no es posible concebir. La banda de goma puede dejarse por 30 minutos, como máximo.

✔ **Prótesis:** Si el paciente no se acostumbra a la idea de inyectarse el pene o de utilizar un dispositivo de vacío, y si Viagra tampoco es una opción viable, es posible implantarle una *prótesis* (un sustituto artificial) en el pene para que logre una erección muy satisfactoria. Existen varios tipos de prótesis. Las prótesis semirrígidas producen una erección permanente, pero a algunos hombres no les gusta porque el pene permanece constantemente erecto. En el caso de las prótesis inflables, al paciente se le coloca en el escroto una bomba pequeña que contiene líquido. Cuando se aprieta la bomba el líquido pasa a unos cilindros colocados en el pene, lo que provoca el endurecimiento del mismo. Si la bomba no se acciona, el pene se ve suave. En los últimos años los procedimientos quirúrgicos para insertar este tipo de prótesis se han vuelto muy efectivos.

Hacerle Frente a los Problemas Sexuales en la Mujer

Como las mujeres no tienen un pene que deba agrandarse durante el coito, la disfunción sexual en ellas no es tan evidente a simple vista como en los hombres. Sin embargo, el problema es igualmente difícil de tratar. Los siguientes trastornos tienen que ver con la diabetes:

- Resequedad en la boca y la vagina, provocada por el elevado nivel de glucosa en la sangre.

- La menstruación se vuelve irregular cuando la diabetes está descontrolada.

- Infecciones vaginales provocadas por hongos que hacen que el coito se vuelva desagradable.

- Teniendo en cuenta que la diabetes tipo 2 muchas veces coincide con la obesidad, es probable que usted se sienta gorda y poco atractiva.

- Tal vez le resulte desagradable conversar sobre este problema con su pareja o con su médico.

- Puede presentar incontinencia urinaria provocada por una vejiga neurogénica (vea el Capítulo 5).

- A causa de la edad, usted puede presentar una disminución en la secreción de estrógenos, así como adelgazamiento y resequedad de la vagina.

La menopausia puede ocasionar varios de los trastornos que también se presentan en la disfunción sexual inducida por la diabetes, especialmente la resequedad de la vagina y menstruaciones irregulares. Antes de dar por sentado que la diabetes es la causa del problema, asegúrese de que no se trata de los efectos de la menopausia.

Las mujeres que padecen de diabetes desde hace tiempo presentan otros problemas específicamente relacionados con sus órganos sexuales. Entre estos problemas se encuentran:

- **Lubricación reducida a causa de problemas de los nervios parasimpáticos:** La lubricación facilita la entrada del pene, y también incrementa la sensibilidad de la vagina, con lo que aumenta la sensación de placer.

- **Menor flujo sanguíneo provocado por enfermedad diabética de los vasos sanguíneos:** Parte de la lubricación proviene de líquidos que se encuentran dentro de los vasos sanguíneos.

- **Pérdida de sensación en la piel que rodea a la vagina:** Esto disminuye el placer.

La mayoría de las mujeres que tienen problemas con la lubricación vaginal utilizan medicamentos sin receta. Estos medicamentos se agrupan en tres clases:

- Lubricantes basados en agua, como la gelatina *K-Y* o *In Pursuit of Passion*, que son probablemente los más fáciles de aplicar y de limpiar

- Lubricantes basados en aceite, tales como los aceites vegetales

- Lubricantes basados en petróleo, que no son recomendables por la posibilidad de contraer infecciones bacterianas

Los estrógenos, que pueden administrarse por vía oral o como supositorios vaginales, también pueden ayudar a la mujer en la etapa de la menopausia.

Cuando existen problemas psicológicos o de relaciones entre la pareja, consultar a un psicoterapeuta, tomar antidepresivos —algunos pueden producir resequedad de la vagina— y la terapia sexual con su pareja son pasos importantes para mejorar el placer sexual.

Y como mismo ocurre con cada uno de los problemas de la diabetes que menciono en este libro, el control estricto de la glucosa en la sangre evita o retrasa el desarrollo de estas complicaciones.

Esforzarse por Tener un Embarazo Saludable

El embarazo en una madre diabética es definitivamente más complicado que en una madre no diabética. Por esto, a lo largo y ancho del país existen centros para el cuidado de la diabetes donde se utilizan las más modernas tecnologías y equipos, y donde trabajadores de la salud ofrecen su conocimiento experto.

Aproximadamente el 0,4 por ciento de los embarazos ocurren en mujeres que ya padecen de diabetes, lo que se conoce como *diabetes pregestacional*. Mientras que entre el 2 y el 4 por ciento de los embarazos se presentan en mujeres que desarrollan la diabetes durante la segunda mitad de la gestación, lo que se conoce como *diabetes gestacional*. En los Estados Unidos se producen tres millones de nacimientos anualmente, y la diabetes afecta a 100.000 o más de estos nacimientos.

Padecer de diabetes antes del embarazo

Si usted tiene diabetes y desea salir embarazada, es importante que antes de concebir a su bebé, consulte con un experto en embarazo y diabetes. En las secciones siguientes explico las complicaciones que puede presentar y algunas medidas clave para tener un embarazo tan saludable como sea posible.

Identificar cómo reacciona el organismo al embarazo

Durante un embarazo no diabético, el organismo de la mujer produce suficiente insulina para contrarrestar el efecto de las hormonas del embarazo (que inhiben la acción de la insulina), y su nivel de glucosa en la sangre permanece normal. Pero una mujer con diabetes tipo 1 no puede producir más insulina, por lo que para contrarrestar el efecto de las hormonas del embarazo necesita duplicar o triplicar su dosis normal de insulina. Este aumento de la necesidad de insulina generalmente se estabiliza en las últimas semanas del embarazo, mientras que durante la penúltima y la última semana la futura madre comienza a presentar hipoglucemia. Una vez que el bebé y la placenta abandonan el cuerpo de la madre, la necesidad de insulina de la mujer disminuye inmediatamente.

Puede que la mujer con diabetes tipo 1 tenga algo de retinopatía (vea el Capítulo 5) antes de salir embarazada. Si el trastorno es grave, la condición puede empeorar durante el embarazo. Aunque los científicos aún no saben exactamente por qué ocurre esto, el deterioro de la visión puede tener que ver con la súbita mejoría en el cuidado de la glucosa en una mujer que hasta entonces llevaba un control deficiente de la diabetes. Si el control de la glucosa mejora antes del embarazo, o si la mujer se somete a un procedimiento de fotocoagulación con láser (vea el Capítulo 5), este deterioro no llega a ocurrir. Después del nacimiento del bebé, los ojos de la mujer regresan a su estado previo.

Si usted está pensando en tener un bebé y padece de enfermedad diabética de los ojos, antes de salir embarazada es importante que estabilice esa situación médica.

La enfermedad renal o *nefropatía* (vea el Capítulo 5) incrementa el peligro de complicaciones durante el embarazo, tanto para la madre como para el bebé. Aunque el empeoramiento severo y permanente de la nefropatía a causa del embarazo es poco común, la mujer puede presentar una disminución temporal de las funciones de los riñones. En ese caso es probable que el médico adelante la fecha del parto y que el bebé sufra cierto retraso en el crecimiento.

Calculando los riesgos

La hemoglobina A1c (vea el Capítulo 7) es un excelente indicador del control de la glucosa y del riesgo de sufrir un aborto espontáneo. Si una mujer embarazada tiene un nivel elevado de hemoglobina A1c, esto significa que su control de la glucosa no era adecuado en el momento de la concepción, y que las probabilidades de un aborto espontáneo son mayores. Si el control de la glucosa es normal, el bebé de la mujer diabética corre el mismo riesgo de nacer antes de tiempo que el de una mujer no diabética.

El problema de las malformaciones congénitas es algo más complicado. La incidencia de estas complicaciones aumenta con el incremento del nivel de glucosa, pero el nivel de cetonas (el producto resultante del metabolismo de las grasas) también tiene que ver en esto. Sin embargo, medir la presencia de cetonas no indica si van a ocurrir malformaciones.

Medidas preventivas antes y durante el embarazo

Antes de salir embarazada, debe tomar las medidas necesarias para controlar su glucosa y, de esa manera, evitar problemas potenciales. (Vea la Parte III donde encontrará más información sobre cómo controlar su diabetes.) Además, es importante que monitoree su dieta después de quedar embarazada.

Las siguientes son algunas medidas importantes que debe tener en cuenta para que sus probabilidades de disfrutar un embarazo sin problemas sean mayores:

- ✔ **Baje de peso:** La obesidad, que es prevalente en personas con diabetes tipo 2, aumenta el riesgo de hipertensión durante el embarazo.

- ✔ **Abandone el hábito de fumar:** Los hijos de madres que fuman durante el embarazo tienen muchas más posibilidades de desarrollar obesidad y diabetes en algún momento de la vida.

- ✔ **Utilice insulina para controlar la glucosa:** Si tiene diabetes tipo 2 y está tomando agentes orales para reducir el nivel de glucosa en la sangre, es preciso que comience a utilizar insulina para controlar la glucosa durante el embarazo.

Para obtener información detallada sobre qué hacer durante el embarazo, consulte la sección "Cuidado de la diabetes durante el embarazo", que aparece más adelante en este capítulo.

La mayoría de los embarazos diabéticos pueden llegar hasta las 39 semanas. Sin embargo, si la madre tiene hipertensión o una historia anterior de problemas en el parto, su médico podría sugerir que éste se adelante.

Diagnóstico de la diabetes gestacional

Los expertos tienen opiniones encontradas en cuanto a si todas las mujeres embarazadas que no tienen diabetes necesitan o no someterse a análisis para detectar la presencia de la enfermedad. Algunos defienden la evaluación selectiva, pues consideran que una mujer embarazada sin antecedentes familiares de diabetes y físicamente activa no es candidata a padecer de diabetes gestacional. Sin embargo, el consenso actual es evaluar a todas las mujeres porque, de lo contrario, una cantidad pequeña pero significativa de pacientes con diabetes gestacional quedaría sin identificar.

Todo el mundo coincide en que si la tolerancia a la glucosa permanece normal entre la semana 27 y la semana 31 del embarazo, no es necesario realizar más evaluaciones. (Si usted tuvo diabetes gestacional en un embarazo anterior, el médico le indicará estas pruebas mucho más temprano en el embarazo —posiblemente a partir de la semana 13.)

Las pruebas se realizan entre la semana 24 y la 28, y no se requiere preparación alguna. Usted ingiere 50 gramos de glucosa y una hora después le extraen una muestra de sangre intravenosa. Si su nivel de glucosa es inferior a 140, se considera normal. Si es superior a 140, es necesario realizar otros análisis antes de establecer un diagnóstico de diabetes gestacional, pues en muchos casos una glucosa de más de 140 no indica necesariamente que la mujer tiene diabetes. El análisis definitivo se hace como se indica a continuación:

- ✔ Durante tres días seguidos la mujer debe comer al menos 150 gramos de carbohidratos diarios, y mantenerse en ayunas por lo menos ocho horas antes de la prueba.

- ✔ La mujer ingiere 100 gramos de glucosa.

- ✔ El nivel de glucosa se mide antes del consumo de glucosa y después de una, dos y tres horas de ingerir la glucosa.

- ✔ Si dos o más de las muestras de sangre dan cifras superiores a las que aparecen en la Tabla 6-1, el médico establece un diagnóstico de diabetes.

Tabla 6-1	Niveles Elevados de Glucosa que Indican la Presencia de Diabetes Gestacional		
Antes	*1 Hora*	*2 Horas*	*3 Horas*
95 mg/dl (5,3 mmol/L)	180 mg/dl (10,0 mmol/L)	155 mg/dl (8,6 mmol/L)	140 mg/dl (7,8 mmol/L)

Identificar los riesgos para la madre y el bebé

Si usted ya padecía de diabetes o si desarrolla diabetes gestacional, debe tener en cuenta muchos factores relacionados con su salud y la de su bebé.

Cuando el nivel de glucosa se mantiene constantemente alto y no se atiende, las consecuencias son graves tanto para la madre como para el feto. Si la glucosa se mantiene alta en las primeras etapas del embarazo, el feto podría presentar *malformaciones congénitas* (anormalidades físicas que pueden poner en peligro la vida). En el tercer trimestre del embarazo es posible que el feto muestre *macrosomía* (feto anormalmente grande), lo que puede dar lugar a un parto prematuro o a lesiones en el bebé o la madre durante el alumbramiento.

Por qué ocurre la macrosomía

La *macrosomía*, o tamaño anormal del feto, tiene que ver con el nivel elevado de glucosa, grasas y aminoácidos presentes en la madre diabética en la segunda mitad del embarazo. Cuando estos niveles no disminuyen, el feto queda expuesto a altos niveles de dichas sustancias. Por consiguiente, el páncreas del feto comienza a producir insulina en etapas tempranas y a almacenar estos nutrientes extras.

El tamaño del feto aumenta en los lugares donde se almacena la grasa, como los hombros, el pecho, el abdomen, los brazos y las piernas. Los médicos tratan de adelantar el nacimiento de los bebés macrosómicos para facilitar el parto y evitar lesiones durante el alumbramiento. Sin embargo, aunque son grandes, estos bebés no han madurado completamente.

Cuando el padre tiene diabetes y la madre no, el bebé se desarrolla normalmente. El ambiente que rodea al feto determina el potencial de presentar anormalidades. Un alto nivel de glucosa en la sangre, alteraciones en las proteínas y las grasas causadas por el nivel elevado de glucosa, así como la pérdida de la sensibilidad a la insulina, explican los problemas.

Problemas en las primeras etapas del embarazo

La mayor preocupación de una mujer con diabetes pregestacional debe ser tener un buen control de la glucosa en el momento de la concepción. Los abortos espontáneos y las malformaciones congénitas son el resultado del control deficiente de la glucosa en el momento de la concepción y poco después. Tanto la glucosa alta como la glucosa baja pueden provocar malformaciones. (Para obtener más información sobre cómo controlar la diabetes, vea la Parte III.)

Una mujer que tiene un control deficiente de la diabetes presenta más problemas para quedar embarazada que una mujer con un buen control de la glucosa, lo que probablemente sea la razón principal de que el número de bebés con malformaciones congénitas no sea más alto.

La mujer que presenta diabetes mellitus gestacional no tiene que preocuparse de que su bebé tenga más probabilidades de nacer con malformaciones congénitas que el de una mujer no diabética. Esto se debe a que su nivel de glucosa en la sangre no comenzó a elevarse hasta después de la mitad del embarazo, mucho después de que los órganos importantes del bebé ya estaban formados.

Problemas en las etapas finales del embarazo

Tanto las mujeres con diabetes pregestacional como las que padecen de diabetes gestacional deben preocuparse por la posibilidad de tener un bebé demasiado grande. El tamaño del bebé no es proporcional. Las áreas que responden mejor a la insulina —donde se almacena la grasa del bebé— crecen más. (Para obtener más información, vea el recuadro "Por qué ocurre la macrosomía".)

Se considera que un bebé es grande cuando pesa más de 4 kilogramos u 8,8 libras al nacer. Recuerde que la mayoría de los bebés grandes son hijos de mujeres que no tienen diabetes. Su crecimiento es proporcional durante todo el embarazo, de manera que los hombros no están desproporcionados en comparación con la cabeza, y el parto no es complicado.

Cuidado de la diabetes durante el embarazo

Además de controlar su nivel de glucosa antes de salir embarazada, si usted padece de diabetes pregestacional es importante que haga lo siguiente:

- ✔ Suspenda el uso de medicamentos recetados que puedan dañar al bebé.
- ✔ Consulte a un médico para que determine el estado de sus ojos y sus riñones, de modo que tenga un punto de referencia para controlar daños en el futuro.
- ✔ Deje de fumar y de tomar bebidas alcohólicas.

Durante el embarazo es importante que logre un control más estricto del nivel de glucosa en la sangre que cuando no estaba embarazada. El feto absorbe rápidamente la glucosa que usted produce, por lo que el nivel de glucosa de usted es más bajo que de costumbre. Además, su organismo recurre a la grasa como fuente de energía a una velocidad mucho mayor, por lo que usted libera cetonas más rápidamente. El exceso de cetonas también puede dañar al feto. El metabolismo temprano de las grasas se conoce como *inanición acelerada*.

Control de la glucosa y las cetonas

Para mantener su glucosa en el nivel adecuado, es preciso que se haga las pruebas de glucosa más frecuentemente. Debe medirse el nivel de glucosa en la sangre antes de las comidas, antes de acostarse y, ocasionalmente, una hora después de comer. El objetivo es lograr niveles de glucosa como los que se muestran en la Tabla 6-2.

Tabla 6-2	Niveles Óptimos de Glucosa en la Sangre	
Ayunas y antes de las Comidas	*1 Hora después de Comer*	*2 Horas después de Comer*
Inferior a 95 mg/dl (5,3 mmol/L)	Inferior a 140 mg/dl (7,8 mmol/L)	Inferior a 120 mg/dl (6,7 mmol/L)

Estudios recientes han demostrado que la mujer embarazada debe prestarle particular atención a controlar el nivel de glucosa una hora antes de las comidas. Aunque la insulina se puede administrar en otras formas, además de la jeringuilla y la aguja (vea el Capítulo 10), varios estudios indican que el método de la jeringuilla y la aguja es tan efectivo para la mujer embarazada con diabetes como cualquier otro.

Usted también debe monitorear la presencia de cetonas en la orina, antes del desayuno y de la cena. Esto se hace colocando una tira de prueba debajo del chorro de orina. La tira indica la presencia de cetonas. Si el resultado da positivo, significa que usted no está ingiriendo suficientes carbohidratos y su cuerpo está entrando en un estado de inanición acelerada. La persistencia de esta condición no es buena para el feto.

Comer bien

La cantidad de libras que puede aumentar durante el embarazo depende del peso que usted tenía cuando quedó embarazada. Su IMC determina cuántas libras puede aumentar. Usted debe calcular su IMC (vea el Capítulo 3 si no recuerda bien cómo se hace). Si su IMC es normal, puede aumentar entre 25 y 35 libras. Sin embargo, si está pasada de peso, debe aumentar menos. Y si usted es obesa, no debe aumentar más de 17 ó 18 libras.

En el Capítulo 8 se explica todo lo que necesita saber sobre la dieta y la diabetes, pero como mujer embarazada con diabetes, usted tiene necesidades especiales:

✔ **Consumir diariamente entre 35 y 38 kilocalorías por kilogramo de peso ideal.** (En este libro empleo el término *kilocalorías*, en lugar de *calorías*, que es un término incorrecto.) Usted puede utilizar su estatura para calcular su peso corporal ideal (PCI). Como mujer, debe pesar 100 libras si mide 5 pies de estatura, más 5 libras por cada pulgada después de los 5 pies. Por ejemplo, el peso ideal para una mujer de 5 pies 4 pulgadas es 120 libras (ésta es una cifra *aproximada*, puesto que estamos hablando de un rango y no de un peso específico). Para convertir esa cifra a kilogramos, divida el total de libras entre 2,2. Luego multiplique el resultado por 35 para obtener la cantidad mínima de calorías que debe ingerir diariamente, y por 38 para calcular la cantidad máxima. Por lo tanto, si usted pesa 120 libras, esto equivale a 54,6 kilogramos. Y su consumo diario de alimentos debe estar entre 1.900 y 2.100 kilocalorías.

✔ **Consumir diariamente entre 1,5 y 2 gramos de proteínas por kilogramo de PCI.** Una mujer con un PCI de 54,6 kilogramos debe ingerir diariamente unos 110 gramos de proteínas. Como cada gramo de proteínas aporta 4 kilocalorías, 440 de las 2.100 kilocalorías diarias deben consumirse en forma de proteínas.

✔ **Entre el 50 y el 55 por ciento del total de kilocalorías diarias debe consumirse en forma de carbohidratos.** Si usted necesita aproximadamente 2.000 kilocalorías diarias, 1.000 de esas kilocalorías deben provenir de carbohidratos. Teniendo en cuenta que cada gramo de carbohidrato aporta 4 kilocalorías, al igual que en el caso de las proteínas, estamos hablando entonces de 250 gramos de carbohidratos al día.

✔ **El consumo de grasas debe ser inferior al 30 por ciento del total de kilocalorías diarias.** Basándonos en un consumo de 2.000 kilocalorías, 630 kilocalorías deben provenir de grasas. Si se tiene en cuenta que cada gramo de grasa aporta 9 kilocalorías, el consumo de grasas debe ser de 70 gramos diarios.

Para convertir los gramos de alimentos en cantidades de alimentos específicos, se necesitaría otro libro. Y como ya existe un libro excelente sobre el tema, le sugiero que lea *Nutrition For Dummies*, 4th edition, por Carol Ann Rinzler (Wiley), donde encontrará esa información.

✔ **Hacer tres comidas diarias, además de una merienda antes de dormir.** Esto es importante para evitar la inanición acelerada que ocurre cuando pasa demasiado tiempo entre la cena y el desayuno.

✔ **Mantener sus niveles de glucosa en ayunas y antes de las comidas por debajo de 95 mg/dl.** Una hora después de las comidas, su glucosa debe estar en menos de 140 mg/dl.

Además, usted debe tomar un buen compuesto de vitaminas y minerales. Una cantidad moderada de ejercicios también puede ser muy útil para controlar la glucosa en la sangre y para que se mantenga en excelente forma física durante el embarazo.

Exámenes para detectar defectos en el feto

Durante la semana 15 del embarazo se puede practicar un examen de sangre conocido como *análisis de alfafetoproteína en suero*. Esta prueba permite detectar defectos en el tubo neural del feto. En la semana 18, un ultrasonido puede mostrar cualquier malformación fetal. Al enviar una señal sonora al feto y captar la señal que regresa al equipo, el ultrasonido crea una imagen del bebé que muestra si hay alguna anomalía. Este examen es inocuo y ni la madre ni el feto sienten dolor.

Otro estudio que resulta muy útil en los casos de embarazos diabéticos, es el *monitoreo fetal sin estrés*. Un dispositivo que se coloca sobre el abdomen escucha los latidos del corazón del feto. Cuando el feto se mueve, la frecuencia cardíaca normalmente aumenta en unos 15 a 20 latidos por minuto. Esto debe ocurrir al menos tres veces en un período de 20 minutos.

Atender los problemas de la diabetes gestacional

Si su diabetes es gestacional, no tiene que preocuparse por las malformaciones congénitas, pero sí debe evitar la macrosomía. Usted debe seguir el mismo régimen de dieta que una mujer con diabetes pregestacional, y recurrir a la insulina si la dieta estricta no es suficiente para mantener el nivel de glucosa en ayunas en menos de 105, el nivel de glucosa una hora después de comer en menos de 155, o el nivel de glucosa dos horas después de comer en menos de 130. No debe utilizar medicamentos antidiabéticos orales pues estos pueden dañar al feto. Probablemente su régimen de insulina sea más simple que el de una mujer con diabetes pregestacional pues el páncreas de usted puede producir insulina por sí mismo. Si está utilizando insulina, dejará de hacerlo en el momento del parto.

En el caso de las mujeres con diabetes gestacional no es necesario practicar un ultrasonido al inicio del embarazo, a menos que su médico sospeche que usted ya padecía de diabetes. Durante la semana 38, el ultrasonido puede mostrar si existe macrosomía fetal. En ese caso, el médico probablemente opte por la cesárea, es decir, el bebé se extraerá a través de una incisión en la pared abdominal y luego en el útero.

El parto

Para una mujer con diabetes lo ideal es dar a luz a las 39 semanas del embarazo, cuando el bebé ya ha madurado completamente. Si la madre no entra en trabajo de parto de forma espontánea, el médico usualmente lo induce.

Si usted ha utilizado insulina durante el embarazo, después del parto las enfermeras verificarán su nivel de glucosa en la sangre cada cuatro horas. El nivel de glucosa debe mantenerse entre 70 y 120 mg/dl, utilizando insulina si fuese necesario. En este caso se emplea insulina de corta duración, en la dosis necesaria, en lugar de dosis grandes de insulina de larga duración, que permanece en el torrente sanguíneo aun cuando usted ya no la necesite.

Atender su salud después del embarazo

Si usted amamanta a su bebé, lo cual es muy buena idea, debe consumir aproximadamente 300 kilocalorías más que lo que necesita usualmente. Y no puede usar medicamentos orales para la diabetes porque estos pasan al bebé a través de la leche materna. Si desea aprender más sobre la lactancia materna, consulte el libro *Breastfeeding For Dummies*, escrito por Sharon Perkins y Carol Vannais (Wiley).

En las mujeres con diabetes gestacional, la enfermedad usualmente desaparece después del parto. Sin embargo, las mujeres que desarrollan diabetes gestacional tienen un riesgo mucho mayor de presentar diabetes en algún momento de la vida. Si durante el embarazo su nivel de glucosa en ayunas es superior a 130, el riesgo de desarrollar diabetes nuevamente oscila entre el 75 y el 90 por ciento.

Si usted tuvo diabetes gestacional, debe hacerse un examen de tolerancia a la glucosa de 6 a 12 semanas después del parto y, si no le detectan diabetes, una vez al año.

Existen varios factores que predisponen a la mujer con diabetes gestacional a desarrollar diabetes en el futuro. Algunos de estos factores no pueden modificarse, como ocurre con los siguientes:

- **Origen étnico:** Ciertos grupos étnicos, como los mexicoamericanos, los indios estadounidenses, americanos de origen asiático y afroamericanos presentan mayor predisposición.

- **Peso antes del embarazo:** Las mujeres que ya tenían un peso elevado antes de quedar embarazadas presentan mayor riesgo.

- **Cantidad de embarazos:** A mayor cantidad de embarazos, mayor es el riesgo.

- **Antecedentes familiares de diabetes:** Si en su familia hay casos de diabetes, usted tiene mayor riesgo.

- **Niveles elevados de glucosa en la sangre durante el embarazo:** Cuanto más elevado haya sido el nivel de glucosa en la sangre, mayor es el riesgo.

Por otra parte, usted sí puede reducir algunos de los factores de riesgo:

- **Aumento de peso en el futuro:** Aumente menos de peso en sus próximos embarazos.

- **Embarazos futuros:** Tenga menos hijos.

- **Actividad física:** Incremente su actividad física.

- **Consumo de grasa:** Reduzca la cantidad de grasa que ingiere.

- **Hábito de fumar y uso de ciertas drogas:** Deje de fumar y no use drogas.

Las mujeres que tuvieron diabetes gestacional pueden usar anticonceptivos con bajas dosis de estrógeno y progesterona para no quedar embarazadas. Ni estos medicamentos ni los tratamientos con hormonas de reemplazo después de la menopausia incrementan los riesgos de padecer de diabetes en el futuro. Por el contrario, pueden disminuir el riesgo y reducir los niveles de glucosa en la sangre en aquellas personas que ya padecen de diabetes. Las mujeres con diabetes tipo 1 y tipo 2 pueden tomar los mismos medicamentos.

Algo similar ocurre con las mujeres posmenopáusicas. Los resultados de un estudio publicado en octubre del 2003 en *Diabetes Care* indicaron que el uso de estrógenos (con o sin progestina) en mujeres con diabetes permitió la reducción de la incidencia de enfermedad de la arteria coronaria. Éste fue un hallazgo importante, si se tiene en cuenta que las mujeres con diabetes presentan un alto riesgo de padecer de enfermedad de la arteria coronaria.

Otro estudio importante reveló que las mujeres que siguen un tratamiento con hormonas de reemplazo logran controlar mejor el nivel de glucosa en la sangre que aquellas que no tienen ese tipo de tratamiento. Lo anterior fue publicado en julio del 2001 en *Diabetes Care*.

Concentrarse en la salud de su bebé

El conocimiento cada vez más profundo de cómo la diabetes actúa durante el embarazo ha permitido una reducción considerable de las malformaciones fetales, así como de los casos de macrosomía y las complicaciones durante el parto. Desafortunadamente muchas mujeres diabéticas no tienen un control estricto de la glucosa cuando quedan embarazadas, por lo que aún se presentan casos de malformaciones. Si el médico detecta una malformación obvia en el bebé recién nacido, es importante que investigue si existen otras malformaciones.

Además, tenga en cuenta que el feto tuvo que producir gran cantidad de insulina para hacerle frente a la glucosa materna que le llegaba a través de la placenta. Con el nacimiento, el suministro de glucosa materna cesa de pronto, pero el alto nivel de insulina fetal continúa presente por un tiempo. Durante las primeras cuatro a seis horas de nacido el bebé podría sufrir de hipoglucemia. Tal vez muestre sudoración y luzca nervioso o, incluso, podría presentar convulsiones. Es necesario hacerle análisis de glucosa cada una hora hasta que la glucosa se encuentre estable, y continuar haciéndole análisis cada cierto intervalo durante las primeras 24 horas.

Además de hipoglucemia, el bebé puede presentar otras complicaciones inmediatamente después de nacer:

✔ **Síndrome de insuficiencia respiratoria:** Este problema respiratorio se presenta cuando el bebé nace antes de tiempo, sin embargo, afortunadamente es un trastorno que responde bien al tratamiento. Su incidencia es poco común cuando la madre recibe un buen cuidado prenatal.

✔ **Nivel de calcio bajo acompañado de temblores y, posiblemente, convulsiones:** Al bebé se le administra calcio hasta que su propio organismo pueda encargarse de ello. Por lo general este trastorno es provocado por el nacimiento prematuro.

✔ **Nivel de magnesio bajo:** Los síntomas son iguales a los que se presentan cuando el nivel de calcio es bajo. Este trastorno también es provocado por el nacimiento prematuro.

✔ **Policitemia:** Este trastorno, caracterizado por la presencia de una cantidad excesiva de glóbulos rojos, ocurre por razones aún desconocidas. El tratamiento consiste en extraer una parte del volumen de sangre del bebé. La cantidad de sangre que se extrae depende del exceso específico de glóbulos rojos.

✔ **Hiperbilirrubinemia:** Este trastorno se presenta cuando el organismo descompone excesivamente los glóbulos rojos. Para su tratamiento se utiliza terapia con luz.

✔ **Síndrome del colon izquierdo perezoso:** Este trastorno ocurre por razones desconocidas y se presenta como una obstrucción intestinal que se resuelve sola.

Si el bebé está expuesto a niveles altos de glucosa y de cetonas durante el embarazo, es posible que muestre inteligencia disminuida. Esto no resulta evidente en el momento de nacer, pero se descubre con posterioridad.

El bebé macrosómico de una madre diabética que no controló bien sus niveles de glucosa, usualmente pierde la grasa alrededor del primer año de vida. A partir de los 6 y hasta los 8 años, sin embargo, el niño tiene mayor tendencia a ser obeso. Controlar la glucosa en la sangre de la gestante podría prevenir que en el futuro su hijo presente obesidad e incluso diabetes.

Identificar el Síndrome de Ovario Poliquístico

El síndrome de ovario poliquístico (SOP) causa trastornos menstruales en el 5 por ciento o más de las mujeres en etapa reproductiva. Este trastorno tiende a ser hereditario. Las mujeres que sufren esta alteración presentan problemas para salir embarazadas y tienen excesiva cantidad de vellos en el rostro, los brazos, las piernas y partes del cuerpo donde normalmente las mujeres no presentan vellos. Además, padecen de acné y de problemas de obesidad.

El hallazgo sorprendente en el caso del SOP es que estas mujeres también presentan resistencia a la insulina y tienen niveles elevados de insulina incluso cuando no son obesas. El nombre del síndrome se debe a que los primeros casos de SOP se asociaron con múltiples quistes ováricos. Y aunque más recientemente esa ha dejado de ser la característica más destacada del trastorno, el nombre se quedó así.

Las mujeres que padecen de SOP presentan niveles altos de *andrógenos*, que son hormonas masculinas. Los estudios demuestran que los andrógenos provocan disminución de la sensibilidad a la insulina cuando se administran a mujeres que no tienen SOP.

El principal riesgo que enfrenta una mujer con SOP, dejando a un lado la infertilidad, es la incidencia de intolerancia a la glucosa y diabetes tipo 2, así como diabetes gestacional. Además, al igual que los pacientes con síndrome metabólico (vea el Capítulo 5), estas mujeres tienen mayor riesgo de padecer de presión arterial alta, problemas de colesterol y enfermedades cardiovasculares.

El tratamiento más efectivo para las pacientes con SOP consiste en realizar cambios en el estilo de vida. Perder peso y practicar ejercicios a menudo permite revertir el trastorno y prevenir el desarrollo de diabetes. En el pasado, los médicos han indicado anticonceptivos orales cuando las pacientes no mejoran con los cambios en el estilo de vida. Sin embargo, los anticonceptivos orales no ayudan a recuperar la fertilidad, que en la mayoría de los casos es el objetivo principal del tratamiento. No obstante, estos se pueden utilizar para controlar los otros síntomas, como el acné y el exceso de vellos. Medicamentos que promueven la sensibilidad a la insulina, como la metformina, rosiglitazona y pioglitazona (vea el Capítulo 10) han resultado muy efectivos para tratar todas las características del síndrome.

Además de los anticonceptivos orales, cualquier tratamiento que sea efectivo para reducir el acné, la vellosidad excesiva y la disminución de la sensibilidad a la insulina característicos del SOP, también hace que la mujer sea más propensa a quedar embarazada. Pero si no desea salir embarazada, tanto ella como su pareja tienen que tomar las precauciones necesarias.

Parte III

Control de la Diabetes: "Salir Adelante con la Diabetes", un Plan de Vida

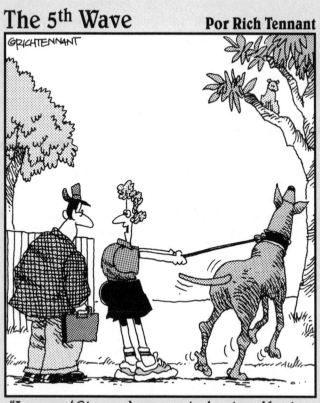

The 5th Wave

Por Rich Tennant

"Le puse 'Glucosa' porque todos los días la tengo que mantener bajo control."

En esta parte . . .

¿*E*s posible padecer de diabetes y estar más saludable que otras personas que no son diabéticas? En esta parte demuestro que la respuesta es "sí". Mientras otros mantienen hábitos negativos que conducen a enfermedades y quizás a la muerte prematura, usted puede aprender exactamente qué tiene que hacer para convivir con la diabetes y también para salir adelante con la diabetes. Los pasos que necesita dar son simples y básicos. Mientras lee estas líneas probablemente se pregunte: "¿Por qué no pensé en eso antes?"

En esta parte hablo de los productos más novedosos para el control de la diabetes. Lo ayudo en la complicada tarea de elegir una dieta, y le presento la idea de caminar al menos 10.000 pasos diarios. También me refiero a los últimos medicamentos que han salido al mercado y explico cómo usarlos.

Otro propósito de esta tercera parte es mostrarle que muchas personas —incluso algunas en las que tal vez no haya pensado— están a su alcance para ofrecerle la información que usted necesita.

Capítulo 7

Control de la Glucosa y Otras Pruebas

*A*hora empieza la diversión. Si leyó la Parte II, habrá descubierto todas las cosas malas que nunca le ocurrirán gracias a que va a poner en práctica las importantes recomendaciones de éste y los próximos cinco capítulos. Desde luego, tendrá que tomarse algunas molestias y gastar unos cuantos dólares, pero usted lo vale.

No sólo eso, sino que además usted está entre los diabéticos más afortunados que jamás hayan vivido. La mayor parte de los productos y tratamientos que abordo en esta parte no existían hace 25 años. Y los nuevos productos que vienen en camino lo dejarán pasmado (pero no permita que el asombro le haga perder el sentido, porque va a necesitarlo).

¿Qué debo hacer para que usted aproveche estos grandes adelantos? En el álbum *El hombre de 2.000 años*, Carl Reiner le pregunta a Mel Brooks: "Dígame, señor, ¿cuál era el medio de locomoción hace 2.000 años?" Brooks dice: "¿Qué quiere decir con locomoción?" Reiner explica: "¿Qué les permitía moverse con rapidez de un lugar a otro?" Brooks responde: "El miedo".

No escribí la Parte II con la intención de atemorizarle, pero si funciona de esa manera, está bien. En este capítulo, descubrirá todo lo que necesita para poner la diabetes donde le corresponde. Averiguará cómo está controlando el nivel de glucosa en la sangre, si en estos momentos ya están apareciendo algunas complicaciones, y qué cambios necesita en su terapia para revertir o retrasar el avance de esas complicaciones.

Probando, Probando: Análisis que Necesita para Estar Saludable

Su médico (y también usted, si es posible) debe llevar a cabo determinados procedimientos, según el siguiente programa:

- ✔ Evaluar el nivel de glucosa en la sangre en cada visita. (Vea la sección "Control de la Glucosa en la Sangre: Imprescindible", en este capítulo.)

- ✔ Revisar el nivel de hemoglobina A1c cuatro veces al año si usa insulina, y dos veces al año si no la usa. (Vea la sección "Vigilancia de la Glucosa a Largo Plazo: Hemoglobina A1c", en este capítulo.)

- ✔ Determinar una vez al año si hay microalbuminuria. (Vea la sección "Prueba de Daño Renal: Microalbuminuria", en este capítulo.)

- ✔ Una vez al año, el oftalmólogo debe hacerle un examen de los ojos con la pupila dilatada. (Vea la sección "Revisión de Problemas en los Ojos", en este capítulo.)

- ✔ Solicite que le revisen los pies en cada visita. (Vea la sección "Examen de los Pies", en este capítulo.)

- ✔ Deben realizarle un examen índice tobillo-brazo por lo menos cada cinco años. (Vea la sección "Examen de los Pies", en este capítulo.)

- ✔ Deben hacerle un perfil de lípidos una vez al año. (Vea la sección "Vigilancia del Colesterol y Otras Grasas", en este capítulo.)

- ✔ Deben medirle la presión arterial en cada visita. (Vea la sección "Medir la Presión Arterial", en este capítulo.)

- ✔ Deben verificar su peso en cada visita. (Vea la sección "Verificar Su Peso y Su IMC", en este capítulo.)

Estas pruebas son las normas mínimas para el cuidado adecuado de la diabetes. Si se halla una anomalía, se incrementa la frecuencia de los análisis para verificar la respuesta al tratamiento.

En realidad, ¿cómo les va a los médicos en la atención de los diabéticos? Un estudio reciente fue revelador. El estudio contempló cinco normas de cuidado: autoanálisis del nivel de glucosa en la sangre; análisis de hemoglobina A1c; un mínimo de cuatro visitas al médico al año si el paciente recibe insulina, y dos si no la recibe; un examen anual de los ojos, con la pupila dilatada, y un examen de los pies en cada visita.

Los resultados fueron (tristemente) los siguientes:

- ✔ Sólo el 3 por ciento de los pacientes que usan insulina, y el 1 por ciento de los que no la usan, cumplieron con las cinco normas.

- ✔ Uno de cada cinco diabéticos no se mide la glucosa en la sangre.

- ✔ Tres de cada cuatro diabéticos nunca ha oído hablar de la hemoglobina A1c.

- ✔ Uno de cada cuatro diabéticos ni siquiera va al médico una vez al año.

- ✔ Dos de cada cinco diabéticos nunca se han hecho un examen de los pies ni un examen de los ojos con la pupila dilatada.

Otro estudio publicado en marzo del 2001 en la revista *Ophthalmalogy* se centró específicamente en el examen anual de los ojos con la pupila dilatada. De las 2.308 personas entrevistadas, 813 (el 35 por ciento) no habían seguido en el último año las instrucciones sobre el cuidado de la vista, que requieren un examen con la pupila dilatada.

En la revista *Stroke* de febrero del 2000, un artículo indicó que aunque comúnmente la presión arterial de los pacientes excedía las cifras recomendadas después de un ataque cerebral, la presión arterial era particularmente muy alta entre los pacientes con diabetes.

Queda mucho por hacer. Y de eso es de lo que se trata este capítulo.

Control de la Glucosa en la Sangre: Imprescindible

La insulina se extrajo y se usó por primera vez hace más de 80 años. Desde esa época, nada ha mejorado tanto la vida de los diabéticos como poder medir su nivel de glucosa con una gota de sangre.

Antes del automonitoreo de la glucosa, los análisis de orina eran la única forma de determinar si el nivel de glucosa en la sangre era alto, pero esos análisis no indicaban si era bajo. El análisis de orina para medir la glucosa es inútil para controlar el nivel de glucosa en la sangre y, de hecho, proporciona una información engañosa. Los miles de trabajos investigativos publicados antes de 1980, que usaban los análisis de orina para medir la glucosa, no tienen ningún valor y se deberían quemar. (Sin embargo, los análisis de orina para determinar otras cosas, como la presencia de cetonas y proteínas, pueden ser útiles.)

Hoy se usan básicamente dos clases de tiras de prueba. Ambas requieren que la glucosa presente en una gota de sangre reaccione con una enzima. En uno de los casos la reacción produce un color en la tira. Un medidor lee la cantidad de color para dar una lectura del nivel de glucosa. En el caso de la otra tira, la reacción produce electrones, y un medidor convierte la cantidad de electrones en una lectura del nivel de glucosa.

Entre las primeras cosas que se descubrieron cuando se hizo posible practicar análisis frecuentes de la glucosa en la sangre, fue que una persona con diabetes, incluso si se esfuerza por controlar su nivel de glucosa, puede experimentar gran variación en el nivel de glucosa en un período relativamente corto. Esto ocurre especialmente en relación con las comidas, pero las variaciones pueden ocurrir incluso en el período antes del desayuno. Por eso resulta necesario repetir las pruebas varias veces.

¿Con qué frecuencia debe hacerse una prueba?

La frecuencia de las pruebas la determina el tipo de diabetes que tiene, la clase de tratamiento que está recibiendo, y el nivel de estabilidad de la glucosa en la sangre.

✔ **Si tiene diabetes tipo 1 o tipo 2 y está tomando insulina, debe hacerse un análisis antes de cada comida y antes de acostarse.** La razón es que usted debe usar constantemente esta información para ajustar su dosis de insulina. Aunque piense que su control es excelente, no puede saber cuál es el nivel de glucosa en la sangre sin un análisis, a menos que esté hipoglucémico. A mis pacientes les pido que hagan esta prueba: primero deben adivinar cuál es su nivel de glucosa y después, hacerse el análisis. Solamente se acercan a la cifra correcta menos del 50 por ciento de las veces. Ese grado de precisión no es suficiente para un buen control de la glucosa.

Las personas con diabetes tipo 1 deben hacerse pruebas ocasional-mente una hora después de una comida y durante la madrugada, para ver hasta dónde sube el nivel de glucosa después de comer y si baja demasiado en las horas de la madrugada. Estos resultados sirven de guía a usted y a su médico para hacer las modificaciones necesarias.

✔ **Si tiene diabetes tipo 2 y toma píldoras o sólo sigue un régimen de dieta y ejercicios, hacerse la prueba dos veces al día (antes del desayuno y de la cena) le da la información necesaria para medir la efectividad del tratamiento.** Esto es suponiendo que su condición se encuentra bastante estable, de acuerdo con los resultados de sus análi-sis de glucosa en la sangre, mayormente buenos (entre 80 a 120 mg/dl), y de la hemoglobina A1c (a la que me refiero más adelante en este capí-tulo). Incluso pido a mis pacientes más estables que se hagan la prueba sólo una vez al día, alternando una prueba antes del desayuno con una antes de la cena en días consecutivos. Cualquier frecuencia de pruebas menor no es suficiente para saber cómo está el control.

✔ **Si está embarazada, vea las recomendaciones para pruebas, que ofrezco en el capítulo 6.** Supongo que esté dispuesta a hacerse las prue-bas varias veces al día, para que su feto sea lo más sano posible.

La prueba de glucosa en la sangre puede ser útil en muchos otros momentos del día:

✔ Si come algo fuera de su dieta y quiere probar el efecto que esto tiene en su nivel de glucosa, hágase una prueba.

✔ Si va a hacer ejercicios, una prueba de glucosa le puede indicar si nece-sita comer antes de empezar los ejercicios, o si puede usar el ejercicio para bajar el nivel de glucosa.

✔ Si su diabetes se encuentra temporalmente inestable y va a manejar, puede hacerse una prueba antes de ponerse al volante para asegurarse de que no está al borde de la hipoglucemia.

Nadie le va a dar una calificación de acuerdo con los resultados de sus pruebas de glucosa. El cuerpo humano tiene demasiadas variaciones para pretender que las pruebas den igual cada vez que uno toma el mismo medicamento, hace el mismo ejercicio, come de la misma forma y se siente emocionalmente igual. Si la persona que le revisa las pruebas considera que un resultado anó-malo es algo malo, no entiende lo que acabo de explicar. Tal vez usted deba buscar a alguien que sí lo entienda.

Recuerde que la prueba del nivel de glucosa en la sangre que se hace ocasional-mente en la consulta del médico tiene poco o ningún valor para comprender el cuadro completo de su control de la glucosa. Es como tratar de visualizar una pintura completa de Seurat (que pintaba con puntos de colores) mirando un solo punto del lienzo.

Usando una lanceta

Para obtener la gota de sangre que se necesita para la prueba de glucosa, hay que usar un dispositivo con un muelle, que contiene una lanceta filosa. Usted empuja el botón del dispositivo, y la lanceta sale y le pincha el dedo.

Un producto que parece ser menos doloroso que los demás es el Softclix Lancet Device (Dispositivo con Lanceta Softclix), que le permite seleccionar entre once medidas de profundidad, de modo que no tenga que pincharse el dedo más profundo de lo necesario. El dispositivo usa su propio tipo de lanceta, algo más cara que las demás que hay en el mercado. Becton Dickinson fabrica otra lanceta, llamada BDGenie Lancet, que funciona como una lanceta y un dispositivo de punción, todo en uno. Produce menos dolor y cuesta un poco menos que otros dispositivos a la venta. Becton Dickinson también fabrica las lancetas más delgadas del mercado, llamadas BD Ultra-Fine 33 Lancets.

Un nuevo dispositivo, llamado Lasette Plus, ya está a la venta para uso personal (con una receta del médico), para consultas médicas y para laboratorios. Penetra el dedo sin dolor y sin usar objetos puntiagudos. Lasette Plus es un producto fabricado por Cell Robotics, Inc., de Albuquerque, Nuevo México (800-846-0590).

Aunque no tiene que ponerse alcohol en los dedos, sí deben estar limpios. (Mis pacientes, en conjunto, se han pinchado los dedos millones de veces y nunca he sabido de ninguno que haya sufrido una infección por ese motivo.) Use el costado de su dedo, evitando las yemas, que son las partes más sensibles y que no debe lastimarse especialmente si usa un teclado con frecuencia. Cambie de dedo a menudo, para que ningún dedo quede muy sensible.

Recuerde que nunca debe darle una lanceta usada a nadie. Cada lanceta sólo dura para unos pocos pinchazos y debe desecharse en un *envase especial para agujas*, de modo que nadie se pinche accidentalmente. En las farmacias venden envases para agujas.

¿Cómo se hace la prueba?

Si todavía no tiene un medidor del nivel de glucosa en la sangre, no deje de revisar la siguiente sección. Todos los medidores requieren una gota de sangre, casi siempre del dedo (vea el recuadro "Usando una lanceta"). La sangre se coloca en una parte específica de una tira de prueba y se espera el tiempo suficiente, generalmente entre cinco segundos y un minuto, para que ocurra una reacción. Algunas tiras le permiten agregar más sangre en 30 segundos si la cantidad es insuficiente. En menos de un minuto, el medidor lee el producto de esa reacción, que se determina por la cantidad de glucosa en la muestra de sangre.

Recuerde los siguientes consejos cuando se haga la prueba de la glucosa:

✔ **Si le resulta difícil obtener la gota de sangre, colóquese una banda de goma en el punto donde el dedo se une a la mano.** El flujo de sangre lo sorprenderá. Quítese la banda de goma antes de que ocurra una gran hemorragia (no se preocupe, es una broma).

✔ **Usar sangre de otras partes del cuerpo para hacerse una prueba por lo general da resultados confiables, excepto una hora después de comer o inmediatamente después de hacer ejercicios.**

✔ **Algunos medidores usan sangre total, y otros la parte líquida de la sangre, llamada *plasma*.** En el laboratorio, la prueba de glucosa la hacen con el plasma. El valor de la sangre total es un 12 por ciento menor que el valor del plasma, así que es importante saber cuál se está midiendo. Las diversas recomendaciones para niveles apropiados de glucosa son valores del plasma a menos que se indique específicamente otra cosa. La mayoría de los medidores más nuevos están calibrados para dar lecturas del plasma, pero revise el suyo para estar seguro.

✔ **Los estudios han demostrado que las tiras de prueba que se guardan sueltas dentro de un frasco se deterioran rápidamente si el frasco se deja abierto.** No olvide cerrar el frasco. Dos horas en contacto con el aire son suficientes para arruinar las tiras. Las tiras que vienen envueltas individualmente no tienen este problema.

✔ **No deje que otros usen su medidor.** Los resultados de sus pruebas se mezclarán con los de las suyas cuando se descarguen en una computadora. Además, invariablemente siempre queda algo de sangre en el medidor, lo que puede ser una fuente de infección.

Cómo Escoger un Medidor de la Glucosa

En la actualidad hay tantos medidores en el mercado que uno no sabe cuál va a elegir. Un factor que no debe tener gran peso en su decisión es el precio del medidor. La mayoría de los fabricantes le darán el medidor prácticamente gratis con tal de que se vea obligado a comprarles sus tiras de prueba. Cada fabricante produce una tira de prueba diferente, que no se puede usar en otros dispositivos. Algunos hasta hacen una tira distinta para cada máquina que fabrican.

Como los medidores son tan baratos y la ciencia cambia tan rápidamente, debe comprar un medidor nuevo cada uno o dos años para contar con el equipo más avanzado. El costo de las tiras de prueba suele ser más o menos igual para todos los medidores, de manera que esto tampoco debe ser un factor importante al decidir cuál va a comprar.

Otro aspecto que no debe preocuparle es la precisión de las diversas máquinas. Todas tienen un grado de precisión aceptable para controlar su diabetes. Sin embargo, recuerde que no tienen la exactitud de un laboratorio. El grado de precisión de los medidores es de más o menos 10 por ciento, comparados con el laboratorio.

Factores que pueden influir en su compra

Es posible que su médico prefiera un medidor específico porque a través de un programa de computadora puede descargar los resultados de las pruebas y mostrarlos en una forma específica. Esto es muy útil para decidir cómo modificar su tratamiento con el propósito de que pueda controlar mejor su nivel de glucosa.

El medidor que compre debe registrar la hora y la fecha, para que esa información quede guardada junto con el resultado de la prueba. Asegúrese de que la memoria permita almacenar por lo menos 100 lecturas de glucosa, si se hace la prueba cuatro veces al día. Con esa frecuencia, 100 lecturas representan 25 días de pruebas.

No compre un medidor que no permita descargar los resultados a un sistema de manejo de datos por computadora. Cuando vaya a la consulta de su médico, lleve el medidor para que él o un asistente pueda descargar los resultados de sus pruebas de glucosa y evaluarlos con la ayuda de un sistema de manejo de datos. Evaluar páginas de lecturas de glucosa anotadas en una libreta es prácticamente imposible.

Es posible que su compañía de seguros solamente le autorice un medidor específico, y en ese caso tal vez no tenga otra opción.

Hágase las siguientes preguntas antes de decidirse por un medidor:

- ✔ Si lo va a usar un niño pequeño, ¿podrá usar con facilidad el medidor y las tiras?
- ✔ ¿Utiliza baterías comunes o caras y difíciles de conseguir?
- ✔ ¿El medidor tiene una memoria que usted y su médico pueden revisar?
- ✔ ¿La información guardada en el medidor se puede descargar a un programa de computadora?
- ✔ ¿El costo de las tiras de prueba es razonable?

Información sobre distintos medidores

En realidad hay cuatro grandes empresas en el campo de los medidores y unas cuantas menores. Entre todas, fabrican más de 25 máquinas. Como es usual en el mundo de los negocios, han ocurrido fusiones y adquisiciones, y seguirán ocurriendo, de manera que el sector se reduce. Probablemente sea acertado elegir a una de las cuatro grandes compañías que describo en las siguientes secciones, a menos que una compañía menor presente un producto irresistible. Las tiras para los medidores de las compañías más importantes se venden en todas partes, y las compañías suelen dar un servicio excelente si tiene un problema con el equipo.

¿Quiere saber qué uso en mi consulta? Todos mis pacientes usan el medidor Compact de Accu-Chek o uno de los otros medidores de Roche Diagnostics que trabajan con el mismo sistema de manejo de datos. El Compact usa sangre total, no plasma. Me gusta porque tiene un tambor que contiene 17 tiras de prueba, que permanecen envueltas hasta que se usan. También permite añadir sangre si la gota inicial no es suficiente. Y, sobre todo, es muy rápido y preciso.

Abbott Laboratories

Abbott Laboratories compró a MediSense Company, la primera en fabricar y vender estos medidores. La compañía, que tiene una de las garantías más prolongadas en sus medidores (cuatro años), resuelve los problemas con rapidez. Las baterías son permanentes, a menos que se indique otra cosa, y duran para 4.000 pruebas. Cuando se agotan, la compañía reemplaza el medidor.

- **Precision QID:** Este medidor es muy pequeño, requiere poca sangre y permite añadir sangre en 30 segundos si es necesario. Se comunica con un *software* de control de la diabetes, a través de un puerto de datos, y guarda un máximo de 125 resultados. No se puede ver la fecha y la hora de los resultados en el equipo, pero esos datos aparecen cuando se descarga la información.

- **Precision Sof-Tact:** Este medidor está diseñado para hacer la prueba en distintas áreas del cuerpo. Usted se pone el medidor en el brazo, por ejemplo, y oprime un botón. El medidor crea un vacío, pincha el brazo, lleva la sangre a la tira y el resultado está listo en 20 segundos. Le permite promediar los niveles de glucosa registrados en una, dos y cuatro semanas, y la memoria, con capacidad para 450 lecturas, se puede descargar a un sistema de manejo de datos. Es un medidor algo grande.

- **Precision Xtra:** Este medidor tiene un aspecto similar al Precision QID, pero permite mediciones tanto de cetonas como de glucosa en la sangre. Al igual que el Sof-Tact, puede calcular valores promedio y almacena la misma cantidad de lecturas que éste.

Bayer Healthcare LLC

Bayer Healthcare LLC, que es una división del Grupo Bayer (una compañía alemana), vende los siguientes medidores en los Estados Unidos. Los medidores son precisos y tienen la garantía más duradera de la industria (cinco años). Usted mismo puede cambiar las baterías en casa. Estos medidores son descendientes de algunos de los primeros que salieron al mercado. Todos permiten hacerse la prueba en distintas áreas del cuerpo.

- **Ascensia Breeze:** El Breeze usa un cartucho de 10 pruebas que calibra el medidor. El equipo guarda el resultado de 100 pruebas. Es similar al DEX 2 (ver el último punto de esta sección) pero no tiene la capacidad de calcular promedios en el propio equipo.

- **Ascensia Elite:** Este medidor usa tiras que requieren poca sangre, y el equipo absorbe la sangre en lugar de que usted tenga que colocar la gota en la punta de la tira. Esto facilita su uso por parte de niños pequeños. Sin embargo, probablemente a los niños les sea complicado abrir la envoltura de papel de aluminio que traen las tiras. Este medidor no tiene puerto de datos para el *software* de control de la diabetes, y por esa razón no lo recomiendo.

- **Ascensia Elite XL:** Este medidor es similar al Elite pero puede guardar el resultado de 120 pruebas y sí tiene puerto de datos para un *software* de control de la diabetes.

- **Ascensia DEX 2:** Este medidor proporciona un cartucho de 10 pruebas que sustituye a las tiras. El cartucho calibra el medidor. Almacena 100 pruebas y puede calcular promedios. Las pruebas se pueden descargar a un *software* de control de la diabetes. Este medidor absorbe la sangre por acción capilar, como el Elite.

Roche Diagnostics

Roche Diagnostics, que antes no vendía medidores, se fusionó con Boehringer Mannheim y ahora vende los de ellos. Las baterías de estos dispositivos se pueden cambiar en la casa.

- **Accu-Chek Complete:** Este medidor funciona con un *software* de control de la diabetes. Tiene gran capacidad de memoria, por lo que almacena hasta 1.000 lecturas del nivel de glucosa en la sangre, y también puede registrar otra información, como dosis de insulina y consumo de carbohidratos. Requiere una muestra diminuta de sangre y puede generar estadísticas y gráficos en la propia pantalla. Viene con instrucciones en español y un número de teléfono para hablar con un representante en español.

- **Accu-Chek Advantage:** Este medidor también funciona con un *software* de control de la diabetes pero sólo almacena 100 lecturas del nivel de glucosa en la sangre. Usa una tira de prueba que tarda 40 segundos, pero no requiere limpiarla ni secarla, y toma la sangre por acción capilar.

- **Accu-Chek Compact:** Este medidor usa un tambor de 17 pruebas que no requiere tira de prueba ni calibración. Los resultados aparecen en 15 segundos, y el medidor tiene una memoria con capacidad para 100 pruebas, que se puede descargar a un *software* de control de la diabetes. La prueba se puede hacer en distintas áreas del cuerpo.

- **Accu-Chek Active:** Este medidor usa una muestra diminuta de sangre y da el resultado en cinco segundos. Tiene una memoria con capacidad para 200 lecturas, que se puede descargar a un *software* de control de la diabetes. Se puede usar en otros lugares del cuerpo aparte de los dedos.

- **Accu-Chek Voicemate:** Este medidor es para las personas con deficiencias visuales. Identifica el tipo de insulina que se utiliza, guía al usuario mediante mensajes de voz y luego se escucha el resultado. Usa las tiras de prueba Comfort Curve, que obtienen la sangre por acción capilar, y los resultados se pueden descargar a un *software* de control de la diabetes.

Roche también fabrica un *software* para diabéticos llamado Accu-Chek Compass, que ayuda a los pacientes a controlar mejor la diabetes a través de informes y resúmenes de las pruebas de glucosa.

LifeScan

Johnson & Johnson compró LifeScan, que tiene varios medidores que compiten entre sí. La compañía es muy confiable, y atiende los problemas en un lapso de 24 horas. Las baterías de los medidores de LifeScan se pueden reemplazar en casa.

- **One Touch FastTake:** Este medidor tiene un puerto de datos para comunicación con un *software* de control de la diabetes, y una memoria con capacidad para 150 pruebas. El resultado de la prueba se conoce en sólo 15 segundos, y puede darle el promedio de 14 días de lecturas.

- **One Touch SureStep:** Como el FastTake, este medidor tiene memoria con capacidad para 150 pruebas. Calcula promedios de lectura y cuenta con un puerto de datos para comunicación con un *software* de control de la diabetes. Es útil para las personas con deficiencias visuales porque la sangre se puede untar en la tira.

- **One Touch Profile:** Este medidor funciona con un *software* de control de la diabetes, y la prueba tarda 45 segundos. El medidor recuerda las últimas 250 lecturas del nivel de glucosa en la sangre, y puede calcular el promedio de 14 días y de 30 días. Tiene una pantalla grande donde se muestran los resultados en español, inglés u otros 17 idiomas.

- **One Touch Basic:** Este medidor tiene una memoria con capacidad para 75 pruebas, y un puerto de datos. No promedia el nivel de glucosa en la sangre, pero se puede usar en 17 idiomas.

- **One Touch Ultra:** Este sistema permite hacer la prueba en otro lugar del cuerpo aparte de los dedos. Usa una muestra diminuta y, por lo tanto, puede funcionar con las lancetas ultrafinas de LifeScan. El resultado aparece en cinco segundos, y la sangre se obtiene por acción capilar. El medidor tiene una memoria con capacidad para 150 pruebas, permite mostrar promedios en la propia pantalla y se conecta a un puerto de datos.

✔ **One Touch UltraSmart:** Este medidor tiene las características del One Touch Ultra y varias más. Puede añadir información sobre sus ejercicios, su estado de salud, sus medicamentos y sus comidas. Usted puede agregar comentarios sobre resultados fuera del rango. En la pantalla del medidor puede ver tablas y gráficos que lo ayudan a analizar el nivel de glucosa en la sangre.

✔ **One Touch InDuo:** Este medidor combina la prueba de glucosa en la sangre con un sistema de dosificación de insulina. Utiliza una muestra diminuta de sangre y puede guardar los resultados de 150 pruebas. Indica el promedio de 14 días y 30 días y permite descargar la información a un sistema de manejo de datos.

Cómo uso los resultados de las pruebas de mis pacientes

Exhorto a mis pacientes a llevar sus propios registros del nivel de glucosa, de manera que puedan ver por sí mismos cómo les va. Guardo la información de varios años y puedo comparar y contrastar los resultados de cada paciente. Uso un *software* para generar cuadros del control de la diabetes de los pacientes. Los siguientes gráficos describen los resultados de las pruebas de un paciente típico antes de empezar la terapia y después que el tratamiento con insulina ha tenido tiempo de funcionar. Es fácil ver lo útil que puede ser la información gráfica.

El primer gráfico muestra los niveles de glucosa en la sangre del paciente en tres formatos distintos. El superior, llamado Gráfico de Comportamiento, muestra el nivel de glucosa en la sangre cada día, en este caso entre el 11 de junio y el 1 de julio. El área sombreada representa niveles de glucosa entre 80 y 180 mg/dl. La línea debajo del área sombreada es la línea de 50 mg/dl. Cada X representa una prueba del nivel de glucosa en la sangre. Puede ver que el nivel de glucosa a menudo es alto, hasta 300, y a veces bajo, hasta 50, con grandes desviaciones. Esta gráfica también muestra que la media de las pruebas es 159, y que el 5 por ciento de las veces el paciente tiene menos de 80; el 63,4 por ciento, entre 80 y 180, y el 31,7 por ciento, por encima de 180.

El segundo gráfico, llamado Día Regular, reúne todos esos niveles de glucosa en un día de 24 horas, de modo que los resultados de las pruebas tomadas entre ciertas horas, independientemente del día, aparezcan uno al lado de otro. Esta agrupación me permite ver si el paciente muestra una tendencia a un nivel alto o bajo en un momento determinado de cada día. El *software* promedia el nivel de glucosa en la sangre a distintas horas, ofreciendo un número que facilita establecer comparaciones con otros períodos. Con esta información puedo ajustar la dosis de insulina para hacer correcciones en esa hora particular.

El último gráfico, llamado Gráfico Circular, muestra claramente qué por ciento del tiempo este paciente tiene un nivel alto de glucosa, durante cuánto tiempo está en la meta de 80 a 180, y por cuánto tiempo se mantiene por debajo de 80.

Estos tres gráficos ofrecen un cuadro excelente del control diabético del paciente y me permiten compararlo con facilidad con el resultado del tratamiento.

La siguiente serie de gráficos representa pruebas hechas en el plazo de una semana, después del tratamiento con Lantus, una nueva forma de insulina. Los resultados son magníficos. Ahora casi todos los niveles de glucosa están en el área sombreada, y hay poca desviación de las pruebas. Algunas X están por encima de 180, y unas pocas por debajo de 80. El Día Regular ahora muestra promedios razonablemente bajos, excepto quizá después del almuerzo. El Gráfico Circular muestra muchas más lecturas dentro del rango de la meta y muchas menos por encima del mismo. Comparando los dos gráficos, el área de los resultados por encima del rango de la meta ha bajado del 31,7 por ciento al 6,5 por ciento.

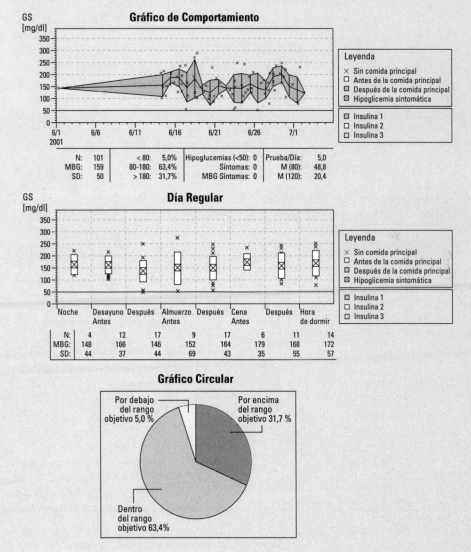

(continúa)

(continuación)

Puedo imprimir todos estos gráficos y tablas. Y, en visitas ulteriores, comparo el control actual con el control anterior que tenía el paciente. Cuando los pacientes pueden ver con tanta claridad cómo están mejorando periódicamente, se mantienen motivados para tomar sus medicinas y seguir su plan de dieta y ejercicios.

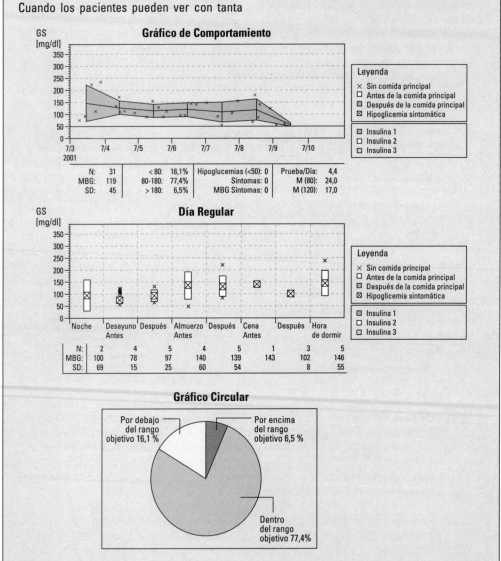

Gráfico de Comportamiento

Leyenda
× Sin comida principal
□ Antes de la comida principal
■ Después de la comida principal
⊠ Hipoglicemia sintomática

□ Insulina 1
□ Insulina 2
□ Insulina 3

N:	31	< 80:	16,1%	Hipoglucemias (<50):	0	Prueba/Día:	4,4
MBG:	119	80-180:	77,4%	Síntomas:	0	M (80):	24,0
SD:	45	> 180:	6,5%	MBG Síntomas:	0	M (120):	17,0

Día Regular

Leyenda
× Sin comida principal
□ Antes de la comida principal
■ Después de la comida principal
⊠ Hipoglicemia sintomática

□ Insulina 1
□ Insulina 2
□ Insulina 3

	Noche	Desayuno Antes	Después	Almuerzo Antes	Después	Cena Antes	Después	Hora de dormir
N:	2	4	5	4	5	1	3	5
MBG:	100	78	97	140	139	143	102	146
SD:	69	15	25	60	54		8	55

Gráfico Circular

Por debajo del rango objetivo 16,1 %

Por encima del rango objetivo 6,5 %

Dentro del rango objetivo 77,4%

Dos medidores no invasivos

Las siguientes son dos opciones adicionales para monitorear el nivel de glucosa. Ambas requieren que use un medidor para determinar el nivel de glucosa en la sangre.

Continuous Glucose Monitoring System Gold

Este sistema, ofrecido por Medtronic MiniMed, consiste en un sensor que el médico coloca bajo la piel del abdomen, y que permanece allí durante tres días. El sensor toma lecturas del nivel de glucosa cada cinco minutos y las guarda en el medidor al que está conectado. La información del medidor se descarga en una computadora para generar análisis del comportamiento de su nivel de glucosa en 24 horas.

En vez de medir los niveles de glucosa en la sangre, este sistema mide la glucosa en el fluido que se halla alrededor de los tejidos, llamado *fluido intersticial*. Esta medición se correlaciona muy bien con los niveles de glucosa en la sangre.

Este tipo de sistema se puede usar para diseñar un programa muy preciso para suministrar insulina. En el futuro, podría conectarse a un dispositivo de suministro de insulina y ofrecer respuestas instantáneas a los cambios en el nivel de glucosa en la sangre. Este sistema no da lecturas inmediatas, pero se planea agregarle dicha función. Se debe calibrar tomando mediciones del nivel de glucosa en la sangre tres veces al día e introduciéndolas en el medidor.

Un estudio publicado en la revista *Diabetes Care* en abril del 2003 demostró que esta clase de supervisión es útil para detectar niveles bajos de glucosa en la sangre que no se hayan reconocido, pero no supera a las mediciones habituales de los niveles de glucosa en cuanto a mejorar el control de la glucosa en la sangre.

GlucoWatch G2 Biographer

Cygnus, Inc., ofrece el GlucoWatch G2 Biographer, distribuido por Sankyo Corporation. Se usa como un reloj de muñeca, y las lecturas del nivel de glucosa se toman sin pinchar la piel. Este dispositivo se puede programar para dar lecturas cada 10 minutos por un máximo de hasta 13 horas. Funciona transmitiendo una diminuta corriente eléctrica a través de la piel. La corriente recoge glucosa y la lleva al reloj, donde se mide.

Este sistema complementa las pruebas de glucosa en la sangre, pero no las sustituye. Tiene una alarma incorporada que alerta al usuario si el nivel de glucosa es demasiado bajo o demasiado alto, basado en los niveles que el usuario fija. Hace falta un pinchazo en el dedo para calibrar el GlucoWatch al principio de cada período de 13 horas. Es posible que el dispositivo no funcione con precisión si entra en contacto con una cantidad excesiva de sudor.

Vigilancia de la Glucosa a Largo Plazo: Hemoglobina A1c

Las pruebas individuales del nivel de glucosa en la sangre son magníficas para decidir qué va a hacer en ese momento y cómo puede mejorarlo, pero no ofrecen un cuadro completo. Solamente son un instante en el tiempo. El nivel de glucosa puede cambiar notablemente en una hora. Lo que necesita es una prueba que ofrezca una visión integral, durante una gran cantidad de días, semanas y hasta meses, del nivel de glucosa en la sangre. La prueba que realiza esa tarea importante se llama la *hemoglobina A1c*. (Vea el recuadro "Cómo funciona la prueba de la hemoglobina A1c", para obtener detalles sobre el tema.)

Con esta prueba, usted puede mirar hacia atrás y saber si tenía controlado o no el nivel de glucosa en la sangre durante el período que abarca el examen. Es un análisis perfecto, por ejemplo, para las mujeres diabéticas que quieren quedar embarazadas. Antes de intentar concebir, la prueba de la hemoglobina A1c le permite saber si su nivel de glucosa en la sangre ha estado bien controlado. Si no es así, puede esperar hasta que la prueba muestre un buen control. De esta forma, evita la posibilidad de deformaciones fetales (vea el Capítulo 6 para más detalles sobre el embarazo y la diabetes). La hemoglobina A1c también es una forma excelente de seguir los resultados del tratamiento. Si el tratamiento funciona, esta prueba debe mostrar una mejoría.

Cómo funciona la prueba de la hemoglobina A1c

La hemoglobina es una proteína que transporta el oxígeno por el cuerpo y lo deposita donde hace falta para ayudar en las reacciones químicas que tienen lugar constantemente. La hemoglobina está contenida en glóbulos rojos que permanecen en el torrente sanguíneo entre 60 y 90 días. Al circular la sangre, la glucosa se adhiere a la hemoglobina. La glucosa se adhiere de varias formas a la hemoglobina, y el total de toda la hemoglobina adherida a la glucosa se conoce como *glucohemoglobina*. La glucohemoglobina constituye habitualmente el 6 por ciento de toda la hemoglobina en la sangre. La mayor fracción, dos terceras partes de la glucohemoglobina, se encuentra en una forma llamada *hemoglobina A1c*, lo que la hace más fácil de medir. El resto de la hemoglobina está compuesto por hemoglobina A1a y A1b. Cuanto más glucosa hay en la sangre, más glucohemoglobina se forma. Como la glucohemoglobina permanece en la sangre por dos o tres meses, puede reflejar el control de la glucosa durante todo ese período, a diferencia de la prueba de la glucosa, que solamente indica el resultado en ese segundo.

Lamentablemente, todos los laboratorios no hacen la prueba de la hemoglobina A1c de la misma forma. Algunos indican la hemoglobina A1c y la *glucohemoglobina* (la cantidad de glucosa adherida a la hemoglobina) como un solo resultado. Por consiguiente, hay distintos niveles normales, dependiendo de la forma en que se hace la prueba. Usted debe averiguar cuál es el valor que se considera normal en el laboratorio donde se hace la prueba. Afortunadamente, los laboratorios acostumbran a incluir en su formulario de resultados una columna que indica los valores considerados normales para cada prueba. Aun así, esto puede crear confusión.

En mi consulta trabajamos con dos laboratorios que informan los resultados de forma diferente. Debido a requisitos de los seguros, tengo que enviar a los pacientes a un laboratorio o al otro. Cuando recibo los resultados, debo cerciorarme de cuál fue el laboratorio que hizo las pruebas. El método estándar debería ser la forma en que se hizo el Estudio sobre el Control y las Complicaciones de la Diabetes, una investigación que demostró que controlar el nivel de glucosa en la sangre previene complicaciones en la diabetes tipo 1. En ese estudio, un nivel normal era del 6,05 por ciento aproximadamente. La Figura 7-1 indica la correlación entre la hemoglobina A1c y el nivel de glucosa en la sangre cuando se usa el método estándar.

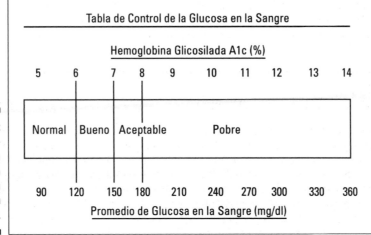

Figura 7-1: Comparación entre la hemoglobina A1c y la glucosa en la sangre.

Como se puede ver en la figura, un nivel normal de hemoglobina A1c de menos del 6 por ciento corresponde a un nivel de glucosa en la sangre de menos de 120, mientras un nivel tolerable de hemoglobina A1c del 7 por ciento refleja un nivel de glucosa promedio de 150.

Varios estudios a gran escala han demostrado que el nivel promedio de hemoglobina A1c en los Estados Unidos en pacientes con diabetes tipo 2 es aproximadamente 9,4 por ciento, lo que significa que el nivel promedio de glucosa en la sangre es de 220. La *American Diabetes Association* recomienda tomar medidas para controlar la glucosa en la sangre si el nivel de hemoglobina A1c es del 8 por ciento o más, con el objetivo de que esté por debajo del 7 por ciento.

Su médico debe hacer una prueba de la hemoglobina A1c de la siguiente manera:

🡒 Cuatro veces al año si tiene diabetes tipo 1 o tipo 2 y recibe insulina.

🡒 Dos veces al año si tiene diabetes tipo 2 y no recibe insulina.

En mi práctica, les hago pruebas a todos los pacientes cada tres meses. Un buen nivel de hemoglobina A1c ofrece una gran motivación para mantener la buena atención a la salud, mientras que un resultado pobre indica de inmediato la necesidad de un control más estricto.

Actualmente el Programa Nacional de Estandarización de la Glucohemoglobina, creado por la *American Association for Clinical Chemistry*, está empeñado en lograr que se uniformice la prueba de hemoglobina A1c, de manera que un resultado del 6 por ciento signifique lo mismo para todos los pacientes. El programa podría empezar haciendo una sola prueba, la hemoglobina A1c, y llamándola por un solo nombre.

Una compañía llamada Metrika, Inc., ha inventado una versión casera y más ingeniosa de la prueba de la hemoglobina A1c, bajo el nombre de *A1c Now*. El paciente se pincha un dedo para extraer una gota de sangre. La sangre se mezcla con una solución que se proporciona, y una muestra de la mezcla se coloca en el dispositivo de prueba. Ocho minutos después, el resultado de la hemoglobina A1c aparece en la pantalla de este dispositivo desechable. El medidor parece ser muy preciso y podría eliminar la molestia de ir a un laboratorio para hacerse esta prueba. Como el resultado está listo antes de que se vaya de la consulta, el médico puede darle indicaciones de inmediato, en vez de esperar a que el laboratorio envíe los resultados de la prueba.

Otra opción es recoger su muestra de sangre y enviarla a una compañía que hará la prueba y le notificará el resultado a usted y a su médico. Las compañías que hacen ese tipo de análisis son:

🡒 AccuBase A1c Glycohemoglobine (www.diabetestechnologies.com)

🡒 Appraise A1c Diabetes Monitoring System (www.matria.com)

🡒 A1c at Home (www.flexsite.com)

🡒 BioSafe A1c Hemoglobine Test Kit (www.ebiosafe.com)

🡒 SimpleChoice A1c (www.mysimplechoice.com)

Otra prueba similar a la hemoglobina A1c es la *prueba de la fructosamina*. Este análisis, que mide la glucosa combinada con proteínas en la sangre, refleja el nivel de glucosa en la sangre en las tres semanas últimas. La fructosamina es una prueba relativamente nueva que no se ha usado mucho, de modo que su papel en el tratamiento de la diabetes aún no se ha establecido. La prueba puede ser muy útil, por ejemplo, para las mujeres embarazadas que tienen diabetes y necesitan saber con mucha rapidez la efectividad de un cambio en su tratamiento. Cuando los médicos se familiaricen más con su uso, se indicarán más pruebas de fructosamina.

La *Food and Drug Administration* (FDA) de los Estados Unidos ha aprobado un dispositivo para hacerse la prueba en la casa llamado Duet Glucose Control Monitoring System (Sistema Doble de Supervisión del Control de la Glucosa), que puede medir el nivel de glucosa en la sangre y la fructosamina. El equipo cuesta unos US$300, y ocho tiras de prueba cuestan US$64. Falta por determinar su grado de utilidad.

Prueba de Daño Renal: Microalbuminuria

El hallazgo de cantidades muy pequeñas pero anormales de proteínas en la orina, llamada *microalbuminuria*, es la primera señal de que un alto nivel de glucosa puede estar causando daños en los riñones (vea el Capítulo 5). Cuando se halla microalbuminuria, todavía el paciente tiene tiempo de revertir cualquier daño.

En cuanto le diagnostiquen diabetes tipo 2, y en un plazo de cinco años a partir de que le diagnostiquen diabetes tipo 1, su médico debe indicarle un análisis de orina para detectar microalbuminuria. Si el análisis da negativo, debe repetirse una vez al año. Si da positivo, debe hacerse por segunda vez para verificar el resultado. Si el segundo análisis da positivo, su médico debe hacer lo siguiente:

✔ **Recetarle un medicamento llamado inhibidor de la ECA.** Después de varios meses con este medicamento, se debe repetir la prueba de microalbuminuria para ver si da negativo. En ese caso, se puede suspender el inhibidor de la ECA y reiniciarlo más adelante si de nuevo aparece microalbuminuria.

✔ **Controlar su nivel de glucosa en la sangre de la forma más estricta posible. Esto también ayuda a revertir los daños.**

✔ **Normalizar sus grasas corporales para normalizar su nivel de colesterol y triglicéridos.** Se ha hallado que el nivel alto de colesterol y triglicéridos daña los riñones. (Vea la sección "Vigilancia del Colesterol y Otras Grasas", en este capítulo.)

Hacerse esta sencilla prueba puede proteger sus riñones. Si usted cree que nunca se la ha hecho, hable con su médico al respecto. Y si éste no sabe con certeza por qué se realiza, muéstrele esta página.

Revisión de Problemas en los Ojos

Todas las personas diabéticas deben ir cada año al oftalmólogo o al optometrista para hacerse un examen de los ojos con dilatación de la pupila. Ningún otro médico, incluido el endocrinólogo (excepto este servidor, por supuesto), puede hacer el examen apropiadamente.

En este examen, el médico le coloca gotas en los ojos y usa varios instrumentos para examinar la presión ocular, la apariencia del cristalino y, lo que es más importante: la retina.

Si se hallan anomalías, el médico le indicará otro tipo de tratamiento, pero primero hay que descubrirlas. (Vea el Capítulo 5 para más información sobre los problemas en los ojos.)

Debe pedir que le hagan este examen. Su médico puede referirlo a un oftalmólogo o a un optometrista cada año. Mejor aún: cuando vaya a su primera visita, saque un turno para la siguiente consulta, así lo llamarán cada año para recordárselo.

Examen de los Pies

Lamentablemente, los problemas de los pies a menudo terminan con una amputación, que en realidad es una indicación de un cuidado deficiente. (Para más detalles sobre los problemas en los pies, vea el Capítulo 5.) El médico no necesariamente es el culpable en este caso, porque sólo lo ve de vez en cuando. Usted puede revisarse los pies con mucha más frecuencia.

Si tiene algún problema de falta de sensibilidad en los pies, tome las siguientes precauciones:

- Use la vista para examinarse los pies todos los días.
- Use las manos para determinar si el agua está caliente antes de entrar a bañarse, así evitará quemaduras.
- Sacuda los zapatos antes de ponérselos para estar seguro de que adentro no haya ninguna piedra u otro objeto.

✔ No ande descalzo.

✔ Mantenga los pies bien humectados, sumergiéndolos en agua, secándolos y untándose una crema humectante.

Usando un filamento de 10 gramos, su médico puede determinar si usted ha perdido o no la capacidad de sentir una lesión en los pies, pero esto sólo se hace el día de la consulta. Sin embargo, usted puede conseguir uno de estos filamentos. Llame al *National Diabetes Information Clearinghouse* al 800-860-8747 y pregunte por el paquete "Feet Can Last a Lifetime" (los pies pueden durar toda una vida).

Si tiene alguna señal de pérdida de sensación, cada vez que visite al médico que le atiende la diabetes, quítese los zapatos y las medias para que le revise los pies.

La otra parte de un examen de los pies consiste en revisar la circulación de la sangre en los pies. Para hacerlo, el médico realiza una medición llamada *índice tobillo-brazo*, por lo menos una vez cada cinco años. La presión arterial sistólica se mide en el tobillo y en el brazo. (Para una explicación de la presión arterial sistólica, vea el recuadro "El significado de su presión arterial", en este capítulo.) El valor de la presión en el tobillo se divide entre el valor de la presión en el brazo. Un índice mayor de 0,9 se considera normal. Una cifra entre 0,4 y 0,9 indica enfermedad vascular periférica (vea el Capítulo 5), y un valor inferior a 0,4 indica enfermedad grave.

Todo diabético de más de 50 años debe hacerse la prueba del índice tobillo-brazo. Los pacientes de menos de 50 deben hacerse el estudio si presentan factores de riesgo como hábito de fumar, colesterol alto y presión arterial alta.

Vigilancia del Colesterol y Otras Grasas

En la actualidad, la mayoría de las personas saben cuál es su colesterol total, pero también son necesarias otras pruebas que indican los niveles de diversos tipos de grasas en la sangre.

El colesterol es un tipo de grasa que circula en la sangre en pequeños paquetes llamados *lipoproteínas*. Estas diminutas partículas redondas contienen grasa (*lipo*, como en liposucción) y proteína. Como el colesterol no se disuelve en agua, se separaría de la sangre si no estuviera rodeado por la proteína, del mismo modo que el aceite se separa del agua en un aderezo de ensalada (por eso es que hay que agitar el aderezo cada vez que se usa).

Un segundo tipo de grasa que se halla en las lipoproteínas son los *triglicéridos*. Los triglicéridos constituyen en realidad la forma de grasa que más se ingiere a diario. Aunque probablemente usted sólo ingiere un gramo o menos de colesterol (una yema de huevo tiene un tercio de gramo de colesterol), cuando se trata de los triglicéridos tal vez consume hasta 100 gramos al día. (Para más detalles sobre el papel de las grasas en su dieta, vea el Capítulo 8.) La grasa en las carnes está compuesta mayormente por triglicéridos.

Hay cuatro tipos de lipoproteínas:

✔ **Los quilomicrones**, las partículas de grasa de mayor tamaño, contienen la grasa que es absorbida del intestino después de las comidas. Por lo general los quilomicrones salen rápidamente de la sangre. Comúnmente, los quilomicrones no se consideran una causa de *arterioesclerosis* (endurecimiento de las arterias).

✔ **Las partículas de lipoproteína de muy baja densidad (VLDL)** contienen mayormente triglicéridos como grasa. Son partículas más pequeñas que los quilomicrones.

✔ **Las lipoproteínas de alta densidad (HDL)**, conocidas como colesterol "bueno", son más pequeñas que las VLDL. Estas partículas limpian las arterias, ayudando a prevenir la enfermedad de la arteria coronaria, la enfermedad vascular periférica y los ataques cerebrales.

✔ **Las lipoproteínas de baja densidad (LDL)**, conocidas como colesterol "malo", son las partículas que parecen llevar el colesterol a las arterias, donde se depositan y causan el endurecimiento de éstas.

Como usted imaginará, para saber si usted tiene demasiado colesterol malo (LDL) o un nivel satisfactorio de colesterol bueno (HDL), necesitamos saber de qué partícula específica proviene su colesterol.

Para hacerse un análisis de colesterol total y de colesterol HDL no tiene que ir en ayunas. Sin embargo, para hacerse una prueba de colesterol LDL sí debe ayunar durante ocho horas, pues la sangre tiene que estar limpia de quilomicrones, que se elevan considerablemente cuando se ingieren alimentos.

Por lo menos una vez al año, debe hacerse un *perfil de lípidos en ayunas*. El perfil de lípidos en ayunas le da su colesterol total, su colesterol LDL y HDL, y el nivel de triglicéridos.

La Tabla 7-1 relaciona las recomendaciones actuales para los niveles de estas grasas con respecto al riesgo de enfermedad de la arteria coronaria.

Tabla 7-1	Niveles de Grasa y el Riesgo de Enfermedad de la Arteria Coronaria		
Riesgo	*Colesterol LDL*	*Colesterol HDL*	*Triglicéridos*
Mayor	Superior a 130	Inferior a 35	Superior a 400
Límite	Entre 100 y 129	Entre 35 y 45	Entre 200 y 399
Más bajo	Inferior a 100	Superior a 45	Inferior a 200

En la Tabla 7-1 puede ver que el riesgo aumenta cuando el colesterol LDL sube y el colesterol HDL baja. Los resultados de un estudio enorme realizado entre miles de habitantes de Framingham, Massachusetts, Estados Unidos, muestran que se puede obtener una buena idea del riesgo si se divide el colesterol total entre el colesterol HDL. Si el resultado es inferior a 4,5, el riesgo es menor. Si es superior a 4,5, la persona corre un gran riesgo de padecer de enfermedad de la arteria coronaria. Cuanto más alto es el resultado, mayor es el riesgo.

En marzo del 2004 la historia se complicó un poco más. La revista *New England Journal of Medicine* publicó los resultados de un estudio que se llevó a cabo entre más de 4.000 hombres que habían acabado de sufrir ataques al corazón. En el estudio, el colesterol LDL de algunos pacientes se redujo al máximo (a una media de 62) con una dosis elevada de un potente medicamento llamado *atorvastatina*. El resultado fue una gran reducción, que comenzó sólo 30 días después de iniciado el tratamiento con el fármaco, de subsiguientes ataques cardíacos, dolor en el pecho y ataques cerebrales, en comparación con un grupo cuyo LDL bajó sólo a 95. Este resultado exige una importante reevaluación de lo que se considera "normal" en el caso del colesterol LDL. Puede que el menor nivel posible de LDL sea mejor, y que deba aplicarse a todo el mundo, no sólo a las personas que hayan sufrido un ataque al corazón.

La diabetes agrega sus propias complicaciones debido al síndrome metabólico (vea el Capítulo 5). En el síndrome metabólico, el colesterol total quizá no sea muy alto, pero el colesterol HDL es bajo y el nivel de los triglicéridos es elevado. Estos pacientes también tienen un alto nivel de una forma peligrosa del colesterol LDL, de manera que corren un riesgo mayor de enfermedad de la arteria coronaria. Este incremento del riesgo debe tenerse en cuenta al considerar el tratamiento para las grasas.

Al decidir si se indica un tratamiento para controlar las grasas, y cuál debe ser ese tratamiento, es preciso evaluar otros factores de riesgo de enfermedad de la arteria coronaria. Usted tiene:

✔ Mayor riesgo si ya presenta enfermedad de la arteria coronaria, ataque cerebral o enfermedad vascular periférica.

✔ Alto riesgo si

• Es un hombre mayor de 45 años.

• Es una mujer mayor de 55 años.

• Fuma cigarrillos.

• Padece de presión arterial alta.

• Su nivel de colesterol HDL es inferior a 35.

• Su padre o su hermano tuvieron un ataque al corazón antes de los 55 años.

• Su madre o su hermana tuvieron un ataque al corazón antes de los 65 años.

• Tiene un índice de masa corporal superior a 30.

✔ Bajo riesgo si no tiene ninguno de los factores de riesgo mencionados anteriormente.

El tratamiento para las grasas anómalas depende de su categoría de riesgo y de su nivel de colesterol LDL (vea la Tabla 7-2).

Tabla 7-2 Su Tratamiento de Acuerdo con la Categoría de Riesgo

Riesgo	Tratamiento con Dieta Si el LDL es Superior a	Tratamiento con Dieta y Fármacos Si el LDL es Superior a
Bajo	160	190
Alto	130	160
Muy alto	100	100

Todas estas decisiones se basan en los resultados de un perfil de lípidos (grasas).

Estas pautas de tratamiento cambiarán cuando los expertos tengan la oportunidad de evaluar el estudio del colesterol LDL en personas que sufrieron ataques al corazón, al que me referí antes, en esta sección.

Medir la Presión Arterial

En los Estados Unidos hay una epidemia de alta presión arterial *(hipertensión)* similar a la epidemia de diabetes. Las razones son las mismas:

- Los norteamericanos están aumentando de peso.
- Los norteamericanos están almacenando grasa en el centro del cuerpo, la llamada *grasa visceral abdominal*.
- La población norteamericana está envejeciendo. El segmento poblacional que crece con mayor rapidez es el integrado por personas de más de 75 años. El 50 por ciento de los diabéticos que tienen entre 50 y 55 años, padece de presión arterial alta. Y el 75 por ciento de los diabéticos mayores de 75 años, también sufre de presión arterial alta.
- Los norteamericanos son más sedentarios que antes.

Los diabéticos suelen presentar presión arterial alta con más frecuencia que las personas no diabéticas, por las razones que menciono antes y por muchas otras:

- Los diabéticos contraen enfermedades renales.
- Los diabéticos tienen mayor sensibilidad a la sal, que eleva la presión arterial.
- Los diabéticos no experimentan el descenso de la presión arterial durante la noche, que normalmente ocurre en las personas que no tienen diabetes.

Los médicos por lo general coinciden en que una presión arterial normal es de menos de 140/90. Durante muchos años, la *presión arterial diastólica* (la lectura más baja) se consideró más dañina, y al aumento de esa presión se le otorgaba más importancia que al aumento de la *presión arterial sistólica* (la lectura más alta). En estudios recientes se ha demostrado que la presión arterial sistólica, no la presión arterial diastólica, puede ser más importante. (Vea el recuadro "El significado de su presión arterial", para una explicación más detallada.)

Todas las complicaciones de la diabetes empeoran cuando la presión arterial aumenta, en especial la enfermedad renal diabética, pero también la enfermedad de los ojos, la cardíaca, la nerviosa, la enfermedad vascular periférica y la enfermedad cerebral arterial (vea el Capítulo 5).

La evidencia más reciente de la importancia de controlar la presión arterial en la diabetes viene del Estudio Prospectivo de Diabetes en el Reino Unido, publicado en 1998. Este estudio halló que una disminución de 10 mm en la presión arterial sistólica y de 5 mm en la presión diastólica dio como resultado una reducción del 24 por ciento de cualquier complicación de la diabetes, y una reducción del 32 por ciento de las muertes relacionadas con esta enfermedad.

Controlar la presión arterial es absolutamente esencial en la diabetes. En el caso de los pacientes diabéticos, el objetivo debe ser una presión arterial aún más baja que en las personas que no tienen diabetes, pues los estudios han demostrado que las presiones arteriales normales más bajas dan como resultado un daño diabético menor que cuando hay presión arterial normal más alta. Su presión arterial no debe estar por encima de 130/80.

El significado de su presión arterial

¿Qué significa la medición de la presión arterial, y qué es presión arterial alta? Cuando le miden la presión, por lo general el resultado es una combinación de números similar a 120/70, con una lectura más alta y otra más baja.

✔ La lectura más alta, llamada *presión sistólica*, es la cantidad de fuerza que ejerce el corazón cuando se contrae para enviar la sangre a todo el cuerpo. Un brazalete que se coloca alrededor del brazo está conectado a una columna de mercurio. Usted, su médico o una máquina espera por el primer sonido que se escucha en el lado del brazalete más alejado de su corazón. Ese es el sonido de la sangre que logra superar la presión del brazalete y pasar al otro lado. La presión arterial sistólica es la altura de la columna de mercurio, leída en milímetros,

justo en el momento en que la sangre pasa. (A veces el brazalete no está conectado a una columna de mercurio sino a un indicador que se calibra para que la lectura sea en milímetros de mercurio aunque no haya mercurio presente.) En nuestro ejemplo, la lectura de la presión arterial sistólica es de 120 mm de mercurio.

✔ La lectura más baja, llamada la *presión arterial diastólica*, es la presión en la arteria cuando el corazón descansa. Una válvula en el corazón impide que la sangre fluya en sentido inverso, de modo que la presión no baje a cero (al menos eso esperamos). Cuando el sonido cesa, la altura en la columna de mercurio da la presión arterial diastólica, en este caso 70 mm de mercurio.

¿Los médicos están logrando controlar la presión arterial de las personas diabéticas? Un estudio demostró que sólo el 15 por ciento de los diabéticos con hipertensión mantiene la presión arterial en 140/90, y que sólo el 5 por ciento tiene la presión arterial en 130/80.

Su médico debe medirle la presión arterial cada vez que va a la consulta. Mejor aún: adquiera un equipo para medir la presión arterial y mídasela usted mismo. Si detecta una subida, comuníqueselo a su médico.

Para obtener información detallada sobre la presión arterial alta, consulte mi libro *High Blood Pressure For Dummies* (Wiley).

Verificar Su Peso y Su IMC

Para tener una idea general de lo que debe pesar, puede emplear la siguiente fórmula:

- ✔ Si es mujer, debe pesar 100 libras si mide 5 pies de estatura, y agregar 5 libras por cada pulgada por encima de 5 pies. Por ejemplo, si mide 5 pies 3 pulgadas, su peso apropiado debe ser aproximadamente de 115 libras.

- ✔ Si es hombre, debe pesar 106 libras si mide 5 pies de estatura, y agregar 6 libras por cada pulgada por encima de 5 pies. Un hombre de 5 pies 6 pulgadas debe pesar aproximadamente 142 libras.

El Índice de Masa Corporal (IMC) es una medida que relaciona el peso con la estatura. Una persona alta tiene un IMC más bajo que una persona de baja estatura del mismo peso. (Vea el Capítulo 3 para más detalles sobre el IMC e instrucciones para calcular su IMC.) Una persona con un IMC de menos de 20 se considera delgada. Una persona con un IMC entre 20 y 25 es normal. Una persona con un IMC entre 25 y 29,9 tiene sobrepeso, y una persona con un IMC de más de 30 es obesa. Según esta definición, más de la mitad de las personas en los Estados Unidos tienen sobrepeso o son obesas.

No puede pararse en una pesa y obtener una lectura de su IMC, pero sí puede ver cuál es su peso. Esta es una de las mediciones más fáciles en la medicina. Su médico debe pesarlo en cada visita.

Para ahorrarle tiempo calculando su IMC, la Tabla 7-3 indica su estatura en pulgadas y en metros, y su peso en libras. (Si sabe su peso en kilogramos, conviértalo a libras multiplicando por 2,2.) Busque su peso en la columna de la izquierda. Deslice el dedo a lo largo de esa fila hasta que halle su peso en libras. En la parte superior de esa columna verá su IMC. Por ejemplo, si su estatura es 66 pulgadas y pesa 161 libras, su IMC es 26 kilogramos por metro cuadrado. También puede calcular su IMC como se indica en el Capítulo 3.

Tabla 7-3	Tabla de Índice de Masa Corporal												
	Índice de Masa Corporal (kg/m²)												
	19	20	21	22	23	24	25	26	27	28	29	30	35	40
Estatura (pulgadas/ metros)	*Peso Corporal (libras)*												
58/1,47	91	96	100	105	110	115	119	124	129	134	138	143	167	191
59/1,50	94	99	104	109	114	119	124	128	133	138	143	148	173	198
60/1,52	97	102	107	112	118	123	128	133	138	143	148	15	179	204
61/1,55	100	106	111	116	122	127	132	137	143	148	153	158	185	211
62/1,57	104	109	115	120	126	131	136	142	147	153	158	164	191	218
63/1,60	107	113	118	124	130	135	141	146	152	158	163	169	197	225
64/1,63	110	116	122	128	134	140	145	151	157	163	169	174	204	232
65/1,65	114	120	126	132	138	144	150	156	162	168	174	180	210	240
66/1,68	118	124	130	136	142	148	155	161	167	173	179	186	216	247
67/1,70	121	127	134	140	146	153	159	166	172	178	185	191	233	255
68/1,73	125	131	138	144	151	158	164	171	177	184	190	197	230	262
69/1,75	128	135	142	149	155	162	169	176	182	189	196	203	236	270
70/1,78	132	139	146	153	160	167	174	181	188	195	202	207	243	278
71/1,80	136	143	150	157	165	172	179	186	193	200	208	215	250	286
72/1,83	140	147	154	162	169	177	184	191	199	206	213	221	258	294
73/1,85	144	151	159	166	174	182	189	197	204	212	219	227	265	302
74/1,88	148	155	163	171	179	186	194	202	210	218	225	233	272	311
75/1,90	152	160	168	176	184	192	200	208	216	224	232	240	279	319
76/1,93	156	164	172	180	189	197	205	213	221	230	238	246	287	328

Mantener el IMC en el rango normal facilita el control de la diabetes y de la presión arterial. También es importante eliminar la obesidad como un factor de riesgo de la enfermedad de la arteria coronaria.

Prueba de Cetonas

Cuando el nivel de glucosa en la sangre excede los 250 mg/dl (13,9 mmol/L), o si está embarazada, tiene diabetes y su nivel de glucosa en la sangre está por debajo de 60 mg/dl (3,3 mmol/L), es buena idea verificar la presencia de *cetonas*, productos de la descomposición de las grasas. La presencia de cetonas indica que su organismo ha acudido a las grasas para buscar energía. Si tiene la glucosa alta y halla cetonas, es posible que necesite más insulina. Si tiene la glucosa baja y halla cetonas durante el embarazo, es posible que necesite más carbohidratos en su dieta.

La prueba para determinar la presencia de cetonas se hace insertando una tira de prueba en la orina y observando si aparece un color púrpura. Cuanto más intenso es el color, mayor es el nivel de cetona. Si encuentra una gran cantidad de cetonas, debe consultar a su médico.

Prueba de la Proteína C-reactiva

La *proteína C-reactiva* (PCR) es una sustancia presente en la sangre, que el hígado produce cuando hay una infección o una inflamación. Se puede medir con un análisis simple de sangre. La diabetes está asociada con varias características que indican que la inflamación tiene un papel importante en la enfermedad. Las personas que desarrollan diabetes tienen un nivel de proteína C-reactiva mayor que quienes no padecen de diabetes. (Otras sustancias asociadas con los procesos inflamatorios también tienen un nivel elevado en las personas diabéticas.)

Los medicamentos que mejoran el control de la diabetes bajan la cantidad de proteína C-reactiva, que también se considera un indicador de la enfermedad de la arteria coronaria.

Asegúrese de que, junto con los otros análisis, le midan el nivel de proteína C-reactiva aproximadamente una vez al año. Si el nivel es elevado, puede servir como indicio de la posibilidad de padecer de diabetes o de enfermedad de la arteria coronaria. Alrededor del 90 por ciento de las personas sanas tienen niveles de PCR de menos de 3, y el 99 por ciento tiene niveles por debajo de 10.

Capítulo 8

Plan de Alimentación para la Diabetes

· ·

En Este Capítulo

▶ Determinar cuántas kilocalorías debe consumir

▶ Monitorear los carbohidratos, el índice glucémico y las fibras

▶ Escoger las mejores proteínas y grasas

▶ Consumir suficientes vitaminas, minerales y agua

▶ Comprender el impacto del alcohol en la dieta

▶ Utilizar edulcorantes que no sean azúcar

▶ Evaluar las necesidades dietéticas en pacientes con diabetes tipo 1 y tipo 2

▶ Adelgazar

▶ Enfrentar los trastornos alimentarios

· ·

¿Aumenta y aumenta de peso? ¿Realmente cree que la expresión *"bajos en calorías"* se refiere a los alimentos que están en la repisa más baja del supermercado? Los especialistas de la lengua afirman que las cinco frases más agradables en el idioma inglés son:

🖝 Te amo.

🖝 La cena está servida.

🖝 Todo está perdonado.

🖝 Puedes dormir hasta el mediodía.

🖝 Quédese con el vuelto.

A esa lista, la mayoría de las personas agregaría: "Has adelgazado".

Para la población diabética, mayormente integrada por individuos con sobrepeso, una nutrición apropiada y adelgazar no son simplemente opciones, sino más bien una necesidad. El Estudio sobre el Control y las Complicaciones de la Diabetes demostró claramente que las personas diabéticas que siguen un cuidadoso programa de nutrición pueden reducir la hemoglobina A1c (vea el Capítulo 7) en hasta un 1 por ciento, en comparación con las personas diabéticas que no cuidan su dieta. El resultado de esa reducción es una disminución muy notable de las complicaciones a corto y largo plazo de la enfermedad.

En este capítulo usted aprenderá lo que necesita para que su dieta trabaje a su favor, no sólo para mejorar su diabetes y su control de la glucosa en la sangre, sino para que sienta que su calidad de vida también ha mejorado.

Determinar el Total de Calorías Diarias

A Wanda B. Thinner, una mujer de 46 años, le habían diagnosticado diabetes tipo 2 y vino a verme porque su nivel de glucosa en la sangre era elevado, presentaba visión borrosa y cierto entumecimiento en los dedos de los pies. Con una estatura de 5 pies 5 pulgadas, pesaba 165 libras. Aunque estaba tomando pastillas para la diabetes, no le daban resultado. Su médico le dijo que tenía que bajar de peso, pero no le dio instrucciones al respecto. Le indiqué una dieta basada en los principios que describo en este capítulo. Wanda estuvo dispuesta a seguir la dieta, bajó 20 libras y ha mantenido su peso. Ahora su nivel de glucosa en la sangre permanece casi siempre en alrededor de 110. Ya no padece de visión borrosa y el entumecimiento de los dedos de los pies ha comenzado a mejorar. Además, no está tomando medicamentos para la diabetes y, aun así se siente mucho mejor.

Desde cualquier lado que se mire, el peso de una persona depende de la cantidad de calorías que ingiere menos la cantidad de calorías que quema con los ejercicios, y las que pierde en la orina y en las heces fecales. Si usted ingiere cantidades excesivas de calorías y tiene suficiente insulina para almacenarlas, aumenta de peso. Si consume menos calorías que las que gasta, entonces adelgaza. (Vea el Capítulo 7 si no está seguro de cuál es su peso corporal ideal.) Si está pasado de peso, perder aunque sea unas cuantas libras le hará bien:

✔ La pérdida de peso reduce notablemente el riesgo de desarrollar diabetes tipo 2.

✔ La pérdida de peso evita que la prediabetes (vea el Capítulo 2) se convierta en diabetes tipo 2.

✔ La pérdida de peso puede revertir la resistencia a los medicamentos para la diabetes, algo que se desarrolla después de responder inicialmente a los mismos (vea el Capítulo 10).

✔ La pérdida de peso disminuye el riesgo de muerte por diabetes.

✔ La pérdida de peso prolonga las expectativas de vida de los pacientes con diabetes tipo 2.

✔ La pérdida de peso tiene efectos positivos en la presión arterial y los niveles anormales de grasas (vea el Capítulo 7).

Un estudio sobre el tamaño de las raciones de comidas entre 1977 y 1998, publicado en enero del 2003 en la revista *Journal of the American Medical Association*, demostró que el tamaño de las porciones se ha incrementado mucho, especialmente en los restaurantes de comida rápida y en los hogares. Una manera simple y efectiva de reducir el consumo de calorías es comer solamente la mitad o dos terceras partes de lo que le sirven, y dejar el resto para luego.

Para tener una idea aproximada de cuántas *kilocalorías* necesita diariamente (no *calorías*, que es una unidad mucho más pequeña), debe determinar primero cuál es su peso adecuado. Si utilizamos el método que explico en el Capítulo 7, un hombre de 5 pies 6 pulgadas con una constitución mediana debe pesar unas 142 libras. Para determinar la cantidad de kilocalorías que usted necesita:

1. **Multiplique su peso por 10.** En nuestro ejemplo, esto nos da aproximadamente 1.400 kilocalorías.

2. **Añada calorías según su régimen de ejercicios:**

   • Un hombre sedentario añade 10 por ciento de kilocalorías basales.

   • Un hombre moderadamente activo añade 20 por ciento.

   • Un hombre muy activo añade 40 por ciento o más, de acuerdo con la duración y la intensidad del ejercicio.

Si el hombre de nuestro ejemplo es moderadamente activo, necesita 1.400 kilocalorías más el 20 por ciento de 1.400 (aproximadamente 300), para un total de 1.700 kilocalorías.

Estas fórmulas también funcionan para las mujeres, pero ellas generalmente necesitan menos calorías que los hombres para mantener el mismo peso. Tenga en cuenta que estas son cifras aproximadas y que no sólo varían para cada persona, sino incluso para la misma persona en distintos días.

La química de las proteínas

La mayoría de los carbohidratos no contienen proteínas, al igual que la mayoría de las proteínas no contienen carbohidratos. Por lo tanto, las proteínas no provocan un aumento significativo del nivel de glucosa en la sangre, bajo circunstancias normales.

Cuando las proteínas llegan al intestino delgado se descomponen en moléculas más pequeñas de aminoácidos. Los aminoácidos pasan al torrente sanguíneo y se dirigen al hígado, donde algunos se convierten en glucosa. Esto significa que las proteínas pueden elevar la glucosa, pero este proceso ocurre lentamente y no tiene un impacto importante en el nivel de glucosa en la sangre. Algunos de los aminoácidos se utilizan para formar nuevas proteínas.

Las necesidades calóricas cambian de acuerdo con la edad y los distintos niveles de actividad física. Si una mujer está embarazada o está amamantando a un bebé, obviamente necesita más kilocalorías. Cuando una persona desea bajar de peso, reducir el consumo total de kilocalorías diarias le permitirá lograr su objetivo. Explico mucho más al respecto en la sección sobre reducción de peso que encontrará en este mismo capítulo.

Después de que calcule sus necesidades calóricas, pruebe una dieta que parta de esos requerimientos, y esté dispuesto a modificar esa dieta si no se siente con suficiente energía y si no está manteniendo el peso deseado. Especialmente si usted es una persona muy activa, sus necesidades calóricas adicionales podrían ser muy grandes y se notará rápidamente porque bajará de peso.

Una vez que calcule la cantidad total de kilocalorías que necesita, la pregunta entonces es cómo dividir las calorías entre las distintas comidas. Básicamente hay tres tipos de alimentos que contienen calorías: carbohidratos, proteínas y grasas. Y dentro de estos hay muchas opciones a las que me refiero aquí.

Carbohidratos

No existe un tópico más controversial relacionado con la nutrición de las personas diabéticas, que el de los carbohidratos. Durante años, la *American Diabetes Association* (ADA) aconsejó a las personas diabéticas que ingirieran entre el 55 y el 60 por ciento de sus calorías en forma de carbohidratos. Algunos expertos decían que la cantidad era excesiva, mientras que otros afirmaban que era insuficiente. La ADA ha modificado sus recomendaciones, de manera que en sus Recomendaciones para la Práctica Clínica del 2003 se afirma: "Los carbohidratos y las grasas monosaturadas deben proporcionar juntos entre el 60 y el 70 por ciento del aporte calórico necesario".

En esta sección le ofrezco mis propias sugerencias sobre el consumo de los carbohidratos, basadas en lo que he leído y en mi experiencia en la práctica de la medicina. Usted tiene total libertad para estar en desacuerdo conmigo y para consumir la cantidad de carbohidratos que considere adecuada, siempre y cuando logre reducir la glucosa sin que aumenten su nivel de grasas en la sangre y su peso corporal.

Los carbohidratos son fuentes de energía. Entre ellos se cuentan la *glucosa*, un azúcar simple presente en la sangre, conformada por una sola molécula de azúcar, y sustancias que contienen muchas moléculas de azúcar, conocidas como *carbohidratos complejos*, *almidones*, *celulosa* y *gomas*. Algunas de las fuentes comunes de carbohidratos son el pan, la papa, los granos, los cereales y el arroz.

Los médicos conocen bastante sobre el papel de los carbohidratos en el organismo:

- ✔ Los carbohidratos son la principal fuente de energía para los músculos.

- ✔ La glucosa es el carbohidrato que hace que el páncreas segregue insulina.

- ✔ Los carbohidratos hacen que se eleve el nivel de triglicéridos (grasa) en la sangre.

- ✔ Cuando en el organismo no hay insulina o cuando ésta no es efectiva, la presencia de más carbohidratos eleva el nivel de glucosa en la sangre.

- ✔ La presencia de grandes cantidades de azúcares simples en la dieta no es dañina siempre y cuando el total de carbohidratos que se consumen sea adecuado. (La razón fundamental para reducir los azúcares simples en la dieta es la incidencia de caries dentales. Las caries no son más severas ni más comunes en las personas con diabetes que en las personas que no padecen de la enfermedad.)

A pesar de que el consumo de grasa ha disminuido en la población estadounidense debido al temor de padecer de enfermedad de la arteria coronaria causada por el colesterol alto, los americanos cada vez aumentan más de peso. De hecho, el 55 por ciento de los estadounidenses está pasado de peso o es obeso. Si tenemos en cuenta que los estadounidenses no están comiendo más proteínas, la causa probablemente sea el exceso de carbohidratos tales como pasteles y caramelos, al igual que carbohidratos más complejos como el pan. En el organismo los carbohidratos pueden convertirse en grasa y almacenarse. Esta función era ideal en la época de las cavernas, cuando por largos períodos de tiempo las personas tenían muy poco para comer, pero no se ajusta al estilo de vida actual, donde abundan los alimentos (forrajearlos es muy sencillo en el supermercado).

Teniendo en cuenta que los carbohidratos elevan el nivel de glucosa (la causa de las complicaciones de la diabetes), parecería adecuado recomendar una dieta con menos carbohidratos que la que se sugería anteriormente. Además, el síndrome metabólico (vea el Capítulo 5) es una de las causas principales de la enfermedad de la arteria coronaria en pacientes diabéticos. Recomendar menos carbohidratos también suena prudente si se parte de que el incremento del consumo de estos eleva el nivel de los triglicéridos, lo cual es el inicio de numerosos trastornos que conducen a mayor incidencia de enfermedades de la arteria coronaria.

De acuerdo con mi experiencia, una dieta que contiene 40 por ciento de carbohidratos permite a mis pacientes controlar más fácilmente su glucosa en la sangre. Y también contribuye a la pérdida de peso, porque la persona no tiende a comer más proteínas y grasas para compensar la cantidad reducida de carbohidratos en la dieta. De mis pacientes, aquellos que consumen dietas con menor contenido de carbohidratos logran disminuir la cantidad de medicamentos que utilizan, como por ejemplo la insulina, que puede provocar aumento de peso y complicar el control de la diabetes. También presentan mejores niveles de grasa en la sangre.

Volviendo al ejemplo que utilizo al principio de este capítulo, un hombre que necesita una dieta de 1.700 kilocalorías debe ingerir aproximadamente 680 kilocalorías en forma de carbohidratos. Teniendo en cuenta que cada gramo de carbohidrato aporta 4 kilocalorías, este individuo debe comer 170 gramos de carbohidratos al día. Si trasladamos esto a las comidas que usted conoce y adora, estaríamos hablando de 11 rebanadas de pan blanco, o bien 6 tazas de cereal o 4 tazas de arroz al día.

Índice glucémico

No todos los carbohidratos tienen el mismo efecto en cuanto a elevar el nivel de glucosa en la sangre. Este hecho fue reconocido hace algunos años y, para cuantificarlo, se creó una medida llamada *índice glucémico*. El *índice glucémico* (IG) parte del pan blanco como alimento de referencia y le asigna un valor de 100. Otro carbohidrato que tenga igual cantidad de calorías se compara con el pan blanco en lo que se refiere a su capacidad de elevar la glucosa en la sangre, y se le asigna un valor en comparación con el pan blanco. Los alimentos que elevan la glucosa a la mitad de lo que la eleva el pan blanco tienen un IG de 50, mientras que los alimentos que elevan la glucosa 1½ veces tienen un IG de 150.

El asunto entonces es seleccionar carbohidratos con niveles de IG bajos para tratar de mantener la glucosa lo más baja posible. Un índice glucémico de 70 o más se considera alto; entre 56 y 69 es medio, y de 55 o menos es bajo.

Las siguientes complicaciones han hecho que el IG sea subutilizado:

✔ El IG de un carbohidrato puede cambiar en dependencia de si se come solo o con otros alimentos.

✔ El IG de un alimento puede cambiar de acuerdo con la forma en que se procese y se prepare.

✔ Algunos alimentos con bajo IG, como el chocolate, son altos en grasas.

✔ Las personas que imparten conocimientos sobre la diabetes se han mostrado reacias a explicar el concepto del índice glucémico porque lo consideran difícil de entender y creen que crearía confusión.

Sin embargo, varios estudios clínicos importantes han demostrado que conocer el índice glucémico de los alimentos puede ser muy útil. La evaluación de la dieta de personas que desarrollan diabetes comparada con la de individuos que jamás contraen la enfermedad, indica que, si todos los demás factores son iguales, las personas que consumen una dieta con un IG más elevado tienen mayor tendencia a desarrollar diabetes. Y en el caso de los pacientes diabéticos, aquellos que consumen los carbohidratos con menor IG tienen niveles más bajos de glucosa en la sangre. Por otra parte, a las personas que participaron en estos estudios no les fue difícil acostumbrarse a una dieta con un IG bajo. Además, cuando se sigue un plan de alimentación que incorpora alimentos con bajo IG, los niveles de triglicéridos y LDL (o colesterol "malo") disminuyen tanto en pacientes con diabetes tipo 1 como tipo 2.

Considero que optar por carbohidratos con un índice glucémico bajo puede ser muy beneficioso para controlar la glucosa. Usted puede hacer algunos cambios sencillos en su dieta, sustituyendo unos alimentos por otros, como se muestra en la Tabla 8-1.

Tabla 8-1	Sustituciones Simples en la Dieta
Alimentos con Alto IG	**Alimentos con Bajo IG**
Pan de harina integral o pan blanco	Pan de grano entero
Cereales para el desayuno procesados	Cereales no refinados como avena o cereales procesados que tienen bajo IG
Galletas dulces o saladas simples	Galletas dulces hechas con frutas deshidratadas o granos enteros como avena
Pasteles y panecillos dulces	Pasteles y panecillos dulces hechos con frutas, avena y granos enteros
Frutas tropicales como bananas	Frutas de climas templados, como manzanas y ciruelas
Patatas	Pastas o legumbres
Arroz	Arroz basmati u otro arroz con IG bajo

Como el pan y los cereales para el desayuno son importantes fuentes diarias de carbohidratos, estos pequeños cambios pueden significar una gran diferencia en la reducción del índice glucémico de su dieta. Entre los alimentos que constituyen fuentes excelentes de carbohidratos y que al mismo tiempo tienen un bajo IG se encuentran legumbres como guisantes o frijoles; pastas; granos como cebada, arroz precocido y bulgur, y panes preparados con granos enteros.

Aunque un alimento tenga un IG bajo, tal vez no sea recomendable porque su contenido de grasa es muy elevado. Tenga en cuenta el contenido de grasa de cada alimento antes de decidir cuáles alimentos con IG bajo realmente son saludables para una persona diabética.

Y aunque un alimento tenga un IG alto, tal vez se puede incluir perfectamente en la dieta si su contenido de carbohidratos es ínfimo. Por ejemplo, el melón tiene un IG de aproximadamente 70, pero su contenido de carbohidratos es tan bajo que no eleva el nivel de glucosa en la sangre, siempre y cuando se consuma una ración normal. Este concepto se conoce como *carga glucémica* (CG), una cifra que toma en consideración tanto el índice glucémico como el total de carbohidratos. Una CG de 20 se considera alta; entre 11 y 19 es media, y una CG de 10 o menos es baja.

Fibra

La *fibra* es aquella parte de un carbohidrato que no es digerible y, por lo tanto, no tiene aporte calórico. Las fibras se encuentran en la mayoría de las frutas, los granos y los vegetales. Se reconocen dos tipos de fibras:

- **Fibras solubles:** Este tipo de fibra se puede disolver en agua y tiene un efecto reductor de los niveles de glucosa y grasas en la sangre, particularmente el colesterol.

- **Fibras insolubles:** Este tipo de fibra no se puede disolver en agua y permanece en el intestino. Las fibras insolubles absorben agua y estimulan los movimientos intestinales. También ayudan a evitar el estreñimiento y, posiblemente, el cáncer del colon. A esta fibra se le llama *bagazo* o *forraje*.

Antes de la tendencia actual a refinar los alimentos, las personas ingerían muchos carbohidratos con alto contenido de fibra. Estos provenían de plantas como las frutas, los vegetales y los granos. Los alimentos de origen animal no contienen fibras.

Debido a que el exceso de fibra provoca diarrea y flatulencia, el incremento del consumo de fibras debe hacerse lentamente. Se recomienda consumir diariamente entre 20 y 30 gramos de fibra. La mayoría de los estadounidenses solamente consume 15 gramos diarios.

Muchos de los alimentos con bajo IG que relaciono en la sección anterior, también contienen gran cantidad de fibras, lo que ayuda a reducir el nivel de glucosa.

Para consumir la cantidad adecuada de carbohidratos sin que se eleve el nivel de glucosa o de triglicéridos, hay que elegir carbohidratos con alto contenido de fibra y bajo índice glucémico.

Proteínas

A no ser que sea vegetariano, las proteínas que conforman su dieta son en realidad la parte comestible de los músculos de otros animales, como el pollo, el pavo, la res o el cordero. Por eso las personas antes pensaban que podían desarrollar músculos comiendo grandes cantidades de músculos de otros animales. (En realidad, solamente se puede desarrollar músculos haciendo ejercicios o levantando pesas.) Para mantener su musculatura actual usted no necesita muchas proteínas.

El tipo de proteínas que elige es muy importante, teniendo en cuenta que algunas son muy altas en grasas, mientras otras son relativamente magras. La siguiente lista puede darle una idea del contenido de grasa de varias fuentes de proteínas. (En la siguiente sección explico cómo incorporar la grasa en su dieta.)

Una onza de carne, pescado o sustitutos **muy magros** tiene 7 gramos de proteínas y 1 gramo de grasa. Algunos ejemplos son:

- ✔ Carne blanca de pollo o de pavo sin piel
- ✔ Lenguado, halibut o fletán, o atún enlatado en agua
- ✔ Langosta, camarones o almejas
- ✔ Queso magro

Una onza de carne, pescado o sustitutos **magros** tiene 7 gramos de proteínas y 3 gramos de grasa. Algunos ejemplos son:

- ✔ Carne de res magra, carne de cerdo, cordero o ternera magra
- ✔ Carne oscura de pollo sin piel, o carne blanca de pollo con piel
- ✔ Sardinas, salmón o atún enlatado en aceite
- ✔ Otras carnes y quesos con 3 gramos de grasa por onza

Una onza de carne, pescado o sustitutos con una **cantidad mediana de grasa** tiene 7 gramos de proteínas y 5 gramos de grasa. Algunos ejemplos son:

- La mayoría de los productos cárnicos
- Puerco, cordero o ternera con una cantidad de grasa normal
- Carne oscura de pollo con piel, o pollo frito
- Pescado frito
- Quesos con 5 gramos de grasa por onza, como feta y mozzarella

Las carnes, pescados o sustitutos **altos en grasas** contienen 7 gramos de proteínas y 8 gramos de grasa por onza. Algunos ejemplos son:

- Costillas de cerdo o salchichas de cerdo
- Panceta o beicon
- Quesos con contenido normal de grasa, como Cheddar y Monterey Jack
- Carnes procesadas para sándwich

Como puede apreciar, entre las fuentes de proteínas bajas y altas en grasas hay una enorme diferencia en cuanto a kilocalorías. Una onza de carne blanca de pollo sin piel contiene aproximadamente 40 kilocalorías, mientras que una onza de costilla de cerdo aporta 100 kilocalorías. Teniendo en cuenta que la mayoría de las personas consumen cuatro onzas de carne en cada comida, como mínimo, están ingiriendo entre 160 y 400 kilocalorías, de acuerdo con la fuente específica de proteínas.

Recomiendo que el 30 por ciento de las kilocalorías que usted consume provengan de proteínas. Esto equivaldría a 500 kilocalorías para un hombre de 142 libras que necesita 1.700 kilocalorías diarias. Como un gramo de proteína aporta 4 kilocalorías, ese individuo puede comer 125 gramos de proteínas diarias. Si esto se convierte en onzas de carne, estamos hablando de aproximadamente 18 onzas por día, teniendo en cuenta de que hay 7 gramos de proteínas en cada onza. Por ejemplo, puede comer 8 onzas de lenguado en una comida y 8 onzas de carne oscura de pollo en otra, además de 2 vasos de leche, con lo que completará el total de proteínas.

Existe gran controversia en cuanto a la cantidad de proteínas en la dieta. Muchas autoridades indican que debe ser inferior al 30 por ciento, y usualmente prefieren una dieta en la que el 20 por ciento de las calorías se consuman en forma de proteínas. Una de las razones para esto es el alto contenido de grasa de algunas fuentes de proteínas. Sin embargo, si usted consume proteínas con menor contenido de grasa, el problema está resuelto.

Una segunda razón que se esgrime cuando se sugiere una dieta con menos proteínas es la idea de que las proteínas tienen un efecto nocivo para los riñones. Varios estudios han indicado que es así, pero en una investigación muy amplia publicada en 1994 en el *New England Journal of Medicine* (volumen 330, página 877) se arribó a una conclusión diferente. La investigación mostró que las dietas bajas en proteínas no protegen a los riñones mejor que las dietas ricas en proteínas. Pero aún no se ha dicho la última palabra sobre este asunto de las dietas bajas en proteínas en comparación con las dietas ricas en proteínas.

Grasas

La cantidad de grasas que necesita el organismo causa mucho menos controversia que la cantidad adecuada de carbohidratos y proteínas en la dieta. Todos coinciden en que las grasas no deben rebasar el 30 por ciento del total de calorías diarias. (Hoy en día la población estadounidense ingiere un 36 por ciento de su dieta en forma de grasas.)

Tenga en cuenta que algunas grasas son más peligrosas que otras en cuanto a la tendencia a promover enfermedad de la arteria coronaria. Estas grasas se deben ingerir en cantidades más pequeñas en comparación con las grasas menos dañinas.

El colesterol es el tipo de grasa que todo el mundo conoce. Se ha demostrado que es la causa del desarrollo de la enfermedad de la arteria coronaria, así como la enfermedad vascular periférica y la enfermedad cerebrovascular (vea el Capítulo 5). Se recomienda que el consumo diario de colesterol sea inferior a 300 miligramos. Un solo huevo equivale a esa cantidad. La mayoría de los alimentos que usted come regularmente no contienen mucho colesterol, pero la leche entera y los quesos duros como Jack y Cheddar contienen grasas saturadas que elevan el nivel de colesterol en el organismo.

El otro tipo de grasas son los triglicéridos, que se presentan en varias formas:

✔ Las **grasas saturadas**, que usualmente provienen de alimentos de origen animal. Las vetas de grasa que se ven en un bistec son grasas saturadas. Otros ejemplos son la panceta o beicon, la crema de leche y el queso crema. Algunas fuentes vegetales de grasas saturadas son el coco, la palma y los aceites de nuez de palma. El consumo excesivo de grasas saturadas aumenta el nivel de colesterol en la sangre.

✔ Los **ácidos grasos trans** se producen cuando la grasa poliinsaturada (a la que me refiero en el próximo punto) se calienta y se satura de átomos de hidrógeno. Cuando son hidrogenados completamente, los ácidos grasos trans se convierten en una grasa sólida. Si son parcialmente hidrogenados, tienen una consistencia similar a la mantequilla y pueden utilizarse como sustitutos. Algunos fabricantes de alimentos utilizan los ácidos grasos trans como sustitutos de la mantequilla, porque son más baratos.

Los ácidos grasos trans pueden contribuir más al desarrollo de enfermedades cardíacas que las grasas saturadas. ¡Elimínelos de su dieta! Entre los alimentos ricos en ácidos grasos trans se encuentran las margarinas, algunas mezclas de harina preparada para hacer pasteles, y las sopas deshidratadas, muchas de las llamadas comidas rápidas, alimentos congelados, productos horneados como donuts y galletas dulces, papitas fritas, galletas saladas, cereales para el desayuno (incluso algunos cuyos nombres sugieren que son saludables), caramelos y crema batida. El gobierno exige ahora que en las etiquetas de los alimentos se indique la presencia de ácidos grasos trans. ¡Así que lea las etiquetas!

✔ Las **grasas no saturadas** provienen de fuentes vegetales como el aceite de oliva y de canola, y la margarina. Estas grasas se dividen en:

- **Grasas monoinsaturadas**, que no elevan el colesterol. Entre ellas se encuentran el aguacate, el aceite de oliva y el de canola. El aceite en semillas como las almendras y los cacahuates (maní) es monoinsaturado.

- **Grasas poliinsaturadas**, que tampoco elevan el colesterol pero provocan una reducción del colesterol "bueno" o HDL. Ejemplos de grasas poliinsaturadas son los aceites como el de maíz, así como la mayonesa y la margarina.

Los esquimales ingieren gran cantidad de grasas (más de la recomendable) y, sin embargo, presentan una incidencia baja de enfermedades de la arteria coronaria. Se ha demostrado que lo que los protege son los *ácidos grasos esenciales*. Estos ácidos se encuentran en los aceites de pescado que los esquimales consumen abundantemente. Los ácidos grasos esenciales reducen los triglicéridos y la presión arterial, y prolongan el tiempo que toma para que la sangre se coagule, lo que permite que no se formen coágulos de sangre en el corazón. Usted puede aprovechar las bondades del aceite de pescado si come pescado en lugar de carne dos o tres veces a la semana. Las pastillas que contienen aceite de pescado no parecen proporcionar el mismo beneficio. Si a usted no le gusta el pescado (lo que quiere decir que usted nunca ha probado el salmón a la parrilla), no podrá aprovechar las ventajas del aceite de pescado.

Recuerde que el 30 por ciento de las calorías que consume diariamente deben ser en forma de grasas, y que menos de un tercio de esa cantidad debe provenir de grasas saturadas. Su consumo diario de colesterol debe mantenerse en menos de 300 miligramos.

El caballero que pesa 142 libras y necesita 1.700 kilocalorías, y que probablemente se está muriendo lentamente de inanición porque no acabamos de calcular cuánto debe comer, se alegrará al saber que las 500 kilocalorías últimas deben provenir de grasas. La grasa aporta 9 kilocalorías por gramo, lo que quiere decir que diariamente puede consumir 56 gramos de grasa.

Recuerde que él ya consumió 40 gramos de grasa en el lenguado y el pollo, así que apenas quedan 16 gramos, 8 de los cuales estaban en la leche que tomó. Así que en cuanto a consumo de grasas, sólo le queda aproximadamente una cucharadita de mantequilla.

Obtener Suficientes Vitaminas, Minerales y Agua

Es importante que su dieta contenga suficientes vitaminas y minerales, pero la cantidad que usted necesita tal vez es menos de lo que piensa. Si usted sigue una dieta balanceada, que incluye alimentos de los distintos grupos, por lo general ya consume suficientes vitaminas para suplir sus necesidades diarias. En la Tabla 8-2 encontrará una lista de vitaminas y de los alimentos donde se encuentran.

Tabla 8-2	Las Vitaminas que Necesita	
Vitamina	*Función*	*Alimentos*
Vitamina A	Necesaria para la salud de la piel y de los huesos	Leche y vegetales verdes
Vitamina B_1 (tiamina)	Convierte los carbohidratos en energía	Carnes y cereales de grano entero
Vitamina B_2 (riboflavina)	Necesaria para utilizar los alimentos apropiadamente	Leche, queso y vegetales verdes
Vitamina B_6 (piridoxina), ácido pantoténico y biotina	Todas son necesarias para el crecimiento	Hígado, levadura y muchos otros alimentos

(continúa)

Table 8-2 *(continuación)*

Vitamina	Función	Alimentos
Vitamina B_{12}	Mantiene la salud de los glóbulos rojos y del sistema nervioso	Alimentos de origen animal (por ejemplo, carne)
Ácido fólico	Mantiene la salud de los glóbulos rojos y del sistema nervioso	Vegetales verdes
Niacina	Ayuda a liberar energía	Carnes magras, pescado, nueces y legumbres
Vitamina C	Ayuda a mantener los tejidos de soporte	Frutas y papas
Vitamina D	Estimula la absorción del calcio	Productos lácteos, y se sintetiza en la piel cuando ésta se expone a la luz solar
Vitamina E	Ayuda a proteger las células	Aceites vegetales y cereales de grano entero
Vitamina K	Necesaria para la coagulación de la sangre	Hortalizas de hojas verdes. Además, la sintetiza el propio organismo humano a partir de las bacterias del intestino

Como pudo ver en la Tabla 8-2, la mayoría de las vitaminas se pueden obtener a partir de los alimentos que se consumen diariamente. En ciertos casos, como durante el embarazo, la persona necesita asegurarse de que está recibiendo la cantidad adecuada de vitaminas diarias, por lo que se recomienda tomar un suplemento vitamínico. Algunas evidencias también sugieren que una cantidad extra de vitamina C protege al organismo de los resfriados.

En cuanto a las demás vitaminas, no existe prueba alguna de que grandes cantidades de éstas tengan efectos beneficiosos para la salud y, en algunos casos, podrían resultar nocivas. No le recomiendo que tome dosis muy elevadas de estas vitaminas.

Los minerales también son ingredientes clave de una dieta saludable. La mayoría sólo se necesita en pequeñas cantidades, que se pueden obtener fácilmente a través de una dieta balanceada. Tenga en cuenta lo siguiente:

✔ **El calcio, fósforo y magnesio son importantes para el desarrollo de los huesos y los dientes.** La leche y otros productos lácteos proporcionan abundante cantidad de estos minerales, pero las evidencias indican que las personas no están consumiendo suficiente calcio. Los adultos deben ingerir 1.000 miligramos de calcio diariamente, y 1.500 si usted está creciendo hacia arriba (los adolescentes) o hacia afuera (las mujeres embarazadas). Los adultos mayores deben asegurarse de ingerir 1.500 miligramos de calcio al día.

✔ **El hierro es esencial para los glóbulos rojos y se obtiene a partir de la carne.** Sin embargo, una mujer que está menstruando tiende a perder hierro y podría requerir un suplemento.

✔ **El sodio ayuda a regular el agua en el cuerpo.** Usted solamente necesita 220 miligramos de sodio al día, pero tal vez consume entre 20 y 40 veces más, lo cual probablemente explica la incidencia de presión arterial alta en los Estados Unidos. No le agregue sal a sus alimentos porque ya tienen suficiente, y disfrutará mucho más su sabor si los consume sin sal.

✔ **El cromo se necesita en pequeñas cantidades.** Aunque en infinidad de artículos publicados en revistas de nutrición se afirma lo contrario, no existen evidencias científicas de que el cromo sea especialmente beneficioso para la persona diabética en cuanto al control de la glucosa.

✔ **El yodo es esencial para la producción de las hormonas tiroideas.** El yodo se le añade a la sal para que las personas puedan consumir suficiente cantidad de éste. En muchas zonas del planeta donde el suelo no contiene yodo, algunos individuos sufren de un agrandamiento de la glándula tiroides conocido como bocio.

✔ **Otros minerales, como el cloro, el cobalto, el estaño y el zinc, están presentes en muchos alimentos.** No es frecuente que estos minerales falten en la dieta humana.

El agua es el último nutriente importante al que me voy a referir en esta sección, lo cual no significa que sea el menos importante. El agua constituye el 60 por ciento o más del cuerpo humano. Todos los nutrientes del organismo se disuelven en agua. Usted puede vivir sin comida por algún tiempo, pero no durará mucho sin agua. El agua da sensación de saciedad, lo cual reduce el apetito. Por lo general, las personas no toman suficiente agua. Usted debe tomar por lo menos 10 vasos o 2½ cuartos de agua al día.

Contar el Alcohol que Consume Como Parte de la Dieta

El alcohol es una sustancia química que aunque tiene calorías, no posee ningún valor nutricional. Sin embargo, se ha demostrado que una cantidad moderada de alcohol (una o dos copas de vino al día) podría reducir el riesgo de sufrir un ataque cardíaco. Fíjese que me refiero al alcohol como una *sustancia química*. Esto se debe a que el alcohol a menudo se consume excesivamente, por lo que causa daños significativos al organismo. El alcohol daña al hígado y puede provocar sangramientos y muerte.

Este libro no es el lugar donde discutir los aspectos sociales relacionados con el uso del alcohol. Es suficiente con decir que el exceso de alcohol destruye vidas y familias. En esta sección deseo explicar el papel que desempeña el alcohol en la vida de la persona diabética.

Como el alcohol tiene calorías, si usted toma alguna bebida alcohólica, debe contar esas calorías como parte de su dieta. El grado de alcohol es el porcentaje de alcohol en una onza de una bebida multiplicado por 2. Un vino que tenga 12,5 por ciento de alcohol tiene 25 grados. Por lo general la cerveza tiene 12 grados de alcohol. Los licores a menudo tienen 80 grados de alcohol. Para determinar la cantidad de calorías que aportan las bebidas, utilice la siguiente fórmula:

Calorías = 0,8 × grado de alcohol de la bebida × cantidad de onzas

Por ejemplo, en el caso de una lata de cerveza de 12 onzas, la fórmula sería 0,8 × 12 × 12, para un total de 115 kilocalorías.

Si estamos hablando de dos copas de vino de 6 onzas cada una, la fórmula sería 0,8 × 25 × 12, para un total de 240 kilocalorías.

Como puede ver, el alcohol añade una buena cantidad de calorías a la dieta. Tal vez se esté preguntando por qué no hay más alcohólicos con sobrepeso. La respuesta es que el alcohol se convierte en el componente fundamental de la dieta de esas personas, por lo que desarrollan enfermedades consuntivas relacionadas con el consumo inadecuado de proteínas, carbohidratos, grasas, vitaminas y minerales.

Además de su aporte calórico, el alcohol tiene otras repercusiones en la diabetes. Cuando se toma solo puede provocar un descenso de la glucosa en la sangre debido a que incrementa la actividad insulínica sin que los alimentos puedan compensarla. Algunos alcohólicos, aun cuando no padecen de diabetes, se van a dormir después de tomar varios tragos y amanecen inconscientes a causa de un descenso del nivel de glucosa. Estas personas corren riesgo de sufrir daño cerebral, a no ser que su organismo pueda producir suficiente glucosa para que salgan del estado de inconsciencia.

Si va a tomar un par de copas de vino o de otra bebida alcohólica, no olvide acompañarlas con algún alimento.

Utilizar Sustitutos del Azúcar

El temor al "peligro" de consumir azúcar ha motivado un amplio esfuerzo por crear un compuesto que aporte el agradable dulzor, sin las desventajas del azúcar. Pero a pesar de la amplia variedad de edulcorantes excelentes, entre ellos algunos que no aportan calorías, la incidencia de la diabetes sigue en ascenso. Aun así, si los edulcorantes permiten reducir el consumo de calorías o la respuesta a la glucosa, usarlos tiene sus ventajas. Los edulcorantes se dividen en calóricos y no calóricos.

Entre los edulcorantes calóricos se encuentran:

✔ **Fructosa, presente en las frutas y las moras:** La fructosa es más dulce que el azúcar de mesa *(sucrosa).* Sin embargo, se absorbe más lentamente del intestino que la glucosa, por lo que eleva el nivel de glucosa en la sangre de forma más lenta. El hígado convierte la fructosa en glucosa o triglicéridos.

✔ **Xilitol, presente en las fresas y las frambuesas:** En cuanto a poder endulzante, el xilitol es casi igual a la fructosa. Se absorbe lentamente del intestino, por lo que causa un cambio ínfimo en el nivel de glucosa. El xilitol no provoca caries dentales con tanta frecuencia como otros edulcorantes calóricos, por lo que se usa en la fabricación de goma de mascar.

✔ **Sorbitol y manitol, azúcares procedentes del alcohol de plantas:** El sorbitol y el manitol son 50 por ciento menos dulces que el azúcar de mesa y tienen escaso efecto en el nivel de glucosa. En el organismo estos azúcares se convierten en fructosa. (Si leyó el Capítulo 5 tal vez recuerde el sorbitol. Cuando se consume como alimento, el sorbitol no se acumula en las células y no daña los tejidos.)

Los edulcorantes no calóricos o artificiales son generalmente más dulces que el azúcar de mesa. Por lo tanto, se necesita mucho menos cantidad de estos para endulzar una comida. Entre los edulcorantes artificiales se encuentran:

- **Sacarina:** Este edulcorante es entre 300 y 400 veces más dulce que la sucrosa. Se expulsa rápidamente en la orina, en estado intacto. La sacarina se vende bajo nombres comerciales como Sweet'N Low y Sugar Twin.

- **Aspartamo:** Este edulcorante es más caro que la sacarina, pero muchas personas lo prefieren por su sabor. Es entre 150 y 200 veces más dulce que la sucrosa. Su nombre comercial es Equal.

- **Acesulfamo:** Este edulcorante es 200 veces más dulce que la sucrosa y no deja regusto. Se puede usar para cocinar y se encuentra en numerosos alimentos y bebidas, también se utiliza como edulcorante de mesa. Se vende bajo el nombre comercial de Sunett.

- **Sucralosa:** Este edulcorante se obtiene del azúcar y es 600 veces más dulce que esta. Es muy estable y puede utilizarse como sustituto del azúcar en cualquier alimento. No deja un regusto desagradable. Su nombre comercial es Splenda.

- **Neotamo:** Autorizado en julio del 2000 por la *Food and Drug Administration* (FDA), el neotamo tiene entre 7.000 y 13.000 veces el poder endulzante de la sucrosa. Aún no se utiliza en productos comerciales, pero los fabricantes de alimentos están trabajando con él debido a que, tanto cocinado como sin cocinar, mantiene su mismo poder endulzante. Todavía no se ha determinado su nombre comercial.

- **Ciclamato:** El uso del ciclamato está prohibido en los Estados Unidos debido a que se ha relacionado con la incidencia de cáncer cuando se consume en cantidades elevadas. Este edulcorante artificial es 30 veces más dulce que la sucrosa. Su efecto cancerígeno no se ha podido comprobar, por lo que sus fabricantes le han solicitado a la FDA que lo vuelva a autorizar.

En el caso de las personas con diabetes, las recomendaciones sobre el uso de azúcar se han modificado, de manera que ahora cierta cantidad de azúcar es aceptable. Lo importante es contar las calorías que se consumen en forma de azúcar y restarle esa cantidad al total de calorías que puede ingerir en un día. Si hace esto, no necesitará recurrir ni a los edulcorantes calóricos ni a los no calóricos.

Alimentación Adecuada con Diabetes Tipo 1

Las personas que padecen de diabetes tipo 1 utilizan insulina (vea el Capítulo 10) para controlar su nivel de glucosa en la sangre. Por el momento, ni los médicos ni los pacientes pueden igualar la capacidad del páncreas de liberar insulina cuando los alimentos entran en el torrente sanguíneo para que la glucosa permanezca entre 80 y 120 mg/dl. Por lo tanto, los pacientes diabéticos tienen que ingerir alimentos lo más cerca posible del momento en que la insulina entra en efecto.

La mayoría de las personas que padecen de diabetes tipo 1 utilizan dos tipos de insulina: una que entra en acción poco después de la inyección y tiene un período de efectividad breve, y otra que funciona más lentamente y su efectividad dura más. La insulina de acción rápida se encarga de los alimentos que se ingieren durante las comidas, mientras que la insulina de acción más lenta funciona el resto del tiempo, especialmente durante la madrugada, cuando distintos factores tienden a elevar el nivel de glucosa en la sangre.

Afortunadamente, usted puede administrarse un nuevo tipo de insulina cuando comienza a comer o incluso a mitad de la comida, o al final de ésta. (Vea el Capítulo 10 para obtener más información sobre dicha insulina.) Esta insulina resuelve el problema que previamente existía: la inyección debía administrarse 30 minutos antes de comer para darle tiempo a que entrara en acción. Utilizando el viejo medicamento, si la comida se demoraba por cualquier motivo, la persona fácilmente podía entrar en un estado de hipoglucemia.

Las personas que padecen de diabetes tipo 1 deben ser muy cuidadosas con el consumo de bebidas alcohólicas. El alcohol incrementa la actividad de la insulina y puede reducir considerablemente el nivel de glucosa si se ingiere sin alimentos. (Vea la sección "Contar el Alcohol que Consume Como Parte de la Dieta", en este capítulo.)

Como las personas que padecen de diabetes tipo 1 siempre tienen determinada cantidad de insulina circulando en el organismo, estén o no presentes los alimentos, estos individuos no deben saltarse ninguna comida. Es buena idea hacer una merienda a media mañana y a media tarde, e incluso antes de irse a dormir, si fuera necesario.

Las personas que padecen de diabetes tipo 1 deben estar dispuestas a verificar frecuentemente su nivel de glucosa en la sangre. De esa manera pueden detectar los problemas por adelantado. Si, por ejemplo, su nivel de glucosa está bajo antes de comenzar a hacer ejercicios (vea el Capítulo 9), puede comer algo para evitar un episodio de hipoglucemia.

Alimentación Adecuada con Diabetes Tipo 2

Como la mayoría de las personas que padecen de diabetes tipo 2 están pasadas de peso, el control y la reducción del peso corporal deben ser los aspectos principales a tomar en cuenta. (Vea la próxima sección, donde abordo técnicas específicas para adelgazar.)

Los beneficios de bajar de peso se aprecian inmediatamente, incluso cuando sólo se pierden unas cuantas libras. El nivel de glucosa en la sangre desciende rápidamente. La presión arterial disminuye. El colesterol se reduce. Los triglicéridos bajan y el colesterol "bueno" o colesterol HDL aumenta. Como indico en el Capítulo 5, incluso una reducción moderada del 10 por ciento del peso corporal tiene un efecto positivo importante en la enfermedad de la arteria coronaria.

Las personas con diabetes tipo 2 tienen que estar muy pendientes de las grasas que consumen. El síndrome metabólico (vea el Capítulo 5) se presenta frecuentemente en este tipo de diabetes. Usted debe ser cuidadoso con los alimentos que elevan los triglicéridos, lo que promueve la producción de partículas densas y pequeñas de LDL que están relacionadas con la enfermedad de la arteria coronaria.

Partiendo de que la hipertensión es muy frecuente en ambos tipos de diabetes y acelera el desencadenamiento de las complicaciones de la enfermedad, reducir el consumo de sal es otro aspecto importante que se debe tener en cuenta.

Adelgazar

Bajar de peso resulta difícil por numerosas razones. En mi experiencia, aunque a la mayoría de los pacientes les va bien en un principio, luego tienden a regresar a sus viejos hábitos. Existen indicios de que la tendencia a recuperar el peso está "programada" en el cerebro humano. Cuando el tejido adiposo disminuye o aumenta, el sistema de control central del cerebro responde para que las grasas vuelvan a su nivel anterior. Si se hace una liposucción, por ejemplo, las células que quedan se dilatan para retener más grasas.

Aun así es posible bajar de peso y no volver a engordar. Hace algún tiempo se consideraba que sólo 1 de cada 20 personas que bajaban de peso no volvían a engordar. Hoy esa cifra es, aproximadamente, 1 de cada 5 personas.

En el siguiente capítulo me refiero a la importancia de los ejercicios en un programa para bajar de peso. Para no volver a engordar, usted debe estar dispuesto a incluir los ejercicios a su vida cotidiana. Si por alguna razón no puede mover las piernas, haga ejercicios con la parte superior del cuerpo. Un estudio reciente demostró que el 92 por ciento de las personas que logran bajar de peso y no volver a engordar practican ejercicios regularmente, mientras que sólo el 34 por ciento de los individuos que recuperan el peso siguen haciendo ejercicios.

Tipos de dietas

El hecho de que existan tantos métodos para bajar de peso es indicativo de que realmente ninguno es especialmente superior a los otros. Algunos son bastante radicales en la reducción de calorías, y la persona pierde peso con bastante rapidez. Pero estos métodos resultan particularmente propensos a terminar en la recuperación del peso original. Entre las dietas más radicales se encuentran:

- ✔ **Dietas muy bajas en calorías:** Estas dietas aportan entre 400 y 800 kilocalorías diarias en forma de proteínas y carbohidratos, acompañadas de suplementos de vitaminas y minerales. Son seguras si las supervisa un médico, y se recurre a ellas cuando la persona necesita perder de peso con rapidez —a causa de una enfermedad cardíaca, por ejemplo. Se logra adelgazar rápidamente y se reduce la necesidad de medicamentos. Sin embargo, es común ver que la persona recupera el peso.

- ✔ **Dietas basadas en consumir proteínas de origen animal, como la dieta Atkins:** Solamente se ingieren proteínas de origen animal, con el propósito de mantener la proteína del cuerpo. Esta dieta se complementa con vitaminas y minerales. Se insiste en que no se consuman carbohidratos. Los pacientes se quejan a menudo de pérdida del cabello. El peso se recupera rápidamente cuando termina la dieta. No es una dieta balanceada y no recomiendo seguirla por más de unas cuantas semanas. Como la dieta de Atkins alienta el consumo de alimentos ricos en grasa, hay una versión de esta dieta, conocida como la *dieta de South Beach*, que se concentra en reducir tanto los carbohidratos como las grasas.

✔ **Ayuno:** El *ayuno* significa dejar de comer por cierto período de tiempo, e ingerir solamente agua, vitaminas y minerales. El ayuno implica un cambio tan radical de los hábitos alimentarios normales, que los pacientes no pueden mantenerlo durante mucho tiempo, y recuperan el peso que perdieron.

Hay varias dietas que están relacionadas con compañías grandes, y que en algunos casos requieren que usted compre sus comidas. El apoyo que esas organizaciones ofrecen parece ser sumamente efectivo para no volver a engordar. Por otra parte, como la pérdida de peso se produce más lentamente y los hábitos de alimentación se parecen más a los normales, las personas que optan por estas dietas muestran mayor tendencia a permanecer en el programa y no recuperar peso. Los principales competidores en este tipo de dietas son:

✔ **Jenny Craig:** Esta compañía vende los alimentos que usted debe consumir. Ofrece alguna información sobre modificación del comportamiento y tiene dietas especiales para personas con diabetes. En 1997 el gobierno exigió que Jenny Craig informara a sus clientes que los métodos para perder peso pueden tener sólo resultados temporales, pues esto no quedaba claro en los anuncios publicitarios de la compañía.

✔ **Weight Watchers:** Esta compañía se concentra en la pérdida de peso de forma paulatina, acompañada de ejercicios y de la modificación de ciertos comportamientos. Cobra por asistir semanalmente a sus reuniones, que se realizan en todo el mundo. No es imprescindible comprar sus productos, pero estos se encuentran a la venta. El programa de puntos de Weight Watchers para incrementar el consumo de fibras puede ser muy útil para las personas diabéticas.

¿Alguna de estas dietas supera a las demás? Investigadores de la Escuela de Medicina de Pensilvania llevaron a cabo un estudio con cuatro grupos de personas que presentaban sobrepeso. A cada grupo se le indicó una dieta de las más conocidas: Atkins, Ornish, Weight Watchers y Zone, que era preciso seguir durante un año. Las personas que mantuvieron la dieta perdieron aproximadamente 5 por ciento de su peso corporal, y ninguna de las dietas dio mejor resultado que las otras. ¿Esto lo pone triste? En realidad no debería sentirse así, porque incluso una pérdida moderada de peso mostró entre un 7 y un 15 por ciento de reducción del riesgo de enfermedades cardíacas. El estudio, que aún no se ha publicado, se dio a conocer en una conferencia de la *American Heart Association*, en noviembre del 2003.

Cirugía para bajar de peso

Quiero decir algunas palabras sobre la cirugía para bajar de peso. La cirugía se utiliza en los casos más graves y resistentes de obesidad. Tiene resultados extraordinarios, como corregir el nivel alto de glucosa en la sangre y reducir o descontinuar la necesidad de usar medicamentos antidiabéticos. Los resultados son tan positivos para algunos pacientes que algunos cirujanos consideran que la diabetes tipo 2 es una enfermedad que se puede curar con cirugía. Esto, sin embargo, me parece un poco exagerado.

Algunos motivos para pensar en hacerse esta cirugía son:

- ✔ Usted tiene un índice de masa corporal superior a 40 (vea el Capítulo 7).

- ✔ Usted presenta un problema físico ocasionado por la obesidad como, por ejemplo, la incapacidad de caminar.

- ✔ Usted tiene un problema severo de salud ocasionado por la obesidad como, por ejemplo, enfermedad del corazón.

Anteriormente, el mejor tratamiento quirúrgico para la obesidad era la *gastroplastia vertical con banda*, en la que el estómago superior se presilla (engrapa) para crear arriba una bolsa pequeña, del tamaño del dedo pulgar, una apertura estrecha, y una bolsa más grande abajo. Como la bolsa superior es pequeña, la sensación de saciedad se alcanza más rápidamente y la persona tiende a comer menos. La bolsa superior se conecta al intestino delgado, lo que quiere decir que el estómago inferior se pasa por alto. Los pacientes solamente pueden comer raciones muy pequeñas y no pueden consumir azúcar ni otros carbohidratos, lo que causa mareos y otros síntomas. La mayor parte del peso se pierde durante el primer año después de la operación.

Más recientemente se ha estado usando un procedimiento conocido como *banda gástrica ajustable por laparoscopia*. Una banda dotada de un balón inflable se coloca alrededor de la parte superior del estómago para crear una pequeña bolsa superior y una bolsa más grande en la parte inferior. Esta banda puede inflarse o desinflarse para controlar el tamaño del estómago superior. Usualmente el paciente pierde dos tercios del exceso de peso en el transcurso de dos años. Con remover la banda, el proceso se revierte. Esta es una operación más sencilla que la cirugía de desviación gástrica y tiene menos probabilidades de complicaciones.

Las matemáticas de la pérdida de peso

Una libra de grasa contiene 3.500 kilocalorías. Por lo tanto, para perder una libra de grasa, usted debe consumir 3.500 kilocalorías menos de las que necesita. Esto se puede lograr si elimina 500 kilocalorías diarias de su dieta, o si cada día quema 200 kilocalorías haciendo ejercicios y elimina 300 kilocalorías de la dieta. Si utilizamos el primer método, un hombre que consume 1.700 calorías por día debe ingerir solamente 1.200.

Entre los problemas que pueden presentarse con la banda gástrica se encuentran los siguientes:

- ✔ La bolsa se puede ensanchar.
- ✔ La banda se puede rodar de lugar.
- ✔ El reservorio en la banda inflable puede presentar un escape.
- ✔ Es posible que el paciente no baje de peso (si decide comer excesivamente).
- ✔ El paciente podría padecer de reflujo de los ácidos del estómago hacia el esófago.
- ✔ El paciente podría presentar vómitos constantes.

Cuando una persona se somete a cirugía para controlar la obesidad, debe estar consciente de que tendrá que mantenerse bajo seguimiento médico durante toda la vida. Debe estar dispuesta a no comer raciones grandes, y decidida a bajar de peso. Es indiscutible que las personas muy obesas con diabetes tipo 2 mejoran con la cirugía. A medida que pierden peso, sus niveles de glucosa bajan, el colesterol se reduce y la presión arterial disminuye. Duermen mejor y se sienten menos deprimidos.

En cuanto a la liposucción y su posible papel en el tratamiento de la diabetes tipo 2, existen sólo unos cuantos estudios a corto plazo, aunque los reportes iniciales son prometedores. Por ejemplo, un informe publicado en enero del 2004 en la revista *Annals of Plastic Surgery*, mostró una disminución de la glucosa, el colesterol y la secreción de insulina después de la liposucción, pero esto fue solamente tres semanas después de la cirugía.

Modificaciones de la conducta

Después de años atendiendo a pacientes obesos he aprendido que para bajar de peso, además del empeño de seguir una buena dieta y una rutina de ejercicios, se necesita realizar cambios en el comportamiento en relación con los alimentos. Para perder peso y no volver a engordar, usted debe cambiar sus hábitos alimentarios de modo que le sea más fácil seguir la dieta. Estas son algunas de las técnicas más efectivas:

✔ Mantenga un horario de comidas, para evitar comer espontáneamente.

✔ Busque un lugar donde comer todos los alimentos.

✔ Coma más lentamente, para que la comida dure más.

✔ Evite los alimentos ricos en calorías. Retire de la mesa la fuente de servir y el pan.

✔ No le sirva la comida a otras personas, para evitar tentaciones.

✔ No deje el plato vacío.

✔ Establezca metas realistas para bajar de peso.

✔ Cuando vaya a un restaurante, pregunte qué aderezos utilizan en las ensaladas, y sea cauteloso con el alcohol y el pan.

✔ Consígase una pesa de 10 libras y llévela de un lado a otro por un rato para que se dé cuenta de cuán importante es perder incluso una cantidad tan pequeña de peso.

✔ Prepare una lista de lo que va a comprar en el supermercado y lleve solamente el dinero que necesitará para pagar por esos alimentos. Evite los pasillos donde tienen mercancías sueltas —con excepción de las frutas y los vegetales— como caramelos a granel.

Cada semana (o incluso más lentamente), incorpore una nueva técnica a su vida, hasta que la domine y sea parte de sus hábitos alimentarios. Cuando se considere preparado, añada otra técnica.

Mientras se dedica a esta ardua tarea que es adelgazar y mantener su nuevo peso, recuerde recurrir al apoyo de las personas cercanas a usted. Una pareja afectuosa puede resultar de mucha ayuda en los días más difíciles.

Con el propósito de bajar de peso, algunas personas que padecen de diabetes dejan de inyectarse insulina. Si lo hace, su organismo recurrirá a las grasas para obtener energía, ya que no puede usar la glucosa (vea el Capítulo 2), y bajará de peso. Sin embargo, perderá masa muscular y su nivel de glucosa en la sangre aumentará significativamente. Esta situación es peligrosa y definitivamente no constituye una forma saludable de adelgazar.

Hacerle Frente a los Trastornos de la Conducta Alimentaria

Nunca se es demasiado rico ni demasiado delgado. ¡Cuánto daño le ha hecho esta afirmación a la sociedad, en especial la parte que se refiere a la delgadez! Los jóvenes, y en particular las jóvenes, se preocupan por su peso corporal. Pero si esta preocupación se vuelve excesiva, puede generar trastornos de la conducta alimentaria.

Señales de anorexia o bulimia

Las jóvenes con trastornos de la conducta alimentaria (y también los jóvenes, aunque diez veces menos que las muchachas) se someten a inanición y hacen ejercicios constantemente, o comen demasiado y luego se provocan el vómito y/o toman laxantes y diuréticos. Las personas que se privan de comer padecen de *anorexia nerviosa*, mientras aquellas que comen excesivamente y después se purgan, tienen *bulimia nerviosa*. Por sí solas estas condiciones pueden dar lugar a una enfermedad aguda o incluso provocar la muerte, cuando se llega a límites extremos. Pero si estos trastornos se combinan con la diabetes, el peligro aumenta significativamente.

La anorexia se presenta usualmente en jóvenes de clase media y alta, que tienen una imagen distorsionada de sí mismas y temen engordar. La prevalencia de este trastorno de la conducta alimentaria es de 1 de cada 200 de estas jóvenes. Por lo regular sus padres son personas que se preocupan mucho por estar delgados. Estas muchachas tienen una delgadez extrema y no presentan menstruación. Su desnutrición puede llegar ser tan severa que les cause la muerte.

Las personas anoréxicas se encuentran en un constante estado de inanición. Y cuando a esto se le añade la diabetes, la situación es muy parecida a la que experimentaban los pacientes con diabetes tipo 1 antes de que la insulina estuviera disponible. Sus niveles de glucosa son muy bajos, por lo que necesitan poca o ninguna insulina (vea el Capítulo 10). Desarrollan problemas cardiacos, su presión arterial es baja, al igual que su temperatura corporal. Cuando pierden toda la grasa, comienzan a perder también buena parte de la musculatura.

Si cree que conoce a alguien que padece de este trastorno, fíjese en los siguientes indicios:

- ✔ Come más rápidamente que otras personas.
- ✔ Come hasta llenarse tanto que resulta incómodo.
- ✔ Come grandes cantidades de alimentos aun cuando no tiene hambre.
- ✔ Come sin que la vean, porque se siente apenada.
- ✔ Después de comer excesivamente, se siente culpable o disgustada.

La bulimia se caracteriza por la ingesta de grandes cantidades de alimentos fáciles de digerir, para posteriormente eliminarlos ya sea vomitando o tomando laxantes o diuréticos. Por lo general estas personas no son tan delgadas como las anoréxicas. Sin embargo, las pacientes bulímicas tienen antecedentes similares a los de las pacientes anoréxicas: posiblemente representan el 40 por ciento de las estudiantes de enseñanza superior. Como su peso se acerca más a lo normal, usualmente tienen menstruaciones normales.

El control de la diabetes implica determinada rutina diaria. Pero cuando la cantidad de alimentos que se ingiere es poco predecible, no se puede lograr esa sistematización.

Una joven con anorexia severa podría necesitar que le suministren los alimentos por vía intravenosa hasta que se encuentre en una condición algo estable. En ocasiones esto provoca niveles muy elevados de glucosa en la sangre, por lo que es preciso administrarle insulina. Cuando se logra controlar esta inanición que pone en peligro la vida de la paciente, se puede conseguir un buen control de la glucosa con la colaboración de la paciente y de un psicoterapeuta. Este último puede ayudarla a entender que la percepción que tiene de su cuerpo es distorsionada. Si la joven sufre de depresión clínica, podría necesitar antidepresivos.

En las pacientes bulímicas, el consumo de alimentos es muy variable pero no resulta tan preocupante como en el caso de las personas anoréxicas. Por lo tanto, la diabetes es un poco más fácil de atender. Sin embargo, las jóvenes que padecen de bulimia tienen más probabilidades de ser obesas en la adultez y, por otra parte, el tratamiento psicológico es más difícil en ellas. De hecho, no responden tan bien a la terapia psicológica como las pacientes con anorexia, y presentan más problemas psiquiátricos posteriormente, en el transcurso de sus vidas.

Dónde encontrar ayuda

Si desea conocer más sobre la anorexia y la bulimia, puede solicitar una publicación del *National Institutes of Health* titulada "Binge Eating Disorders". El número del documento es el 94-3589 y se puede solicitar a *Weight-Control Information Network*, 1 Win Way, Bethesda, MD 20892-3665 (202-828-1025). En esta publicación encontrará una lista de programas para el tratamiento de trastornos alimentarios, disponibles a lo largo y ancho de los Estados Unidos. Para información sobre la ingestión excesiva de alimentos, visite `win.niddk.nih.gov/publications/PDFs/bingedis10.04.pdf`.

Otra fuente útil es la *National Eating Disorders Association*, 603 Stewart Street, Suite 803, Seattle, WA 98101 (206-382-3587). En su sitio en la Internet hay abundante información sobre este tema (`www.nationaleatingdisorders.org`).

Capítulo 9

Manténgase en Movimiento: Programa de Ejercicios

*H*ace más de 60 años, los más destacados líderes en el cuidado de la diabetes afirmaron que el control de este padecimiento incluía tres aspectos fundamentales:

✔ Una dieta adecuada

✔ Un plan apropiado de medicamentos

✔ Suficiente ejercicio

Desde entonces, millones de dólares y de horas de trabajo de hombres (y mujeres) se han dedicado a definir en qué consiste la dieta adecuada y cuáles son los medicamentos correctos, pero los ejercicios raramente han recibido el lugar que merecen en esta tríada del cuidado de la diabetes. Escribo este capítulo con el propósito de enmendar esa omisión.

Levantarse del Sofá: Por Qué el Ejercicio Es Esencial

Cuando los expertos escribieron sus recomendaciones sobre el cuidado apropiado de la diabetes, hacía muy poco que la insulina se había comenzado a aislar y administrar, y ellos se concentraron específicamente en cómo controlar la diabetes tipo 1. Desde entonces, innumerables estudios han demostrado que el ejercicio no normaliza el nivel de glucosa en la sangre ni reduce la hemoglobina A1c (vea el Capítulo 7) en la diabetes tipo 1. Y muchos otros estudios han demostrado que los ejercicios sí normalizan el nivel de glucosa en la sangre y reducen la hemoglobina A1c en la diabetes tipo 2.

Pero aunque los ejercicios no pueden sustituir a las medicinas en el tratamiento de los pacientes con diabetes tipo 1, sus beneficios son cruciales para las personas que padecen ambos tipos de diabetes.

Prevención de la enfermedad macrovascular

El principal beneficio de practicar ejercicios, en ambos tipos de diabetes, es prevenir las *enfermedades macrovasculares* (infarto cardíaco, accidente cerebrovascular o disminución del riego sanguíneo hacia las piernas). Las enfermedades macrovasculares afectan a todas las personas, tengan diabetes o no, pero se presentan de forma particularmente aguda en los diabéticos. El ejercicio ayuda a prevenir las enfermedades macrovasculares de varias formas:

- ✔ El ejercicio ayuda a adelgazar, lo cual es especialmente importante en la diabetes tipo 2.
- ✔ El ejercicio reduce el colesterol malo y los triglicéridos, y eleva el colesterol bueno.
- ✔ El ejercicio reduce la presión arterial.
- ✔ El ejercicio reduce el estrés.
- ✔ El ejercicio reduce la necesidad de insulina u otros medicamentos.

Tomar las riendas de su salud

John Plant es un hombre de 46 años que desde hace 23 padece de diabetes tipo 1. Se inyecta insulina cuatro veces por día y se mide el nivel de glucosa en la sangre varias veces diariamente. Además, sigue una dieta cuidadosa.

Antes de desarrollar la diabetes era una persona muy activa, participaba en deportes fuertes y practicaba senderismo y alpinismo. En esa época el médico le indicó que tenía que abandonar muchas de las actividades más extenuantes, porque nunca iba a saber su nivel de glucosa y ésta podría descender rápidamente durante los ejercicios intensos. John desoyó el consejo y continuó con su activo estilo de vida. Se dio cuenta de que podía sentirse bien con una dosis mucho menor de insulina que la que su médico le había indicado, y solamente en contadas ocasiones sufrió de hipoglucemia. Desde entonces practica estas actividades sin limitación alguna. Su nivel de glucosa se mantiene generalmente entre 75 y 140. Su última prueba de hemoglobina A1c dio ligeramente elevada: 5,7 (vea el Capítulo 7). En un examen reciente de la vista, no mostró retinopatía diabética (vea el Capítulo 5). John no tiene una cantidad significativa de microalbuminuria en la orina, y no presenta sensación de hormigueo en los pies (vea el Capítulo 5).

¿Es un hombre de suerte? Claro que sí. Pero como en la mayoría de los casos de "buena suerte", la suya se basa en que se dio cuenta de que nuestro organismo está conformado por cuerpo y mente. Si los seres humanos hubiésemos sido creados para pasar nuestras vidas comiendo papitas fritas frente al televisor, ¿para qué nos dieron los músculos?

Cada vez que un paciente diabético nuevo entra a mi oficina, le entrego un frasco con 50 pastillas. Le indico que no se las tome, sino que las tire al suelo tres veces al día y las recoja una por una. El estado físico de una persona se puede juzgar por lo que acostumbra a hacer de dos en dos: tomar pastillas o subir escaleras.

Entender la mecánica del organismo durante los ejercicios

La sensación de cansancio que se presenta durante los ejercicios se debe, probablemente, a que se agota la glucosa almacenada en los músculos. (Para más detalles, vea el recuadro "Cómo los ejercicios hacen su magia".)

Con el ejercicio físico, los niveles de insulina disminuyen tanto en las personas que no son diabéticas como en aquellas que padecen de diabetes tipo 2, debido a que la insulina comienza a actuar para almacenar glucosa y grasas, y no para producirlas. Los niveles de glucagón, epinefrina y cortisol, así como los de la hormona del crecimiento se elevan para estimular la producción de glucosa. Varios estudios han demostrado que el glucagón aporta el 60 por ciento de la glucosa, mientras que la epinefrina y el cortisol se encargan del otro 40 por ciento. Si el nivel de insulina no disminuye, el glucagón no puede estimular al hígado para que produzca glucosa.

Usted se preguntará cómo la insulina puede abrir las células para que entre glucosa cuando el nivel de insulina está disminuyendo. Aquí influyen dos factores. La glucosa entra a las células musculares sin necesidad de insulina, y la rápida circulación que acompaña a los ejercicios está llevando más frecuentemente al músculo las pequeñas cantidades de insulina. El músculo también parece ser más sensible a la insulina. Esto es exactamente lo que una persona con diabetes tipo 2 espera lograr si la resistencia a la insulina es el mayor obstáculo para que la insulina actúe.

Una forma de conservar las reservas de glucosa es obtener calorías de fuentes externas. Cualquier maratonista sabe que consumir calorías adicionales puede retardar la sensación de agotamiento extremo. El momento en que se consumen esas calorías es importante. Si la glucosa se ingiere una hora antes del ejercicio, será metabolizada durante éste y se incrementará la resistencia del deportista. Sin embargo, si se ingiere 30 minutos antes del ejercicio, podría reducir la resistencia del corredor, al estimular la producción de insulina que, a su vez, bloquea la producción de glucosa en el hígado. (Para obtener más información, vea el recuadro "Cómo los ejercicios hacen su magia".)

Cómo los ejercicios hacen su magia

Para comprender cómo los ejercicios reducen la glucosa en la sangre en los pacientes con diabetes tipo 2 y ayudan a prevenir la enfermedad macrovascular en ambos tipos de diabetes, usted necesita conocer un poco sobre la dinámica del metabolismo durante los ejercicios.

Cuando comienza el ejercicio, se incrementa la demanda de glucosa y de grasa como fuente de energía. La glucosa y la grasa salen de los sitios donde están almacenadas y entran al torrente sanguíneo, rumbo a los músculos. Al principio, el *glucógeno*, la forma en que se almacena la glucosa en el hígado, comienza a descomponerse y liberar glucosa. Si el ejercicio continúa, se agota la reserva de glucógeno y el hígado comienza a producir grandes cantidades de glucosa a partir de otras sustancias, para continuar suministrando energía.

Con el ejercicio estable y moderado, el cuerpo en un final recurre a las grasas cuando la producción de glucosa comienza a disminuir. Esta es una situación excelente, especialmente porque la mayoría de las personas con diabetes tipo 2 tienen bastante grasa para ofrecer. Por otra parte, si el ejercicio es muy vigoroso, el hígado produce más glucosa de la que los músculos pueden utilizar inmediatamente, y el nivel de glucosa en la sangre comienza a elevarse. Esto explica algunos de los casos en que el nivel de glucosa es más elevado después del ejercicio que antes de empezar. El hígado produce tanta cantidad de glucosa porque el ejercicio muy intenso agota rápidamente las reservas de glucosa en los músculos. Aunque el ejercicio intenso no se prolongue mucho más, la glucosa extra estará ahí para reponer el tejido muscular cuando termine el ejercicio.

Cuando el ejercicio es muy intenso, la glucosa resulta la mejor fuente de energía puesto que se convierte en energía más rápidamente que las grasas. En el caso del ejercicio menos intenso, la grasa es la fuente preferida de energía, porque proporciona más energía que una cantidad igual de glucosa.

La fructosa puede reponerle las energías cuando usted hace ejercicios por un período prolongado. Este edulcorante puede sustituir a la glucosa porque aunque es más dulce que ésta, se absorbe lentamente y no provoca la secreción de insulina que la glucosa provoca. En el organismo, la fructosa se convierte rápidamente en glucosa. (Para obtener más información sobre la fructosa, vea el Capítulo 8.)

Aprovechar los beneficios

A medida que el cuerpo se va entrenando con los ejercicios, los beneficios que esto representa para su diabetes son muy significativos. Su organismo comienza a usar las grasas como fuente de energía más rápidamente durante el transcurso de la sesión de ejercicios. A la vez, las hormonas que tienden a elevar el nivel de glucosa en la sangre durante los ejercicios no se secretan en tan alta cantidad porque no son necesarias. Como usted ya no necesita tanta insulina, la dosis se puede reducir y se vuelve mucho más fácil evitar la hipoglucemia durante los ejercicios.

Hacer Ejercicios con Diabetes

Si usted padece de diabetes y nunca ha hecho ejercicios, debe consultar a su médico antes de comenzar un programa de acondicionamiento físico, especialmente si tiene más de 35 años o si padece de diabetes desde hace diez años o más. También debe consultar al médico si presenta alguno de los siguientes factores de riesgo:

- Cualquier complicación diabética, como retinopatía, nefropatía o neuropatía (vea el Capítulo 5)
- Obesidad
- Una limitación física
- Antecedente de enfermedad de la arteria coronaria o presión arterial alta
- Tiene un plan de medicamentos

Es importante que discuta estos asuntos con su médico antes de elegir los ejercicios apropiados. Explico más sobre las opciones de ejercicios en la sección "¿El Golf Es un Deporte? Cómo Elegir una Actividad Física", en este capítulo.

¿Qué son los ejercicios aeróbicos y anaeróbicos?

El *ejercicio aeróbico* es una actividad que se puede realizar por más de unos cuantos minutos y en la que se utilizan los grupos de músculos más grandes. Durante los ejercicios aeróbicos el corazón bombea más rápidamente, por lo que también se ejercita. En este capítulo encontrará muchos ejemplos de ejercicios aeróbicos.

El *ejercicio anaeróbico*, por otra parte, es breve (a veces solamente dura unos segundos) e intenso, y por lo regular no se puede prolongar. Levantar un peso muy grande es un ejemplo de ejercicio anaeróbico. Una carrera de velocidad de 100 yardas es otro ejemplo.

Cuando comience a hacer ejercicios, independientemente de si tiene diabetes tipo 1 o tipo 2, debe tomar muchas medidas para que su experiencia sea segura y saludable. Algunas medidas importantes que vale la pena tener en cuenta son:

- Usar un brazalete de identificación
- Medirse la glucosa muy a menudo
- Escoger medias y zapatos idóneos
- Tomar abundante agua
- Llevar consigo el tratamiento para la hipoglucemia
- Hacer ejercicios con un amigo

Y estas son algunas cosas que debe evitar:

- No piense que tiene que comprar mucha ropa especial para hacer ejercicios. Usar zapatos y medias adecuados sí es esencial, pero aparte de eso, sólo necesitará ropa especial si su deporte así lo exige (los ciclistas, por ejemplo, usan pantalones suaves).
- No piense que si ejercita constantemente cierta área del cuerpo, logrará reducir ese "punto" solamente.
- No haga ejercicios hasta sentir dolor.
- No se concentre en utilizar dispositivos que no requieren que usted haga nada, como cinturones u otros.

Hacer ejercicios con diabetes tipo 1

La persona que padece de diabetes tipo 1 necesita insulina para controlar el nivel de glucosa en la sangre. Ni él ni ella tienen el lujo de contar con un "termostato" que automáticamente se apaga durante los ejercicios y se vuelve a encender cuando termina la sesión. Después de inyectarse insulina, el efecto de ésta permanece activo hasta que el organismo la consume completamente.

Quienes padecen de diabetes tipo 1 tienen que evitar excederse en la cantidad de insulina que se administran antes de hacer ejercicios, pues esto podría provocarles hipoglucemia. También tienen que evitar inyectarse muy poca insulina, pues como resultado podrían presentar un episodio de hiperglucemia. Si el organismo no cuenta con suficiente insulina, comienza a utilizar las grasas como fuente de energía. La glucosa se eleva porque no se está metabolizando, pero el organismo sigue produciéndola. Si el ejercicio es muy intenso en un momento en que no hay suficiente insulina, la glucosa en la sangre puede llegar a un nivel extremadamente alto.

Disminuir la dosis de insulina antes del ejercicio ayuda a prevenir la hipoglucemia. Un estudio entre pacientes diabéticos demostró que una reducción del 80 por ciento de la dosis de insulina permitió que los participantes hicieran ejercicio durante tres horas. Sin embargo, con una reducción del 50 por ciento de la dosis de insulina, los participantes tuvieron que interrumpir la sesión de ejercicios después de 90 minutos, debido a la hipoglucemia. La situación de cada individuo diabético es distinta, y usted mismo debe determinar cuánto puede reducir la insulina si se mide la glucosa en la sangre antes, durante y después de los ejercicios.

Otra forma de evitar la hipoglucemia, por su puesto, es ingerir carbohidratos (vea el Capítulo 8). Usted necesita tener cierta cantidad de carbohidratos (que elevan rápidamente la glucosa) en su organismo mientras hace ejercicios.

Además, el punto donde se inyecta la insulina es importante porque determina la rapidez con que ésta comenzará a hacer efecto. Si va a correr y se inyecta la insulina en la pierna, la insulina entrará en efecto más rápidamente que si se pone la inyección en el brazo.

Programe los ejercicios para una hora en que sabe que podrá mantenerse fiel a estos. Si le gusta levantarse tarde y planifica su sesión de ejercicios para las 5:30 a.m., es muy probable que no sea constante. La mejor hora para hacer ejercicios es entre 60 a 90 minutos después de comer, pues en ese momento la glucosa está en su nivel más alto, aportándole las calorías que necesita. Si hace ejercicios a esa hora, evitará la usual elevación del nivel de glucosa en la sangre posterior al ejercicio, y quemará las calorías que consumió.

Hacer ejercicios con diabetes tipo 2

A no ser por el tema de la insulina, muchas de las sugerencias para los pacientes con diabetes tipo 1 que aparecen en la sección anterior también son válidas para los pacientes con diabetes tipo 2.

Con suficiente ejercicio y una dieta, algunas personas que padecen de diabetes tipo 2 pueden regresar al estado no diabético. Esto no significa que ya no padecen la enfermedad, sino que no presentarán las complicaciones a largo plazo que podrían causarles tantos problemas en el futuro (vea el Capítulo 5).

Determinar Qué Cantidad de Ejercicio Debe Hacer

A menos que tenga alguna anomalía física, no existe limitación alguna en cuanto a lo que puede hacer. Usted debe elegir una actividad que le guste y que continuará haciendo.

Conozca el valor de los ejercicios

Medirse el pulso durante la sesión de ejercicios (o incluso cuando uno está descansando) tal vez sea complicado para usted. En su lugar, puede usar la Escala de Esfuerzo Percibido. A los ejercicios se les asigna un valor descriptivo, que va desde *muy, muy suave* hasta *muy, muy duro*, con *muy suave*, *algo suave*, *algo duro* y *muy duro* como opciones intermedias. Usted debe hacer los ejercicios en un nivel equivalente a *algo duro*; de esa forma, la mayoría de las veces se encontrará en la frecuencia cardiaca deseada. A medida que su condición física mejora, la cantidad de esfuerzo que requerirá para llegar al nivel percibido como *algo duro* será mayor.

No siga haciendo ejercicios si siente opresión en el pecho, dolor en el pecho, excesiva falta de aire, o mareo.

Realizar suficiente esfuerzo

En el pasado reciente, los fisiólogos de los ejercicios decían que era importante monitorear la intensidad del ejercicio verificando periódicamente la frecuencia cardiaca. Se suponía que la frecuencia cardiaca durante los ejercicios se debía basar en la edad de la persona. La fórmula común para calcular la frecuencia cardiaca recomendada para los ejercicios aeróbicos consiste en tomar el número 220, restarle la edad y multiplicar el número resultante por un número entre el 60 y el 75 por ciento. (Si no sabe qué son los ejercicios aeróbicos, vea el recuadro "¿Qué son los ejercicios aeróbicos y anaeróbicos?")

Ahora los estudios han demostrado que se puede hacer ejercicios aeróbicos manteniendo una frecuencia cardiaca más alta. Tal vez la mejor manera de saber si está cumpliendo con sus metas en los ejercicios es utilizar la "Escala de Esfuerzo Percibido", que se explica en el recuadro "Conozca el valor de los ejercicios".

Cuanto más joven es la persona, la frecuencia cardiaca durante los ejercicios puede ser más alta. Al igual que ocurre con todo lo que abordo en este libro, la frecuencia cardiaca es un número individual. Si usted es un atleta famoso que está preparándose para su noveno maratón, su frecuencia cardiaca durante los ejercicios probablemente sea más alta. Si padece de alguna enfermedad del corazón, su frecuencia cardiaca es posiblemente mucho más baja.

Dedicar una hora al día

Una vez que usted conoce cuál debe ser su frecuencia cardiaca máxima durante los ejercicios, entonces puede elegir la actividad física que va a practicar y utilizar la "Escala de Esfuerzo Percibido" para asegurarse de llegar a ese nivel durante los ejercicios. Quiero reiterar que la mejor opción es elegir un ejercicio que disfrute y que continuará realizando.

Cuando necesita ayuda

La *Diabetes Exercise and Sports Association* es una organización a la que puede acudir en busca de ayuda, instrucción y amistad, cuando decida incorporar los ejercicios a su plan de cuidado de la diabetes. Para ponerse en contacto con esta organización envíe una carta a P.O. Box 1935, Litchfield Park, AZ 85340, o llame al 800-898-4322. Ellos tienen un vasto conocimiento sobre la diabetes y los deportes, y están deseosos de compartir esa información con usted. Visite su sitio en la Internet en www.diabetes-exercise.org.

Las opciones realmente son ilimitadas. La cantidad de calorías que usted quema haciendo cualquier tipo de ejercicio está determinada por su peso corporal, la intensidad del ejercicio, y la duración del mismo. En el pasado se sugería que para lograr un efecto positivo para el corazón, era preciso hacer ejercicios moderados entre 20 a 45 minutos tres veces a la semana, como mínimo. En el año 2002 el Instituto de Medicina (la división de medicina del National Academies) recomendó que para estar saludables y mantener un peso corporal normal, es necesario una hora diaria de ejercicios.

¡Una hora de ejercicio diario (y no una manzana) es cosa sana! Los ejercicios aeróbicos moderados, cuando se practican una hora al día, ofrecen enormes beneficios físicos, mentales y emocionales.

Antes de comenzar una sesión de ejercicios y después de ésta, usted debe dedicar aproximadamente cinco minutos a hacer ejercicios de calentamiento y luego de enfriamiento. Los ejercicios de estiramiento se pueden hacer tanto durante el calentamiento como durante el enfriamiento. No me voy a referir en detalle al estiramiento porque su importancia aún no está claramente definida. Un estudio realizado entre corredores indicó que el grupo que no practicó ejercicios de estiramiento logró mejores resultados que el grupo que sí lo hizo. La mayoría de los médicos coinciden en que es apropiado hacer ejercicios de estiramiento después de una lesión, pero todavía está por demostrarse si este consejo no es solamente mucho ruido y pocas nueces. Si usted practica ejercicios de estiramiento, no lo haga hasta el punto de sentir dolor; así es como se producen los desgarramientos de los músculos. Para obtener más información sobre los ejercicios de estiramiento, consulte el excelente libro *Fitness For Dummies*, 2nd edition, escrito por Suzanne Schlosberg y Liz Neporent, (Wiley).

Su meta: hacer ejercicios moderados

Los *ejercicios moderados* tienen una definición dinámica. Si no está en buena forma física, un ejercicio moderado en su caso es caminar despacio. Pero si está en buena forma física, un ejercicio moderado para usted es trotar o esquiar a campo traviesa. El ejercicio moderado es simplemente algo que usted puede hacer sin quedarse sin aliento. En la siguiente sección encontrará ideas sobre los diferentes ejercicios que puede practicar.

¿Por cuánto tiempo puede suspender los ejercicios sin perder condición física? Dos o tres semanas son suficientes para comenzar a perder parte de la buena condición física que ha logrado gracias a los ejercicios. Y toma aproximadamente seis semanas regresar al nivel que tenía antes de parar, siempre que sus vacaciones de los ejercicios no hayan sido demasiado largas.

¿El Golf Es un Deporte? Cómo Elegir una Actividad Física

Los siguientes factores pueden resultarle útiles a la hora de elegir una actividad física:

- ✔ ¿Le gusta hacer ejercicios solo o acompañado? Si prefiere la compañía, escoja un deporte competitivo o de equipo.

- ✔ ¿Le gusta competir con otros o prefiere retarse a sí mismo? Correr o caminar son deportes que puede practicar solo.

- ✔ ¿Prefiere las actividades intensas? Las actividades menos intensas, realizadas por un período más prolongado, son tan efectivas como las más intensas.

- ✔ ¿Vive en un lugar donde puede practicar actividades al aire libre el año entero, o tiene que permanecer en interiores una buena cantidad de meses? Si el clima le impide realizar actividades al aire libre durante todo el año, vaya a un gimnasio.

- ✔ ¿Necesita equipos especiales o solamente un par de zapatos para correr?

- ✔ ¿Qué quiere obtener con los ejercicios: beneficios cardiovasculares, fuerza, resistencia, flexibilidad o control de las grasas corporales? Si desea conseguir todos esos beneficios, tendrá que combinar varias actividades físicas.

Un excelente punto de partida para seleccionar su actividad física es pensar en los beneficios que ésta pueda reportarle. En la Tabla 9-1 encontrará algunas ideas.

¡Atención!

Tal vez se pregunte por qué decidí titular esta sección "¿El Golf Es un Deporte? Cómo Elegir una Actividad Física". Les cuento que algunos de mis mejores amigos son amantes del golf. En la actualidad el golf es el deporte preferido de los ejecutivos en los Estados Unidos, así que si está pensando llegar a ese nivel, más vale que aprenda a jugarlo. Mi reparo con respecto al golf es que, para moverse de un hoyo a otro, los jugadores van en sus carritos. Esto prácticamente elimina el ejercicio de dicho deporte. Si le gusta el golf, continúe jugándolo tan frecuentemente como lo desee, pero haga algún otro tipo de actividad que le proporcione una buena condición física, que lo ayudará tanto en el cuidado de la diabetes, como en el juego de golf.

Tabla 9-1	Elija Su Actividad de Acuerdo con los Resultados Que Desea
Si Desea . . .	*Entonces Piense en . . .*
Desarrollar buena condición cardiovascular	Practicar de forma intensa baloncesto, *racquetball, squash,* esquí a campo traviesa, balonmano
Fortalecer su cuerpo	Ejercicios con pesas livianas y muchas repeticiones, gimnástica, alpinismo, esquí a campo traviesa
Desarrollar resistencia muscular	Gimnástica, remo, esquí a campo traviesa, practicar baloncesto de forma intensa
Incrementar su flexibilidad	Gimnástica, yudo, karate, balompié, surf
Controlar las grasas corporales	Balonmano, *racquetball,* frontón, esquí a campo traviesa, practicar baloncesto de forma intensa, tenis individual

De acuerdo con la Tabla 9-1, vivir en las montañas, donde hay abundante nieve, parece ser una ventaja, pues esquiar a campo traviesa está en casi todas las opciones. Lo mismo ocurre con la práctica intensa del baloncesto, así que si usted vive en un lugar de clima cálido como la Florida, no tiene que renunciar a hacer ejercicios.

Los requerimientos especiales de muchos de estos deportes podrían hacer que usted se desanime y le dé la espalda a los ejercicios. Lo curioso es que el mejor ejercicio que puede practicar durante toda su vida está justo a sus pies. Caminar a paso rápido todos los días mejora el funcionamiento del corazón, favorece la resistencia muscular y ayuda a controlar las grasas corporales. Hay muchas personas que van manejando al gimnasio y tratan de estacionarse lo más cerca del edificio. ¿No le parece raro?

Por supuesto, los beneficios sociales de hacer ejercicios son muy importantes. Usted comparte con individuos que se preocupan por la salud y el aspecto físico, y que usualmente comparten sus mismos intereses. Por lo general, a quien le gusta trotar, también le gusta practicar senderismo, escalar y salir a acampar. Muchas relaciones que duran toda la vida comienzan en una cancha de tenis (y algunas también terminan allí).

El *entrenamiento cruzado* o *cross-training*, que consiste en realizar diferentes actividades durante la semana, es buena idea. Reduce el aburrimiento que podría aparecer como resultado de repetir los mismos ejercicios todos los días, y también le permite hacer ejercicios independientemente de las condiciones del tiempo, pues puede practicar tanto actividades bajo techo como al aire libre.

En la Tabla 9-2 se mencionan varias actividades, entre las cuales hay algunas que no entran exactamente en la categoría de *ejercicios* pero sirven a modo de comparación. Junto a cada actividad indico la cantidad de calorías que se queman en 20 minutos.

Tabla 9-2	Calorías Que Se Queman en 20 Minutos, de Acuerdo con el Peso Corporal	
Actividad	*Kcalorías Que Se Queman (125 libras)*	*Kcalorías Que Se Queman (175 libras)*
Permanecer parado	24	32
Caminar, 4 mph	104	144
Correr, 7 mph	236	328
Trabajar en el jardín	60	84
Escribir	30	42
Mecanografiar	38	54
Carpintería	64	88
Pintar la casa	58	80
Béisbol	78	108
Bailar	70	96
Fútbol	138	192

(continúa)

Tabla 9-2 *(continuación)*

Actividad	Kcalorías Que Se Queman (125 libras)	Kcalorías Que Se Queman (175 libras)
Jugar golf	66	96
Nadar	80	112
Esquiar, cuesta abajo	160	224
Esquiar, a campo traviesa	196	276
Tenis	112	160

Todo lo que usted hace consume calorías. Incluso dormir y ver televisión consumen 20 kcalorías en 20 minutos, si usted pesa 125 libras.

Cuando vaya a elegir una actividad, tenga en cuenta cuál es su estado de salud. Si padece de neuropatía diabética (vea el Capítulo 5) y ha perdido la sensación en los pies, no debe hacer ejercicios que tengan gran impacto en los pies, pues podría lesionarse sin que se dé cuenta. Nade, monte bicicleta, reme o haga ejercicios sentado en una poltrona moviendo el torso vigorosamente.

Si padece de retinopatía diabética (vea el Capítulo 5), no debe practicar ejercicios que aumentan la presión arterial (como levantar pesas), que provocan movimientos bruscos de los ojos (como saltar en un trampolín) o que alteran significativamente la presión ocular (como bucear o escalar montañas altas). Tampoco haga ejercicios en los que los ojos queden por debajo de la altura del corazón (como tocarse los dedos de los pies).

Los pacientes con nefropatía (vea el Capítulo 5) deben evitar los ejercicios que provocan aumento de la presión arterial por períodos prolongados. Estamos hablando de actividades sumamente intensas que se realizan durante mucho tiempo, como correr en un maratón.

Algunas personas padecen de dolores en las piernas después de caminar ciertas distancias. Esto tal vez se deba a una reducción del flujo de sangre hacia las piernas que, por consiguiente, no reciben la cantidad de sangre que los músculos necesitan. Aunque debe comentárselo a su médico, no es necesario que renuncie a este tipo de ejercicio. En su lugar, determine qué distancia puede caminar sin sentir dolor. Entonces camine una tercera parte de esa distancia y deténgase para que la circulación se reponga. Después de descansar podrá caminar de nuevo aproximadamente la misma distancia sin sentir dolor. Con varias de estas caminatas conseguirá hacer una buena sesión de ejercicios. Y probablemente descubra que, con el tiempo, podrá andar distancias más largas, pues este tipo de ejercicio tiende a crear vasos sanguíneos nuevos.

¿Hay algún padecimiento que le impida completamente hacer ejercicios? A no ser por el dolor de pecho cuando está en reposo, que debe ser atendido por un médico, la respuesta es no. Si no sabe qué actividad física puede hacer, consulte a un especialista en ejercicios. Se asombrará cuando descubra cuántos músculos puede poner en movimiento, entre ellos algunos que ni tan siquiera sospechaba que tenía.

Caminar 10.000 Pasos Diarios

La idea de caminar 10.000 pasos diarios podría parecer como una meta gigantesca e inalcanzable, pero se sorprenderá. Sin embargo, vale la pena esforzarse por lograr este objetivo porque, como dije antes, caminar es uno de los ejercicios más saludables que usted puede hacer.

El primer paso para alcanzar esta meta es adquirir un *pedómetro*, un dispositivo que se lleva en la cintura y mide la cantidad de pasos que se dan. No compre uno muy sofisticado, con muchas características extravagantes. Todo lo que necesita es contar pasos y, si lo desea, convertir los pasos en millas. Dé diez pasos, mida la distancia que avanzó y divídala ente diez para obtener el largo de su zancada. Indique ese número en el pedómetro y el equipo convertirá los pasos en millas.

La compañía Sportline fabrica una línea de pedómetros que funcionan muy bien. El modelo que me gusta es el 330, que solamente cuenta los pasos. No hace falta nada más complejo ni más caro que eso.

Haga sus ejercicios como de costumbre. Recuerde anotar los pasos al final del día y oprimir el botón de reinicialización para que el pedómetro comience a contar nuevamente a partir de cero. Después de siete días, sume todos los pasos y divídalos entre siete para sacar el promedio diario. Es probable que esté caminando entre 3.000 y 5.000 pasos por día.

Lo siguiente es incrementar la cifra diaria. He aquí algunos consejos útiles:

- ✔ Consígase un buen par de zapatos para caminar o tenis y, cuando empiecen a mostrar signos de desgaste, sustitúyalos por unos nuevos.

- ✔ Deje su automóvil estacionado. Si hay algo que puede hacer caminando, en una hora o menos, ahórrese la gasolina y añada una cantidad sustancial de pasos a su promedio diario.

- ✔ Trate de añadir unos cuantos cientos de pasos cada semana. Identifique qué día caminó más durante la primera semana y trate de igualar esa cifra todos los días. Luego agregue unos cuantos cientos de pasos y repita el procedimiento cada semana.

- ✔ Búsquese un compañero de ejercicios. Caminar acompañado es mucho más divertido.

- ✔ Mantenga un registro de la cantidad de pasos que da en distintas caminatas, de modo que le sea fácil recuperar los pasos que le faltan en un día determinado.

- ✔ En lugar de tomar el elevador, suba o baje por las escaleras.

- ✔ Salga a caminar diariamente a la hora del almuerzo.

- ✔ Suspenda los ejercicios si presenta dolor, y consulte con su médico antes de continuar.

Si no tiene un pedómetro, o si quiere contar otros ejercicios como parte de su meta de caminar, guíese por estos equivalentes:

- ✔ 1 milla = aproximadamente 2.100 pasos

- ✔ 1 cuadra = aproximadamente 100 pasos

- ✔ 10 minutos caminando = aproximadamente 1.200 pasos

- ✔ montar bicicleta o nadar = 150 pasos por minuto

- ✔ levantar pesas = 100 pasos por minuto

- ✔ patinar = 200 pasos por minuto

Si le gustan las recompensas tangibles (además del premio de reducir la glucosa, el colesterol, la presión arterial y posiblemente bajar de peso), súmese al Reto del Presidente (President's Challenge), en www. presidentschallenge.org. Este sitio en la Internet ofrece un lugar donde puede llevar un registro de sus actividades y, además, contiene amplia información sobre actividades físicas para todas las edades. Usted elige lo que quiere hacer y, cada vez que lo hace, anota sus avances. El programa le otorga puntos que podrá utilizar para recibir galardones.

Si prefiere caminar a lo largo de una senda verdadera, súmese a un recorrido virtual por el *American Discovery Trail,* una caminata de 5.048 millas desde Delaware hasta California. Puede encontrarlo en `walking.about.com/library/cal/blwebwalkingadt.htm`. Cada vez que salga a caminar, convierta sus pasos en millas y vea hasta dónde lo llevan. En la página hay enlaces con todos los lugares de interés turístico que encontrará. Si se le hace difícil convertir los pasos en millas, a la cantidad de pasos quítele los dos dígitos finales (por ejemplo, 10.000 pasos se convierten en 100 millas).

Un estudio publicado en junio del 2003 en la revista *Archives of Internal Medicine* ofrece la mejor prueba de cuán importante es caminar. La tasa de mortalidad de las personas con diabetes que caminaron por lo menos 2 horas a la semana fue 40 por ciento más baja que la de los diabéticos sedentarios. ¿Qué espera? ¡Dé los primeros pasos!

Levantar Pesas

El *levantamiento de pesas* es un tipo de ejercicio anaeróbico. (Si no sabe bien qué son los ejercicios anaeróbicos, vea el recuadro que muestro en este capítulo.) Este tipo de ejercicio consiste en levantar grandes pesos, por lo que el movimiento solamente puede mantenerse durante un lapso breve. El resultado es un fortalecimiento considerable de los músculos y un aumento de la resistencia.

Puesto que levantar pesas provoca un aumento considerable de la presión arterial mientras se está realizando el ejercicio, no se recomienda para personas con problemas de la vista severos, ocasionados por la diabetes.

Los *ejercicios con pesas*, que se hacen con pesas más livianas, pueden ser una forma de ejercicio aeróbico. Como las pesas son ligeras, se pueden mover por lapsos prolongados. Estos ejercicios mejoran la condición cardiovascular del individuo, además de que se fortalecen los músculos, los tendones, los ligamentos y los huesos. Los ejercicios con pesas son una excelente forma de proteger y fortalecer una articulación que está comenzando a dar molestias.

Le recomiendo que en días alternos o si es posible diariamente, haga siete ejercicios diferentes con pesas ligeras. Utilice un peso que le permita repetir el mismo ejercicio 10 veces seguidas, en tres series de diez, descansando entre una serie y la siguiente. Solamente necesita entre cinco y diez minutos para completar los siete ejercicios, y los beneficios son enormes. Estos ejercicios son: flexión de bíceps *(bicep curl)*, *press* de hombros *(shoulder press)*, levantamiento lateral *(lateral raise)*, remo inclinado *(bent-over rowing)*, buenos días *(good mornings)*, mariposas *(flys)*, y extensiones *(pullovers)*.

La figura 9-1 muestra la flexión de bíceps *(bicep curl)*. Para hacer este ejercicio:

1. **Sostenga las mancuernas a ambos lados del cuerpo, con las palmas de las manos mirando hacia el frente.**

2. **Levante las mancuernas hasta que sus codos queden completamente flexionados.**

3. **Baje las mancuernas lentamente hasta regresar a la posición inicial.**

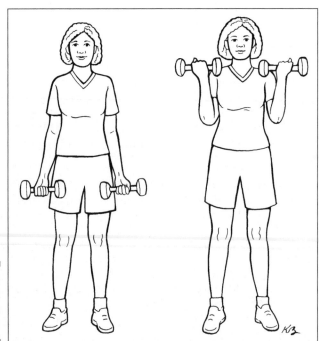

Figura 9-1:
Flexión de
bíceps
(bicep curl).

La Figura 9-2 muestra el *press* de hombros. Para hacer este ejercicio:

1. **Sostenga las mancuernas con las palmas de las manos frente a frente y los codos flexionados.**

2. **Levante las mancuernas por encima de la cabeza, al tiempo que las rota para que queden mirando hacia el frente.**

3. **Baje las mancuernas hasta la posición inicial.**

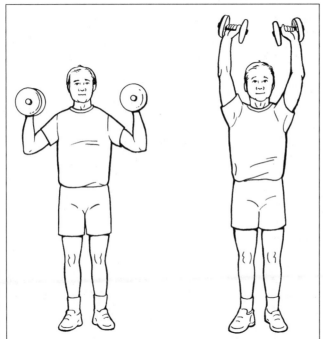

Figura 9-2:
Press de
hombros.

La Figura 9-3 muestra el levantamiento lateral *(lateral raise)*. Para hacer este ejercicio:

1. **Sostenga las mancuernas a ambos lados del cuerpo, con las palmas frente a frente.**

2. **Levante las mancuernas hacia los lados, con las palmas de las manos mirando hacia el suelo, hasta que las mancuernas estén encima de la cabeza.**

3. **Baje las mancuernas hasta los costados del cuerpo.**

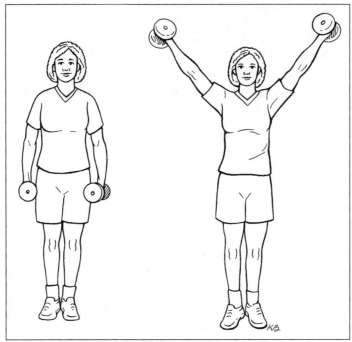

Figura 9-3:
Levanta-
miento
lateral
*(lateral
raise).*

La Figura 9-4 muestra el remo inclinado *(bent-over rowing)*. Para hacer este ejercicio:

1. **Sostenga una mancuerna en cada mano, con los brazos a los lados del cuerpo, las piernas estiradas y la columna paralela al suelo.**

2. **Levante las mancuernas hasta la altura del pecho.**

3. **Baje las mancuernas hasta la posición inicial.**

La Figura 9-5 muestra los "buenos días" *(good mornings)*. Para hacer este ejercicio:

1. **Sostenga una mancuerna por ambos extremos y colóquela por encima de la cabeza, manteniendo los brazos estirados.**

2. **Baje la mancuerna al tiempo que coloca la espalda en posición paralela al piso.**

3. **Levante la mancuerna hasta regresar a la posición inicial.**

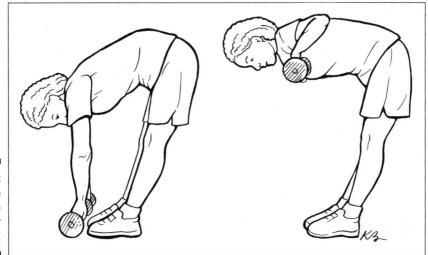

Figura 9-4:
Remo inclinado *(bent-over rowing).*

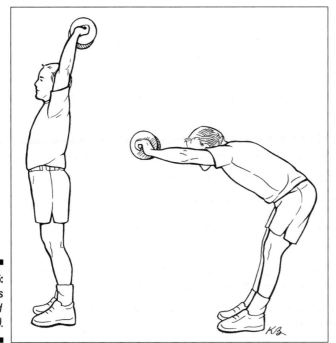

Figura 9-5:
Buenos días *(good mornings).*

La Figura 9-6 muestra las mariposas *(flys)*. Para hacer este ejercicio:

1. **Acostado, con la columna descansando en el suelo, sostenga las mancuernas a ambos lados del cuerpo a la altura de los hombros.**

2. **Levante ambas mancuernas hasta que se encuentren por encima de la cabeza.**

3. **Baje las mancuernas hasta regresar a la posición inicial.**

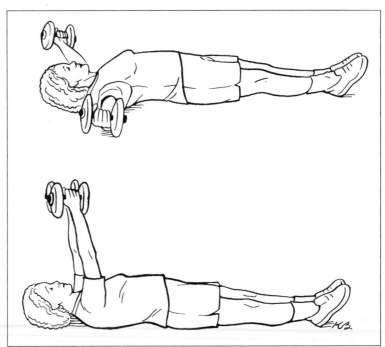

Figura 9-6:
Mariposas
(flys).

La Figura 9-7 muestra las extensiones *(pullovers)*. Para hacer este ejercicio:

1. **Acostado, con la columna descansando en el suelo, sostenga una mancuerna con ambas manos, con los brazos estirados encima de la cabeza.**

2. **Baje la mancuerna hasta tocar el suelo, detrás de la cabeza, manteniendo los brazos estirados.**

3. **Levante nuevamente la mancuerna hasta regresar a la posición inicial.**

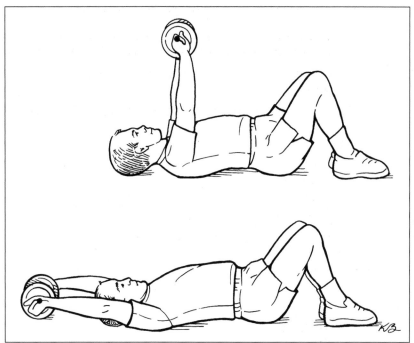

Figura 9-7:
Extensiones
(pullovers).

Algunas personas de edad avanzada que viven en hogares de ancianos, a las que se les ha dado pesas ligeras, han mostrado excelentes resultados en cuanto a fortalecer músculos que parecían atrofiados. Los beneficios para usted serán aún mayores.

Hacer ejercicios con pesas es una buena opción para los días en que usted no practica ejercicios aeróbicos. También puede añadir unos cuantos minutos de ejercicios con pesas cuando termina de practicar su actividad física preferida. Los ejercicios con pesas son buenos para fortalecer un determinado grupo de músculos que usted considera débil. En muchos casos esos músculos son los de la espalda. Los ejercicios con pesas permiten aislar y fortalecer cada músculo.

Si usted hace gran cantidad de ejercicios aeróbicos en los que participan las piernas, tal vez sólo necesita hacer ejercicios con pesas para la parte superior del cuerpo. Por experiencia propia le puedo decir que no sólo sentirá que la parte superior de su cuerpo está más fuerte, sino que su habilidad para practicar sus ejercicios cotidianos también mejorará.

Capítulo 10

Medicamentos: Lo Que Debe Conocer

*U*sted no sabe la suerte que tiene (pero voy a decírselo). Usted es el beneficiario de los mayores adelantos en medicamentos para la diabetes en la historia de la enfermedad. Desde 1921, cuando se aisló la insulina y se usó por primera vez, hasta 1955, cuando salió al mercado una clase de fármacos para bajar el nivel de glucosa llamados *sulfonilureas*, la insulina era la única opción para tratar la diabetes. Transcurrieron otros 40 años sin que surgiera nada nuevo en los Estados Unidos, hasta 1995. Hoy en día hay cinco clases nuevas de fármacos para bajar el nivel de glucosa en la sangre, y cada uno lo logra de forma distinta. En el Capítulo 16, les muestro todavía más opciones de medicamentos que no tardarán en llegar.

Si tiene diabetes y la dieta y el ejercicio no son suficientes para mantener su nivel de glucosa bajo control, consulte a su médico para que él determine si usted debe tomar algún medicamento. En este capítulo, hallará todo lo que debe saber sobre el uso eficaz y seguro de los medicamentos para la diabetes.

Este capítulo lo ayuda a ser un consumidor informado. No sólo conocerá detalles del medicamento que está tomando y cómo funciona, sino también averiguará cuándo tomarlo, cómo interactúa con otros medicamentos, qué efectos secundarios puede causar y, si fuera necesario, cómo usar varios fármacos a la vez para normalizar su glucosa. Hoy usted cuenta con todos los instrumentos necesarios para controlar su diabetes, y hay más en camino. En las palabras inmortales del gran artista Al Jolson: "Usted aún no ha visto nada".

Medicamentos por Vía Oral: Agentes Orales

Durante muchos años, las inyecciones de insulina fueron el único tratamiento para la diabetes. A la mayoría de las personas no les agradan las inyecciones. Quizá usted sea una excepción, pero lo dudo. Afortunadamente, desde hace tiempo hay fármacos que se pueden administrar por vía oral. Algo que debe saber de estas pastillas: puede tomarlas o no, pero funcionan mucho mejor si las toma.

Sulfonilureas

Los científicos descubrieron las sulfonilureas accidentalmente cuando advirtieron que los soldados que tomaban ciertos antibióticos que contenían azufre presentaban síntomas de bajo nivel de glucosa en la sangre. Cuando investigaron los casos más graves de ese efecto, produjeron distintas versiones de este fármaco. Las sulfonilureas comparten las siguientes características:

- Hacen que el páncreas produzca más insulina.
- No son eficaces en la diabetes tipo 1, pues en este tipo de diabetes el páncreas no secreta insulina.
- A veces no funcionan cuando se administran por primera vez (fallo primario), y casi siempre dejan de funcionar unos años después de comenzar el tratamiento (fallo secundario). Las sulfonilureas se siguen utilizando porque, en la mayoría de las personas, mejoran el control de la glucosa por lo menos durante los primeros años.
- Todas pueden causar hipoglucemia.
- Si el paciente usa cualquier tipo de *sulfonamidas* (una clase de antibióticos), la acción hipoglucemiante de las sulfonilureas se prolonga.
- Las mujeres embarazadas o lactantes no deben tomar sulfonilureas.
- Pueden ser muy potentes cuando se administran en combinación con una de las otras clases de agentes orales.

Las sulfonilureas originales de la década de los cincuenta, la primera generación, ya no se usan como tratamiento inicial, pero en realidad son tan útiles como las más nuevas, de segunda generación. Las primeras sulfonilureas tienen la misma potencia, pero se necesita una dosis más alta para lograr el mismo efecto. Todos los fármacos de primera generación tienen un equivalente genérico, lo cual abarata su costo. Las sulfonilureas de primera generación son:

- ✔ **Tolbutamida**, nombre comercial: Orinase. Esta es la única sulfonilurea de acción rápida. Como se descompone rápidamente en el hígado, la tolbutamida empieza a hacer efecto en una hora y es eliminada del cuerpo en diez horas. Viene en dosis de 250 y 500 mg. La tolbutamida suele darse antes de cada comida, pero algunos pacientes sólo requieren una o dos tabletas al día. Como su período de actividad es tan breve, la tolbutamida es mucho más segura para las personas de edad avanzada. La dosis máxima es 3 gramos al día (seis tabletas de 500 mg).

- ✔ **Tolazamida**, nombre comercial: Tolinase. Este agente se absorbe más lentamente que otras sulfonilureas, por lo que tardan 4 o más horas en hacer efecto, y su actividad dura hasta 20 horas. La tolazamida viene en dosis de 100, 250 y 500 mg. Cuando hacen falta más de 500 mg, la dosis se divide. La dosis máxima diaria es 1.000 mg. Este fármaco se metaboliza en el hígado, pero los nuevos productos que se crean provocan que el nivel de glucosa en la sangre baje, como ocurre con la tolazamida. Como estos nuevos productos se eliminan a través de la orina, las personas con enfermedad renal deben tener precauciones con este medicamento.

- ✔ **Acetohexamida**, nombre comercial: Dymelor. La acetohexamida empieza a actuar aproximadamente 1 hora después de administrarse, y su efecto dura 12 horas. Viene en dosis de 250 y 500 mg. La acetohexamida se suministra en una o dos dosis al día, y la dosis máxima es de 1,5 gramos (tres tabletas de 500 mg). La acetohexamida es inactivada y eliminada igual que la tolazamida, así que requiere las mismas precauciones si el paciente tiene problemas renales.

- ✔ **Clorpropamida**, nombres comerciales: Diabinase y Glucamide. La clorpropamida es la sulfonilurea de primera generación que se caracteriza por un tiempo de actividad más prolongado, y a ella se debían muchos casos de hipoglucemia en el pasado. Su actividad se prolonga durante 24 horas o más. La clorpropamida causa una hipoglucemia muy prolongada que a veces requiere tratamiento con glucosa por vía intravenosa durante varios días. Viene en dosis de 100 y 250 mg. La dosis máxima recomendada es 750 mg. Se descompone en otras sustancias químicas, que también son activas y se eliminan lentamente en la orina, de manera que cualquier problema renal prolongará considerablemente su período de actividad. Este medicamento se toma sólo una vez al día porque su efecto es muy prolongado.

  La clorpropamida tiene varios efectos secundarios particulares. Causa retención de agua, que a veces da lugar a un bajo nivel de sodio en la sangre. Por otra parte, si una persona que toma clorpropamida bebe alcohol, al poco rato se le enrojece el rostro y este efecto dura unos diez minutos. Otras sulfonilureas no causan ese enrojecimiento facial.

Al elegir entre los fármacos de primera generación, la tolbutamida, la aceto-hexamida y la tolazamida se consideran menos potentes, y la clorpropamida es el más potente. Si los tres primeros (de los cuales la tolbutamida es el más suave) no funcionan, entonces se prueba con clorpropamida. Si la clor-propamida no reduce suficientemente la glucosa en la sangre, entonces se recurre a los fármacos de segunda generación.

Hoy en día es muy frecuente que los médicos no prueben primero con los fármacos de primera generación, sino que acudan directamente a los de segunda generación. Para muchas personas, los medicamentos de segunda generación son demasiado potentes y pueden provocar hipoglucemia. En otros casos, los fármacos de segunda generación no ofrecen más ventajas que los de la primera. Todos estos medicamentos —los de primera y segunda generación— se caracterizan porque más tarde o más temprano dejan de controlar el nivel de glucosa en la sangre.

En la actualidad existen tres sulfonilureas de segunda generación:

- **Gliburida**, nombres comerciales: Micronase, Diabeta y Glynase. Entre las marcas extranjeras de la gliburida están Antibet, Azuglucon, Betanase, Gliban, Glibil, Gluben y Orabetic. Confuso, ¿verdad? La gliburida viene en dosis de 1,25, 2,5 y 5 mg. La dosis inicial habitual es de 2,5 a 5 mg una vez al día, con el desayuno, y la dosis de manteni-miento es de 1,25 a 20 mg diarios. La gliburida se elimina en las heces fecales y en la orina, de modo que los pacientes con enfermedad del hígado o de los riñones corren mayor riesgo de presentar un episodio de hipoglucemia. La gliburida es transportada en el torrente sanguíneo unida a las proteínas, por lo que su efecto puede incrementarse cuando la persona toma otros fármacos que también se adhieren a las proteínas, como es el caso de la aspirina. Cuando se deja de tomar esos fármacos, la efectividad de la gliburida puede disminuir. A no ser por la hipoglucemia, la incidencia de efectos negativos es muy baja.

  Glynase es una forma de gliburida ligeramente más activa porque se absorbe mejor, de modo que se requiere menos cantidad para lograr el mismo efecto. La dosis inicial es 1,5 mg, y viene en tabletas de 1,5, 3 y 6 mg, con una dosis máxima de 12 mg diarios.

  Puede tomar cualquier dosis de gliburida una vez al día, por la mañana, pero a veces funciona mejor cuando se administra dos veces al día.

- **Glipizida**, nombres comerciales: Glucotrol y Glucotrol XL. Entre las marcas extranjeras están Digrin, Glibenase, Glican, Glyco, Glynase (que tiene el mismo nombre que la gliburida en los Estados Unidos), Mindiab, Napizide y Sucrazide. La glipizida es similar a la gliburida pero ligera-mente menos potente, así que viene en píldoras de 5 y 10 mg. Puede tomarla 30 minutos antes de comer. La dosis inicial es 5 mg. Diariamente se pueden administrar hasta 40 mg en varias dosis. Como es menos potente, se usa con frecuencia en el tratamiento de pacientes de edad avanzada.

Glucotrol XL es una glipizida de liberación prolongada, cuyo efecto dura 24 horas, por lo que suelen administrar 5 o 10 mg una vez al día.

✔ **Glimepirida**, nombre comercial: Amaryl. Este fármaco también dura más y es muy potente, así que se administra una vez al día. Viene en dosis de 1, 2 y 4 mg, y su dosis máxima diaria es de 8 mg.

Al escoger entre las sulfonilureas de segunda generación, suelo seleccionar la glimepirida por su efecto de larga duración. Sin embargo, las otras dos tienen equivalentes genéricos y, por lo tanto, resultan menos costosas.

Metformina

La metformina, nombre comercial: Glucophage, es un tipo de medicamento totalmente distinto de los demás hipoglucemiantes. Fuera de los Estados Unidos se llama Benoformin, Dextin, Diabex, Diaformin, Fornidd, Glucoform, Gluformin, Metforal, Metomin y Orabet.

Hace más de 20 años, en los Estados Unidos se prohibió un medicamento gemelo llamado *fenformina* debido a que tuvo que ver con una complicación que terminó en muerte. La metformina se usa en Europa desde hace mucho, sin grandes contratiempos, y en los Estados Unidos se aprobó en 1995. Rara vez o nunca se ha relacionado la metformina con la complicación llamada *acidosis láctica*, que puede llegar a ser mortal y que tuvo que ver con la prohibición de la fenformina. Un estudio reseñado en los *Archivos de Medicina Interna*, en noviembre del 2003, indicaba que hasta la fecha no hay evidencias de que la terapia con metformina produzca acidosis láctica.

La metformina tiene las siguientes características:

✔ Reduce el nivel de glucosa en la sangre mayormente a partir de reducir el aporte de glucosa del hígado (la producción *hepática* de glucosa).

✔ Funciona para la diabetes tipo 1 y tipo 2, porque (a diferencia de las sulfonilureas), la metformina no depende de la insulina para que funcione.

✔ Usada sola *(monoterapia)*, no causa hipoglucemia.

✔ Puede incrementar la sensibilidad de las células musculares a la insulina y retrasar la absorción de la glucosa por el intestino.

✔ Debe tomarse con comidas porque causa irritación gastrointestinal, pero este efecto secundario merma con el tiempo.

✔ Viene en tabletas de 500 mg, 850 mg y 1.000 mg.

✔ La dosis máxima es 2.500 mg al día, repartidos entre distintas comidas.

✔ A menudo se asocia con pérdida de peso, posiblemente debido a la irritación gastrointestinal o a la pérdida del apetito.

✔ No se recomienda si tiene enfermedad del hígado, enfermedad renal o insuficiencia cardiaca.

✔ Suele suspenderse por uno o dos días antes de una operación o de un estudio con rayos X en el que se use una sustancia colorante.

✔ No se recomienda en el caso de personas alcohólicas.

✔ No se recomienda para mujeres embarazadas o lactantes.

✔ Cuando se administra en combinación con sulfonilureas, puede desencadenar hipoglucemia. Si persiste el nivel bajo de glucosa en la sangre, la dosis de sulfonilurea se debe reducir.

La metformina puede ser un medicamento muy útil, especialmente para casos de *hiperglucemia en ayunas* (alto nivel de glucosa en la sangre al despertarse). La metformina tiene ciertos efectos positivos en las grasas de la sangre, pues causa una disminución de los triglicéridos y del colesterol LDL, y un incremento del colesterol HDL. Alrededor del 10 por ciento de los pacientes no responden a este fármaco cuando se usa por primera vez, y el índice de fallo secundario es del 5 al 10 por ciento al año. Ocasionalmente causa una disminución en la absorción de vitamina B_{12}, una vitamina importante para la sangre y el sistema nervioso.

Bristol-Myers Squibb, el fabricante de Glucophage, nombre comercial de la metformina, ha creado nuevos preparados de metformina que, según considera, tienen ciertas ventajas frente al fármaco original:

✔ **Glucophage XR:** Éste, el preparado original de la metformina, se debe tomar en cada comida. Glucophage XR tiene un período de actividad de 24 horas y viene en tabletas de 500 mg. Su efectividad prolongada es muy conveniente para los pacientes que tienden a saltarse dosis.

✔ **Glucovance:** Este medicamento combina la gliburida (una sulfonilurea descrita en la sección anterior) con 250 o 500 mg de metformina. Las diversas combinaciones son: 1,25 mg de gliburida con 250 mg de metformina; 2,5 mg de gliburida con 500 mg de metformina, y 5 mg de gliburida con 500 mg de metformina. La ventaja es la comodidad de tomar una sola píldora en vez de dos.

✔ **Avandamet:** Este medicamento es una combinación de 4 mg de Avandia (que describo en la sección "Rosiglitazona", en este mismo capítulo) y 500 mg de metformina. Esta es una potente combinación de dos fármacos que actúan de forma diferente para mejorar la sensibilidad a la insulina.

Según mi experiencia, los medicamentos combinados funcionan mejor que administrar dos medicamentos por separado. Esto puede indicar que los pacientes cumplen mejor con las instrucciones médicas cuando tienen que tomar una sola pastilla, en lugar de dos. Si usted toma estos dos fármacos por separado, hable con su médico sobre la pastilla que contiene ambos medicamentos.

Inhibidores de la alfaglucosidasa

Son fármacos que bloquean la acción de una enzima del intestino que descompone los carbohidratos complejos en azúcares simples que se pueden absorber. Tomar inhibidores de la alfaglucosidasa permite que el nivel de glucosa aumente más lentamente después de las comidas. Los carbohidratos finalmente son descompuestos por una bacteria en la parte baja del intestino, lo que produce flatulencia, dolor abdominal y diarrea, los principales inconvenientes de estos medicamentos.

Actualmente se usan dos inhibidores de la alfaglucosidasa:

- **Acarbosa,** nombre comercial: Precose. Este medicamento parece ser mucho más popular en Europa que en los Estados Unidos. Fue el primer inhibidor de la alfaglucosidasa en el mercado. Sus características principales son

    - Viene en dosis de 25, 50 y 100 mg.

    - La dosis inicial recomendada es de 25 mg al principio de cada comida. Esta dosis puede incrementarse a 50 o 100 mg tres veces al día, dependiendo de la glucosa en la sangre. La dosis más alta sólo se indica si el paciente pesa más de 130 libras.

    - No requiere insulina para su actividad, de manera que funciona tanto en la diabetes tipo 1 como en la 2.

    - No causa hipoglucemia cuando se usa sola, pero sí en combinación con sulfonilureas. Si la hipoglucemia es persistente, se reduce la dosis de sulfonilurea.

    - No se debe administrar a personas con enfermedad intestinal.

    - A muchas personas no les gusta por los malestares gastrointestinales que provoca.

    - La disminución de la glucosa y de la hemoglobina A1c es, cuando más, modesta.

- **Miglitol,** nombre comercial: Glyset. Este fue el segundo inhibidor de la alfaglucosidasa que salió al mercado. Sus características son idénticas a las de la acarbosa. Curiosamente, el fabricante es el mismo: Bayer.

Como estos medicamentos bloquean la descomposición de los carbohidratos complejos, la hipoglucemia provocada por la acarbosa o el miglitol y las combinaciones de sulfonilurea debe tratarse con un preparado de glucosa y no administrando más carbohidratos complejos.

Durante el ejercicio de la medicina no he encontrado uso alguno para estos dos medicamentos. Probé la acarbosa con varios pacientes, y aunque empezaron con una dosis baja que luego se incrementó a un nivel más efectivo, se quejaron de gases y dolor abdominal, y me pidieron que les cambiara el medicamento. Como no observé gran cambio en el nivel de glucosa en la sangre de estos pacientes, no puse objeciones. Y no creo que haya motivos para que el miglitol se comporte de manera distinta.

Tiazolidinedionas (las glitazonas)

Este es el primer grupo de medicamentos para la diabetes que revierte directamente la resistencia a la insulina.

Troglitazona

La troglitazona, nombre comercial: Rezulin (llamada Prelay fuera de los Estados Unidos), fue el primer agente oral para la diabetes tipo 2 que revirtió realmente la lesión básica en esta enfermedad, es decir, la resistencia a la insulina. Lo consigue causando cambios en las células musculares y adiposas donde reside la resistencia a la insulina. Estos cambios tardan varias semanas en ocurrir, y si el paciente deja de tomar la troglitazona, cesan al cabo de varias semanas.

En marzo del 2000, debido a varios incidentes de enfermedad grave del hígado que provocaron la muerte de un pequeño número de pacientes que tomaban troglitazona, la FDA sacó el fármaco del mercado. Las otras glitazonas que se encuentran a la venta —rosiglitazona y pioglitazona— no han tenido este problema, aunque la FDA requiere que se supervise la función hepática del paciente cuando se usan estos medicamentos por primera vez.

Rosiglitazona

La rosiglitazona fue la segunda tiazolidinediona aprobada por la FDA. Glaxo SmithKline la comercializa con el nombre de Avandia. Las características de la rosiglitazona son:

✔ Viene en tabletas de 2, 4 y 8 mg.

✔ Las tabletas se toman con alimentos o sin alimentos una vez al día.

✔ La dosis inicial recomendada es de 4 mg, y la dosis máxima recomendada es de 8 mg. Los incrementos en la dosis sólo se deben hacer cada dos a cuatro semanas. La rosiglitazona puede tardar tres meses o más para alcanzar su efecto máximo.

- Como mejora la resistencia a la insulina, este fármaco tiene su mayor efecto en el nivel de glucosa en la sangre después de comer, en vez de por la mañana.

- La rosiglitazona es un medicamento excelente cuando se usa con la metformina o una sulfonilurea (ambas descritas anteriormente en este capítulo) en un paciente con un control deficiente de la glucosa. A menudo hace falta reducir la dosificación de la sulfonilurea al cabo de un tiempo debido a la incidencia de hipoglucemia.

- La rosiglitazona no causa hipoglucemia cuando se utiliza sola, pero sí podría hacerlo cuando se combina con insulina o sulfonilurea.

- Si la rosiglitazona se administra a un paciente que está tomando sulfonilurea o metformina, dichos fármacos no se pueden suspender inmediatamente, pues la rosiglitazona tarda mucho para comenzar a funcionar.

- La rosiglitazona conserva la insulina, es decir, que el organismo no tiene que producir tanta insulina para controlar la glucosa en la sangre cuando se administra este fármaco.

- El medicamento se elimina del cuerpo casi completamente a través de los intestinos, de manera que no hay que ajustar la dosis si los riñones tienen un funcionamiento deficiente.

La rosiglitazona puede ser muy útil para controlar el nivel de glucosa en la sangre. Hasta ahora, el fallo secundario (cuando el fármaco funciona inicialmente pero deja de actuar más adelante) no parece ser un problema. Una ventaja importante es que sólo hay que tomar la rosiglitazona una vez al día, lo que es una gran ventaja pues resuelve en parte uno de los mayores problemas con todas las medicinas: cumplir con las indicaciones.

No obstante, la rosiglitazona sí tiene varios problemas:

- Aunque no se ha demostrado que la rosiglitazona cause daños hepáticos severos, la FDA requiere que se haga un análisis del hígado antes de empezar el tratamiento, cada dos meses durante el primer año, y periódicamente en lo adelante. Si en la prueba específica del hígado llamada ALT, el límite superior se encuentra más de tres veces por encima de lo normal, hay que suspender el medicamento. Hasta ahora, no he tenido ese problema al administrar este fármaco a varios centenares de pacientes.

- La rosiglitazona causa retención de agua e inflamación de los tobillos, sobre todo en las personas de más edad. Esto, para algunos pacientes es difícil de tolerar. Hay casos en que se suspende el medicamento por esa razón. La retención de agua también puede ocasionar una ligera disminución de la cantidad de glóbulos rojos, llamada *anemia*. Las personas con insuficiencia cardiaca no deben usar el medicamento.

- No lo deben usar las embarazadas ni las lactantes.

Se ha hallado que la rosiglitazona tiene efectos inesperados en las mujeres en edad reproductiva, específicamente casos de embarazo no planificado debido a un incremento de la fertilidad. Muchas mujeres con diabetes tipo 2 presentan problemas de fertilidad debido a la resistencia a la insulina. Cuando estas mujeres toman rosiglitazona, es posible que la fertilidad mejore y queden embarazadas.

En mi experiencia profesional he hallado que la rosiglitazona es un tratamiento muy efectivo para la diabetes tipo 2. Utilizo la rosiglitazona como tratamiento inicial en todos los casos de pacientes con diabetes tipo 2 que no consiguen controlar la enfermedad con la dieta y el ejercicio, y cuyo nivel de glucosa en la sangre permanece entre ligeramente moderado y moderado. También añado la rosiglitazona al tratamiento de los pacientes que ya toman metformina o una sulfonilurea, con el propósito de mejorar el control de la diabetes.

Pioglitazona

La pioglitazona, fabricada por Eli Lilly y Takeda en los Estados Unidos, fue la tercera tiazolidinediona en salir al mercado. El nombre comercial es Actos, y sus propiedades son las mismas que las de la rosiglitazona, aunque con las siguientes diferencias:

- La dosis inicial es de 15 mg una vez al día, con alimentos o sin alimentos, pero la mayoría de los pacientes necesitan 30 o incluso 45 mg. Viene en esas tres dosis.

- Además de devolver la fertilidad en algunas mujeres que son infértiles debido a la resistencia a la insulina, la pioglitazona reduce los niveles de estrógeno en las mujeres que toman estrógeno, y puede dar lugar a que un contraceptivo hormonal, como la Píldora o Depo-Provera, sea menos efectivo.

- Se ha demostrado que la pioglitazona reduce las partículas de colesterol malo (LDL) tanto en personas diabéticas como no diabéticas (como se dio a conocer en la revista *Diabetes Care* de septiembre del 2003).

- Está autorizada para usarla sola, con insulina, con metformina, o con una sulfonilurea.

Meglitinidas

Todos estos fármacos, aunque químicamente poseen ciertas diferencias, actúan de forma muy similar. Aunque no están químicamente relacionados con las sulfonilureas, estimulan la secreción de insulina en el páncreas, como mismo hacen las sulfonilureas. Las meglitinidas se toman antes de los alimentos para estimular la secreción de insulina solamente para esa comida en particular.

Hay dos fármacos en esta clase:

✔ **Repaglinida,** nombre comercial: Prandin. Fue la primera meglitinida. Las características de la repaglinida son:

- Viene en tabletas de 0,5, 1 y 2 mg, y se toma justo antes o hasta 30 minutos antes de las comidas.

- La dosis inicial es de 0,5 mg, si la elevación del nivel de glucosa en la sangre es leve. Si el nivel inicial de glucosa en la sangre es más alto, la dosis indicada es 1 y 2 mg. La dosis se puede duplicar de semana en semana, hasta un máximo de 4 mg diarios antes de las comidas.

- Como actúa a través de la insulina, la repaglinida puede causar hipoglucemia.

- No se recomienda para mujeres embarazadas o lactantes.

- No se usa con las sulfonilureas, pero se puede combinar con metformina. No se ha estudiado su uso en combinación con la rosiglitazona.

- Cuando se usa en combinación con metformina, la repaglinida reduce eficazmente la glucosa en la sangre y la hemoglobina A1c.

- Se descompone mayormente en el hígado y se elimina del organismo en las heces fecales. Por lo tanto, si hay enfermedad hepática, la dosis tiene que reducirse.

- A pesar de que no se elimina a través de los riñones, los incrementos en la dosis tienen que hacerse con más cuidado en pacientes con insuficiencia renal.

La experiencia con la repaglinida ha demostrado que no causa problemas cuando se administra con medicamentos que no son para la diabetes. Se une a las proteínas en la sangre, de modo que medicamentos como la aspirina (que también se une a las proteínas) pueden, en teoría, incrementar la actividad de la repaglinida. Esto no ha ocurrido en el caso de mis pacientes que utilizan este medicamento.

✔ **Nateglinida,** nombre comercial: Starlix. Este fármaco es muy similar a la repaglinida en cuanto a su actividad, pero viene en dosis de 60 y 120 mg. La dosis inicial es generalmente de 120 mg antes de las comidas; si se salta una comida, no se toma la dosis que correspondía. Cuando el paciente presenta hipoglucemia, la dosis se reduce a 60 mg. La repaglinida tiene las mismas características, lo que cambia es la dosificación. Un informe publicado en la revista *Diabetes Care* de julio del 2003 mostró que la repaglinida, combinada con metformina, es una combinación más potente que la nateglinida con metformina.

Combinar agentes orales

Tomar un solo medicamento oral a menudo no controla el nivel de glucosa en la sangre lo suficiente como para prevenir las complicaciones de la diabetes. (El objetivo es una hemoglobina A1c de menos del 7 por ciento; vea el Capítulo 7.) En esta sección explico cómo puede usar dos o más de estos medicamentos juntos.

Nunca debe tomar un medicamento, o una combinación de medicamentos, con el propósito de evitar la dieta y los ejercicios, que son la piedra angular del control de la diabetes. (Vea los Capítulos 8 y 9 para más información sobre estos puntos cruciales.)

A todos los pacientes nuevos con diabetes tipo 2 que presentan un descontrol ligero, les indico rosiglitazona. Le doy por lo menos ocho semanas al medicamento para que funcione. Muchos pacientes no necesitan más tratamiento que éste, junto con su dieta y sus ejercicios. Por lo general, empiezo con una dosis de 4 mg y la aumento a 8 mg si el nivel de glucosa en la sangre sigue alto al cabo de cuatro semanas. Reviso el funcionamiento del hígado antes de empezar a administrar este fármaco, y después cada dos meses.

Cuando con 8 mg de rosiglitazona no se logra controlar la glucosa del paciente, muchas veces el que sigue elevado es el nivel de glucosa al levantarse, es decir, la *glucosa en ayunas*. La metformina es un medicamento excelente que se puede añadir en este punto, por lo general en dosis de 500 mg con el desayuno y la cena. Sin embargo, la mayoría de los pacientes necesitan 1.000 mg dos veces al día para lograr una reducción suficiente del nivel de glucosa. Varios artículos publicados en la literatura médica demuestran que la combinación de rosiglitazona y metformina es muy efectiva y segura.

Qué tratamiento le indicaría

Si padece de diabetes desde hace varios años, es probable que tome una sulfonilurea y que su diabetes no esté bien controlada. Si viniera a verme, le agregaría glitazona a su tratamiento. Quedaría sorprendido y encantado, como me ha pasado a mí, con el cambio positivo que se logra.

Teniendo en cuenta que la mayor parte de los medicamentos a los que me refiero en este capítulo son relativamente nuevos, es posible que cuando venga a mi consulta su tratamiento consista de sulfonilurea e insulina. Como especialista, me llegan pacientes que no tienen un buen control, de manera que casi siempre tengo que hacer ajustes en sus medicamentos. Si lo están tratando con insulina y sulfonilurea, yo añadiría una glitazona. En una o dos semanas, su nivel de glucosa en la sangre bajará, y probablemente tenga que reducir la dosis de insulina. Unas semanas después, tal vez tenga que suspender la insulina por completo porque el nivel de glucosa en la sangre seguirá bajando.

Cuando el paciente ya está tomando los dos medicamentos pero aun así mantiene un nivel de glucosa elevado, añado una sulfonilurea. Prefiero usar una sulfonilurea de acción prolongada, como la glimepirida, porque soy partidario de los fármacos que se toman solamente una vez al día. Esa es una de las razones por las que me gusta tanto la rosiglitazona, además de su efectividad. Según mi experiencia, de 2 a 4 mg de glimepirida, combinados con los otros fármacos, es todo lo que se necesita para que el tratamiento cumpla con su cometido.

Algunos pacientes todavía mantendrán un nivel alto de glucosa en la sangre y de hemoglobina A1c, incluso con los tratamientos anteriores. En esos casos usar la repaglinida en lugar de una sulfonilurea suele funcionar. A esos pacientes les resulta muy útil este medicamento, comenzando con una dosis de 1 mg antes de las comidas.

Si el paciente empieza a presentar problemas de bajo nivel de glucosa en la sangre, la dosis de sulfonilurea o repaglinida es la que se reduce, porque los demás medicamentos no causan hipoglucemia.

Muchos especialistas en diabetes piensan que el páncreas deja paulatinamente de producir insulina en la diabetes tipo 2 y que la mayoría de los pacientes necesitan tomar insulina tarde o temprano (vea el recuadro "Combinando insulina y agentes orales en la diabetes tipo 2"). Mi experiencia es que eso no es necesariamente cierto y que los medicamentos modernos, particularmente las glitazonas y la metformina, pueden retrasar o eliminar la necesidad de insulina. En efecto, muchos diabéticos logran un buen control solamente con una pequeña dosis de un medicamento oral. Y he visto cómo muchas personas que usaban insulina cuando ese era el único fármaco para la diabetes disponible en el mercado, han dejado de utilizarla probablemente para siempre, gracias a los medicamentos orales. Algunos pacientes diabéticos no necesitan ningún fármaco para controlar el padecimiento.

Insulina

Si tiene diabetes tipo 1, la insulina es su salvación. Si tiene diabetes tipo 2, posiblemente necesitará insulina en las etapas más avanzadas de su enfermedad. La insulina es un gran medicamento, pero la mayoría de las personas tienen que administrárselo con una aguja, y ahí está la dificultad (o el dolor). Los inventores han creado muchas formas distintas de administrar insulina, pero el método de la jeringuilla y la aguja ha sido la norma por tanto tiempo que la mayoría de los pacientes siguen utilizándolo. En esta sección, les hablo de los métodos más nuevos, que por lo menos debe considerar, ya que son más fáciles y posiblemente más exactos que el método viejo. Sin embargo, las nuevas jeringuillas y agujas son prácticamente indoloras.

Hasta hace unos años, la insulina sólo se podía obtener extrayéndola del páncreas de la vaca, el cerdo, el salmón u otro animal. Esto no era del todo satisfactorio, ya que esas insulinas son ligeramente distintas de la insulina humana. Su uso provocaba una reacción inmunológica en la sangre y ciertas reacciones en la piel. El preparado se purificaba, pero siempre quedaban cantidades diminutas de impurezas. En 1978, los investigadores lograron modificar la bacteria llamada *E coli* para que produjera insulina humana. Casi toda la insulina que se utiliza ahora es insulina humana perfectamente pura, y pronto no habrá más insulina que la humana.

Anteriormente, la insulina venía en dos tipos de dosis, U40 y U80, que significa 40 unidades por mililitro u 80 unidades por mililitro. Era confuso, sobre todo si se usaba la jeringuilla equivocada —había que utilizar la jeringuilla de 40 unidades para la insulina de 40 unidades. Para eliminar la confusión, toda la insulina en los Estados Unidos es actualmente U100 (100 unidades por mililitro), y todas las jeringuillas son U100. Esta uniformidad no necesariamente se encuentra en Europa o en otros países, de modo que debe verificar la potencia de la insulina y revisar las indicaciones que vienen con la jeringuilla.

En el cuerpo humano, la insulina está respondiendo constantemente a los altibajos del nivel de glucosa en la sangre. Actualmente no existe un dispositivo sencillo que sea capaz de medir la glucosa en la sangre y suministrar insulina de la forma que lo hace naturalmente el páncreas. Con el propósito de evitar muchas inyecciones al día, se inventaron formas de insulina que funcionan a distintas horas. Estas son:

✔ **Insulina lispro de acción rápida:** La insulina lispro (llamada *insulina Humalog* por su fabricante, Eli Lilly) empieza a bajar la glucosa a los cinco minutos de haber sido administrada, alcanza su efecto máximo aproximadamente en una hora, y deja de estar activa en unas tres horas. La lispro es un gran adelanto porque la persona diabética no tiene que ponerse la inyección justo cuando va a comer. Con la anterior insulina de acción rápida (insulina regular), cuando la persona se ponía la inyección, tenía que ingerir alimentos en un plazo de 30 minutos, o corría el riesgo de presentar hipoglucemia. Como su actividad empieza y termina tan rápidamente, la lispro no causa hipoglucemia con tanta frecuencia como los preparados antiguos.

Novo Nordisk ha creado la *insulina aspart* (llamada NovoLog), cuyas características son idénticas a las de la insulina lispro.

✔ **Insulina regular de acción rápida:** La insulina regular tarda 30 minutos en empezar a bajar la glucosa, alcanza su efecto máximo en 3 horas, y desaparece en un lapso de 6 a 8 horas. Hasta que se inventaron la Humalog y la NovoLog, los pacientes usaban este preparado antes de las comidas para mantener la glucosa baja hasta la siguiente comida.

✔ **Insulina lenta o insulina NPH de acción intermedia:** Ambas empiezan a bajar la glucosa en el transcurso de las 2 horas posteriores a la inyección, y continúan su actividad por 10 o 12 horas. Pueden mantenerse activas hasta por 24 horas. El propósito de esta clase de insulina es proporcionar un nivel uniforme de control durante medio día, de manera que en el cuerpo siempre haya un nivel bajo de insulina activa. Con esto se intenta igualar lo que ocurre en el cuerpo humano.

✔ **Insulina ultralenta de acción prolongada:** Esta insulina empieza a actuar en un lapso de 6 horas y proporciona un nivel bajo de actividad de la insulina hasta por 26 horas. Se inventó para ofrecer un nivel basal uniforme de control, y requiere una sola inyección al día. Puede actuar de distinta manera en cada persona, y en algunos pacientes funciona más bien como una insulina de acción intermedia.

✔ **Insulina glargina de acción prolongada:** Aventis vende una insulina llamada *insulina glargina* o Lantus. Los estudios han demostrado que la insulina glargina comienza a hacer efecto de 1 a 2 horas después de la inyección, y su actividad dura 24 horas, sin un momento específico de actividad pico, que es exactamente lo que hace falta para controlar el nivel de glucosa en la sangre durante todo el día. La insulina glargina se libera de una manera uniforme desde el lugar de la inyección, independientemente de la parte del cuerpo en que se inyecte. Como su actividad es uniforme y predecible, la insulina glargina no suele provocar un descenso del nivel de la glucosa en la sangre por la noche, algo que sucede a menudo con la insulina NPH. He usado esta insulina en varios pacientes con diabetes tipo 1 y han quedado muy complacidos con los resultados. Ahora la uso con todos los pacientes nuevos de diabetes tipo 1. Una desventaja de la insulina glargina es que no se puede mezclar con otras insulinas en una jeringuilla.

Si con la insulina NPH no logra que su control de la diabetes sea bueno (definido como hemoglobina A1c del 7 por ciento o menos), pídale a su médico que considere la insulina glargina.

✔ **Insulinas premezcladas:** Hay varias mezclas disponibles: 70 por ciento de insulina NPH y 30 por ciento de insulina regular; 50 por ciento de insulina NPH y 50 por ciento de insulina regular; 75 por ciento de insulina NPH y 25 por ciento de insulina lispro, y 70 por ciento de insulina NPH y 30 por ciento de insulina aspart. Estas mezclas son útiles para personas a las que les cuesta trabajo mezclar las insulinas en una jeringuilla, tienen problemas de la vista o utilizan siempre el mismo preparado.

Es importante que conozca varios puntos que son comunes en todas las insulinas:

✔ La insulina se puede mantener a temperatura ambiente por cuatro semanas, o en el refrigerador hasta la fecha de vencimiento impresa en la etiqueta. Al cabo de cuatro semanas a temperatura ambiente, debe desecharse.

✔ La insulina no soporta muy bien el calor excesivo, como la luz directa del sol, ni tampoco el frío excesivo. Proteja su insulina contra esas condiciones.

✔ La insulina se puede inyectar a través de la ropa, sin peligro alguno.

✔ Si se administra menos de 50 unidades en una inyección, hay jeringuillas de ½ cc que facilitan medir hasta 50 unidades. Si administra menos de 30 unidades, puede usar jeringuillas de ³⁄₁₀ cc.

✔ Las agujas más cortas pueden ser más cómodas, especialmente para los niños, pero la profundidad de la inyección influye en la rapidez con que funciona la insulina.

✔ Las jeringuillas desechables se pueden usar un par de veces.

✔ Las jeringuillas y las agujas usadas deben colocarse en un envase a prueba de pinchazos, herméticamente cerrado, antes de echarlas a la basura.

Inyectarse usted mismo

Sea cual sea el tipo de insulina que use, es muy probable se la administre con una jeringuilla y una aguja. (Comento otras opciones más adelante en este mismo capítulo, en las secciones "Administrar insulina con una pluma", "Administrar insulina con un inyector tipo *jet*" y "Administrar insulina con una bomba externa".)

Extraer la insulina del frasco es algo que se hace de la misma forma, independientemente del tipo de insulina. Si observa la jeringuilla en la Figura 10-1, verá que tiene líneas. Empezando en el extremo de la jeringuilla, donde va la aguja, encontrará nueve líneas cortas por encima de la aguja, seguidas por una décima línea más larga, donde está el número 10. Cada línea es una unidad de insulina. Sobre la línea de las 10 unidades, hallará una sucesión de cuatro líneas pequeñas, seguidas por una línea más larga. Estas últimas indican el 15, 20, 25 y así sucesivamente.

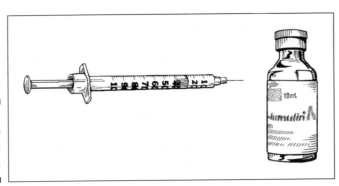

Figura 10-1:
El frasco y la jeringuilla de insulina.

Combinando insulina y agentes orales en la diabetes tipo 2

A veces las características de los agentes orales en el mercado no proporcionan el control riguroso que hace falta para evitar complicaciones. Esto ocurre particularmente al cabo de muchos años con diabetes tipo 2. Entonces hace falta administrar insulina. La insulina se puede incorporar de varias formas al tratamiento, pero a menudo una inyección de insulina glargina al acostarse es todo lo que se necesita para empezar el día bajo control, y continuar con agentes orales. Por ejemplo, la rosiglitazona puede controlar muy bien las glucosas diurnas después de comer, pero para controlar la glucosa de la mañana tal vez haga falta una inyección de insulina glargina al irse a la cama. Incrementando gradualmente la dosis de insulina glargina, la mayoría de los pacientes con diabetes tipo 2 que toman agentes orales logran mantener el control, de manera que su hemoglobina A1c sea de 7 o menos.

A medida que la diabetes tipo 2 progresa, los agentes orales pueden ser menos efectivos, y se necesita insulina con más frecuencia. Dos inyecciones al día de insulina intermedia y de acción rápida pueden surtir el efecto deseado. Por lo general se administran dos tercios de la dosis en la mañana y un tercio antes de la cena, porque se requiere insulina de acción rápida para controlar los carbohidratos de la cena. En esta situación puede ser útil una insulina premezclada de 75 por ciento de insulina lispro protamina (una insulina con perfil de acción similar al de la insulina NPH) y un 25 por ciento de insulina lispro, con lo que el paciente sólo tendrá que extraer la insulina de un solo frasco. Esta combinación es útil sobre todo para las personas de edad avanzada con diabetes, cuando no se busca el nivel más riguroso de control porque la expectativa de vida es más corta que el tiempo que tarda desarrollar complicaciones. En estos pacientes el objetivo de los médicos es prevenir problemas como la micción frecuente, que provoca pérdida del sueño o infecciones vaginales; de manera que sólo les indican la cantidad suficiente para tratar el mal pero no una dosis que pueda causar hipoglucemias frecuentes en personas ancianas y frágiles.

Si la insulina es lispro o regular, el color del líquido es transparente, y usted no tiene que agitar el frasco. Las otras clases de insulina son turbias, y debe agitar el frasco varias veces para que las partículas diminutas queden suspendidas en el líquido. Un frasco nuevo viene con una tapa que usted debe romper y desechar. Cuando esté listo para inyectarse la insulina, limpie el tapón de goma del frasco con un algodón humedecido en alcohol.

Con el émbolo de la jeringuilla, aspire una cantidad de aire igual a la cantidad de unidades de insulina que se va a inyectar. Vire el frasco de insulina boca abajo y pinche el tapón de goma con la aguja. Inyecte todo el aire dentro del frasco y extraiga la dosis de insulina que necesita. Como el aire reemplaza a la insulina, la presión dentro del frasco no cambia, y no se crea un vacío. Compruebe que extrajo la cantidad correcta de insulina y que no hay burbujas de aire en la jeringuilla.

Para ponerse la inyección, limpie con alcohol un área de piel en el brazo, el pecho, el estómago o dondequiera que se vaya a inyectar. Inserte la aguja en ángulo recto con respecto a la piel y empuje hacia adentro. Cuando la aguja haya penetrado la piel, empuje el émbolo de la jeringuilla hasta cero para administrar la insulina.

Si debe inyectarse dos clases de insulina al mismo tiempo (exceptuando la insulina glargina), puede mezclarlas en una misma jeringuilla, evitando así tener que ponerse dos inyecciones. Hágalo de la siguiente manera:

1. **Limpie los dos frascos utilizando alcohol.**

2. **Desplazando el émbolo de la jeringuilla, aspire una cantidad de aire igual a la cantidad total de insulina que va a administrarse.**

3. **Pinche el frasco de la insulina de acción más prolongada e inyecte dentro del frasco una cantidad de aire igual a la cantidad de insulina de acción más prolongada que necesita, y saque la aguja.**

4. **Pinche el frasco de la insulina de acción más rápida, e inyecte dentro del frasco el resto del aire que queda en la jeringuilla. Entonces extraiga la dosis adecuada de insulina.**

5. **Pinche nuevamente el frasco de la insulina de acción más prolongada y extraiga la dosis adecuada de insulina.**

   Al hacerlo de esta manera, no contamina la insulina de acción rápida con el aditivo de la insulina de acción prolongada.

El lugar donde se inyecte la insulina determina la rapidez con que hará efecto. La insulina inyectada en el abdomen se absorbe más rápidamente, seguida por la que se coloca en los brazos y las piernas, y finalmente los glúteos. Puede tener en cuenta estas distintas velocidades de absorción de la insulina si su nivel de glucosa en la sangre está alto y necesita que la insulina comience a funcionar más rápidamente. Si la parte del cuerpo que recibe la insulina se ejercita, la insulina entrará con más rapidez. Si se inyecta en el mismo lugar repetidamente, la velocidad de la absorción disminuye, de manera que debe rotar el sitio donde se inyecta.

El cumplimiento del horario de las inyecciones de insulina determina la uniformidad del control de su glucosa. Cuanto más constante sea con sus inyecciones, sus comidas y sus ejercicios, más uniforme será su nivel de glucosa.

Tratamiento intensivo con insulina

Un tratamiento intensivo con insulina es esencial en la diabetes tipo 1 si desea evitar las complicaciones de la enfermedad. Esto significa medir el nivel de glucosa en la sangre antes de cada comida y antes de acostarse, además de usar insulina de acción rápida y de acción prolongada para mantener el nivel de glucosa entre 80 y 100 antes de las comidas y en menos de 140 después de comer. Cómo hacerlo es el tema de esta sección.

Las personas que no padecen de diabetes tipo 1 siempre tienen una pequeña cantidad de insulina circulando en el torrente sanguíneo. Después de comer, la cantidad de insulina aumenta temporalmente para controlar la glucosa presente en los alimentos. El tratamiento intensivo con insulina intenta reproducir la actividad del páncreas humano normal lo más fielmente posible.

En un tratamiento intensivo con insulina, el paciente se administra cierta cantidad de insulina de acción prolongada al acostarse. Prefiero la insulina glargina porque produce un nivel basal uniforme de control de la glucosa durante 24 horas. Además, se administra una dosis de insulina de acción rápida antes de cada comida. Prefiero la lispro porque es más conveniente y desencadena menos episodios de hipoglucemia. La dosis de lispro se determina de acuerdo con los gramos de carbohidratos que contiene la comida que va a ingerir, así como el nivel de glucosa en ese momento. Su médico debe darle una lista que indique cuánta insulina debe administrarse en situaciones determinadas. Cada paciente es distinto, y la dosis debe ajustarse a las necesidades de cada persona.

Conteo de carbohidratos es el proceso de calcular la dosis de insulina a partir de la cantidad de carbohidratos presentes en una comida. La clave de este sistema es saber cuántos carbohidratos hay en los alimentos. Aquí es donde debe acudir a su dietista, quien le señalará la cantidad de carbohidratos que contienen las comidas que usted ingiere habitualmente. El dietista también puede indicarle dónde encontrar información sobre el contenido de carbohidratos de otros alimentos.

También necesita saber cuántos gramos de carbohidratos son controlados por cada unidad del tipo de insulina que usted usa. Esto se determina midiendo su nivel de glucosa una hora después de ingerir una cantidad conocida de carbohidratos. Por ejemplo, una persona puede necesitar 1 unidad para controlar 20 gramos de carbohidratos, mientras que otra tal vez necesita 1 unidad para controlar 15 gramos de carbohidratos. Si ambos individuos consumen un desayuno con 75 gramos de carbohidratos, la primera persona necesitará 4 unidades de insulina lispro, y la segunda, 5 unidades de la misma insulina. Además, deben añadirse unidades de insulina de acuerdo con el nivel de glucosa en la sangre. Por lo general, se recomienda añadir 1 unidad de insulina por cada 50 mg/dl por encima de los 100 mg/dl. También se puede disminuir la cantidad de insulina si el nivel de glucosa en la sangre es demasiado bajo. Por cada 50 mg/dl por debajo de 100, sustraiga 1 unidad. (Para aprender cómo funciona el conteo de carbohidratos en la práctica, vea el recuadro "Conteo de carbohidratos para una salud óptima".)

Medir frecuentemente su nivel de glucosa en la sangre le permite determinar cómo distintos carbohidratos afectan ese nivel. Si usa fuentes de carbohidratos de bajo índice glucémico, necesitará menos insulina. (Vea el Capítulo 8 para más detalles sobre los carbohidratos.)

Mientras trata de ayudar a su cuerpo a imitar la dinámica normal de la insulina y la glucosa, tendrá que lidiar con episodios de hipoglucemia más frecuentes. La mejor forma de manejar la hipoglucemia consiste en ingerir cantidades ligeramente más pequeñas de alimentos y utilizar las calorías que ahorra para agregar meriendas entre las comidas. Esta técnica modera los altibajos en el nivel de glucosa en la sangre.

¿En qué momento debe ajustar la dosis de insulina glargina? Si descubre que en varias mañanas consecutivas su nivel de glucosa en ayunas es demasiado alto, puede añadir una o dos unidades a la dosis de insulina glargina que se inyecta antes de acostarse. Si el nivel de glucosa en ayunas es demasiado bajo, puede reducir su insulina glargina en una o dos unidades, o tratar de comer una merienda pequeña antes de acostarse. Si su nivel de glucosa se mantiene alto durante todo el día, esto indica que es preciso aumentar la dosis de insulina glargina. Si presenta hipoglucemia varias veces en el día, debe reducir la dosis de insulina glargina. Usted debe consultar estos ajustes con su médico. Pero si no puede ver al médico, use sus conocimientos y haga estos ajustes por su cuenta.

Ajustar la dosis de insulina cuando viaja

Si va a viajar entre distintos usos horarios, tal vez se pregunte si debe ajustar o no su programación diaria de insulina. Cuando la diferencia es de tres horas o menos, no es preciso hacer modificaciones, pero de tres horas en adelante, sí se necesita hacer cambios. Antes de salir de viaje, consulte esos ajustes con su médico.

Digamos que sale a las 10:00 p.m. de San Francisco y llega a las 6:00 a.m. al aeropuerto Kennedy de Nueva York. Si usa insulina glargina, no cambie la dosis. Empiece a administrarse insulina lispro justo antes de las comidas (que ingerirá tres horas antes de lo habitual debido al cambio de horario).

Conteo de carbohidratos para una salud óptima

Para averiguar cómo contar los carbohidratos que consume diariamente, veamos el ejemplo de un paciente típico de diabetes tipo 1. Salvatore Law es un hombre de 41 años que tiene diabetes tipo 1 desde hace 31 años. Ha mantenido un buen control de su padecimiento gracias a que sigue una buena dieta, hace mucho ejercicio y se administra insulina adecuadamente. Se inyecta 30 unidades de insulina glargina al acostarse.

Law tiene una lista de las dosis de insulina lispro. En esa lista se indica que debe inyectarse 1 unidad de insulina por cada 20 gramos de carbohidratos. Está a punto de desayunar y sabe que el desayuno contendrá 80 gramos de carbohidratos. Por lo tanto, necesita cuatro unidades de insulina lispro. Mide su nivel de glucosa en la sangre antes de desayunar y halla que es de 202 mg/dl. Por lo tanto, su médico le ha dicho que tome una unidad extra de insulina lispro por cada 50 mg/dl por encima de 100 mg/dl. Agrega dos unidades más para un total de seis unidades de insulina que se administra justo antes del desayuno.

A la hora de almuerzo, su nivel de glucosa en la sangre es de 58. Él sabe que su almuerzo contiene 120 gramos de carbohidratos, de modo que necesita 6 unidades de insulina. Pero a esa cifra le resta 1 unidad porque su glucosa se encuentra aproximadamente 50 mg/dl por debajo de 100; así que en esta oportunidad la dosis final es 5 unidades.

Antes de la cena, su nivel de glucosa es de 120. La cena contiene sólo 60 gramos de carbohidratos, para lo cual necesita 3 unidades. No hace falta ajustar la dosis porque el nivel de glucosa está cerca de 100, por lo que solamente se inyecta 3 unidades.

A la hora de dormir, su nivel de glucosa en la sangre es de 108, lo cual está muy bien. Law sólo necesita la insulina lispro antes de acostarse si la glucosa llega a 200 o más, pues utiliza la insulina glargina para controlar su glucosa durante las horas del sueño.

Cuando regrese a California, su día será tres horas más largo. En este caso, necesita una medición adicional del nivel de glucosa en la sangre. Si el resultado se encuentra aproximadamente en 150, no haga nada, pero si es de 200 o más, tome un par de unidades de insulina lispro para reducir la glucosa. Si el nivel de glucosa está muy por debajo de 100, coma una merienda pequeña. Tampoco tiene que ajustar su insulina glargina.

Administrar insulina con una pluma

Varios fabricantes, como Eli Lilly, Owen Mumford, Diesetronic, Novo Nordisk y Becton Dickinson, han buscado formas de facilitar la administración de insulina. La pluma de insulina, que se muestra en la Figura 10-2, es un instrumento útil. La pluma no elimina la necesidad de las agujas, pero sí cambia la forma en que se mide la insulina. La pluma ya viene con un cartucho de insulina, aunque en algunos casos el cartucho hay que colocarlo dentro de la pluma, como se hacía antes con los recambios de tinta de las plumas.

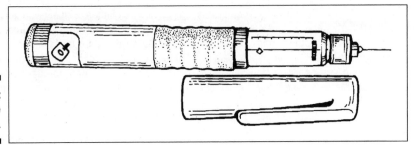

Figura 10-2:
La pluma de insulina.

Los cartuchos contienen 1,5 o 3,0 mililitros de insulina, ya sea NPH, regular, lispro, aspart, una mezcla de insulina lispro protamina con perfil de acción similar al de la insulina NPH y lispro (por ejemplo, 75 por ciento de lispro protamina y 25 por ciento de lispro), o una mezcla de aspart con un perfil de acción similar al de la insulina NPH y aspart. Cuando la pluma está lista, gire el botón dosificador para indicar la cantidad de insulina que necesita. Cada unidad (a veces dos unidades) es acompañada por un sonido, con el fin de que las personas con deficiencias visuales puedan saber cuántas unidades han seleccionado. El número de unidades aparece en el visor de la pluma. Si usted extrae demasiada insulina, una de las plumas le hace desechar la insulina extra a través de la aguja, mientras otras le permiten reajustar la pluma y comenzar de nuevo. Dependiendo de la pluma, puede administrar entre 30 y 70 unidades de insulina. Cambie la aguja cada vez que sea necesario.

Las plumas más usadas son las fabricadas por Eli Lilly y Novo Nordisk. Los pacientes me dicen que las Agujas Finas para Plumas de Novo son menos dolorosas.

¿Debe abandonar su jeringuilla y su aguja y cambiarlas por una pluma? Si se siente cómodo con la jeringuilla y la aguja, y opina que su técnica es precisa, probablemente no haya razón alguna para cambiar. Si está empezando a usar insulina, padece de alguna deficiencia visual o piensa que no está obteniendo una medición precisa de la insulina, la pluma puede ser la solución.

Administrar insulina con un inyector tipo jet

Los inyectores tipo jet (ver la Figura 10-3) son ideales para las personas que rechazan las agujas. Son caros (cuestan US$1.000 o más), pero duran mucho tiempo y reemplazan a la jeringuilla y la aguja.

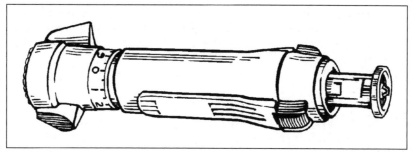

Figura 10-3:
Un inyector
tipo jet.

Por lo menos cuatro empresas fabrican inyectores tipo jet:

- **Antares Pharma,** que antes se conocía como Medi-Ject Corporation, es el principal fabricante. La compañía fabrica el Medijector Vision, que hace fácil medir la dosis, tiene un tope de seguridad para que no se administre la insulina hasta que no esté completamente medida, y usa la tecnología más moderna de *jeringuillas sin agujas*. Este adelanto permite al paciente ver la cantidad de insulina que se va a administrar, y no requiere lavar una boquilla de acero inoxidable. (La boquilla de acero inoxidable era una pieza de los antiguos inyectores tipo jet que había que limpiar periódicamente, o de lo contrario se corría el riesgo de administrar una dosis incorrecta de insulina.)

- **Activa Corporation** fabrica el inyector Advanta Jet. También fabrica el Gentle Jet para niños y el Advanta Jet ES para personas que tienen la piel gruesa. Sin embargo, este fabricante sigue usando la vieja tecnología de acero inoxidable, lo cual es una desventaja.

- **Bioject** fabrica dispositivos similares al Medijector. Su inyector actual es el VitaJet 3, que usa la tecnología más reciente. Sin embargo, medir la dosis con este dispositivo quizá no sea tan fácil como con el Medijector.

- **Equidyne Systems, Inc.** fabrica el Injex 30, que utiliza una tecnología de acero inoxidable que no requiere limpieza. La insulina viene en ampolletas desechables que solamente se usan una vez.

Los inyectores tipo jet pueden guardar mayor cantidad de insulina, suficiente para varios tratamientos. Generalmente, la dosis de insulina que se va a administrar se indica rotando una parte del dispositivo, y la cantidad de unidades seleccionadas se muestra en un visor. El dispositivo se apoya contra la piel. Al oprimir un botón, un potente chorro de aire envía la insulina a través de la piel hacia el tejido subcutáneo, por lo general sin que el paciente sienta dolor. Los inyectores también vienen con una dosis más baja, para los niños pequeños. Estos dispositivos pueden administrar hasta 50 unidades en una sola inyección.

¿Debe probar con un inyector tipo jet de insulina? Si no tiene problemas con la jeringuilla y la aguja, o si la pluma es un buen sustituto, no necesita un inyector tipo jet. Si odia las agujas o si tiene que inyectar frecuentemente a un niño pequeño que odia los pinchazos, un inyector tipo jet puede ser la solución.

Administrar insulina con una bomba externa

Para algunas personas —y probablemente usted es una de ellas— la bomba externa de insulina (ver Figura 10-4) es la respuesta a todas sus plegarias. Estos dispositivos son lo más cercano a la administración gradual de la insulina que normalmente ocurre en el organismo. La bomba de insulina es un producto caro (cuesta más de US$4.000), pero podría ser la solución para pacientes que no logran un buen control de la glucosa con jeringuillas, plumas o inyectores tipo jet.

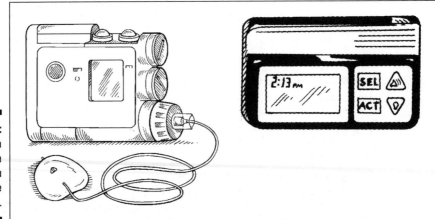

Figura 10-4: La bomba de insulina con su equipo de infusión.

Actualmente, cinco compañías (Animas, DANA Diabecare, Deltec, Medtronic MiniMed y Nipro Diabetes Systems) venden estas bombas, que son del tamaño de un localizador electrónico. En el interior de la bomba hay un motor. Una jeringuilla llena de insulina de acción rápida se coloca dentro de la bomba, con el émbolo contra un tornillo que empuja lentamente hacia abajo para sacar la insulina de la jeringuilla. El extremo de la jeringuilla está conectado a un tubo corto, que termina en una aguja que penetra en la piel del abdomen. La insulina se suministra lentamente bajo la piel.

La velocidad con que la insulina entra en el abdomen se llama *velocidad basal*. Mediante microprocesadores de computadora se puede indicar que la velocidad varíe cada media hora o hasta una hora. Por ejemplo, de 8:00 a.m. a 9:00 a.m., la bomba puede administrar 0,8 unidades, mientras que de 9 a.m. a 10 a.m., puede administrar 1,0 unidades, dependiendo de la necesidad del paciente. Esta cantidad se determina, por supuesto, midiendo el nivel de glucosa en la sangre con un medidor de la glucosa (vea el Capítulo 7).

Antes de comer, el paciente puede presionar un botón para administrar insulina adicional, llamada un *bolo* de insulina. (La cantidad se determina mediante el conteo de carbohidratos, que expliqué anteriormente en este capítulo.) Usted puede administrarse insulina adicional en cualquier momento, si el nivel de glucosa en la sangre es demasiado.

El uso de la bomba tiene sus ventajas:

- ✔ Es flexible porque el bolo se administra justo antes de las comidas.

- ✔ A menudo reduce los cambios en el nivel de glucosa durante el día porque la insulina se administra lentamente y en dosis pequeñas.

- ✔ Se puede desconectar y reconectar rápidamente para darse una ducha o nadar. (Sin embargo, hay que acostumbrarse a usarla para dormir.)

- ✔ Evita las sobredosis porque tiene dispositivos que protegen contra ese riesgo.

No obstante, además del elevado costo, el uso de la bomba tiene otras desventajas:

- ✔ Las infecciones de la piel son frecuentes porque el equipo de infusión se queda fijo por varios días. Sin embargo, tales infecciones suelen ser benignas.

- ✔ El control general de la diabetes no es necesariamente mejor con la bomba que con otras formas de administración de la insulina, especialmente con la nueva insulina glargina. La prueba más reciente de este hecho fue un artículo publicado en *Diabetes Care* en septiembre del 2003.

- ✔ Como el paciente sólo recibe insulina de acción rápida, si la insulina deja de entrar, puede producirse rápidamente un episodio de cetoacidosis (vea el Capítulo 4).

- ✔ Algunos pacientes son alérgicos a la cinta que sostiene el equipo de infusión en el abdomen.

- ✔ Debe medirse frecuentemente el nivel de glucosa en la sangre para ajustar la bomba y lograr así un control óptimo.

Definitivamente, utilizar la bomba de insulina no es algo que usted deba hacer por cuenta propia al principio. Un diabetólogo debe ayudarlo con las dosis, un dietista debe enseñarle a calcular las cantidades de bolos de acuerdo con la ingesta de carbohidratos, y alguien de la empresa fabricante debe indicarle cómo ajustar el equipo y resolver cualquier problema con el funcionamiento.

Si usa una bomba y su nivel de glucosa en la sangre sube a más de 250 mg/dl, haga lo siguiente:

1. **Adminístrese un bolo de insulina para reducir el nivel de glucosa. (La cantidad depende de su sensibilidad a la insulina.)**

2. **Espere una hora y vuelva a medirse la glucosa.**

3. **Si todavía está por encima de 250 mg/dl, inyéctese más insulina con una jeringuilla.**

4. **Revise la bomba de infusión de insulina.**

5. **Hágase una prueba para medir las cetonas en la orina y consulte con un médico si la cantidad es de moderada a alta.**

6. **Vuelva a medirse la glucosa cada dos horas y use más insulina si es necesario.**

¿La bomba de insulina se ajusta a sus necesidades? Si está dispuesto a invertir tiempo y esfuerzo, si su horario es muy incierto, sobre todo con respecto a las comidas, y si su control de la glucosa no ha sido bueno con otros métodos, debe contemplar esta opción.

En general, mis pacientes que usan la bomba han tenido experiencias positivas. Ahora que la tienen, ninguno quiere abandonarla. Ocasionalmente, desconectan la bomba para que la piel sane. Por lo general han mostrado un mejor control de la glucosa y una mejor hemoglobina A1c.

¿Recomiendo la bomba de insulina? Con la nueva forma de insulina llamada insulina glargina, puede lograr un control basal continuo de la glucosa en la sangre muy similar al que se logra con la bomba. Los partidarios de la bomba dicen que hay que ser capaz de cambiar la dosis basal para distintas condiciones a lo largo del día, lo cual no se puede hacer con una sola inyección de insulina. Aunque eso es cierto, no estoy seguro de que la diferencia sea tan grande en el control del nivel de glucosa en la sangre.

¿Hay una bomba que es mejor que las otras? Todas parecen tener excelentes características mecánicas, y todas le permiten ajustar la insulina de diversos modos. Todas traen alarmas para cualquier eventualidad, como un bloqueo del tubo, un fallo eléctrico, etc. Los fabricantes tratan de diferenciarse ofreciendo distintas opciones para administrar la insulina, pero para descubrir esas diferencias probablemente usted necesite el concurso de un científico.

Una bomba que merece una mención especial, porque es la tendencia del futuro, es la Medtronic MiniMed Paradigm 512. Esta bomba se vende con el sistema Paradigm Link Blood Glucose Monitor. Las lecturas que toma el monitor se envían de forma inalámbrica a la bomba, que usa un *software* para calcular el bolo de insulina que se administrará de acuerdo con la comida que la persona va a ingerir. Por supuesto, este último detalle lo indica el paciente. El usuario debe aceptar el bolo antes de que la bomba comience a administrarlo. Este producto está solamente a un paso del llamado *sistema de circuito cerrado*, en el que el nivel de glucosa en la sangre determinará automáticamente la cantidad de insulina que se administrará, como lo hace el páncreas normal. La bomba elige los bolos, pero no altera constantemente el nivel basal de insulina porque no recibe información continua sobre el nivel de glucosa en la sangre. El usuario debe medirse el nivel de glucosa con un medidor externo e indicarle a la bomba cuál es ese nivel.

Dispositivos auxiliares para administrar la insulina

Las personas que todavía usan el viejo método de la aguja y la jeringuilla deben estar al tanto de los numerosos dispositivos que facilitan la administración de insulina:

- ✔ **Soportes con muelle para jeringuillas:** Usted coloca la jeringuilla en el soporte, la apoya sobre la piel y oprime un botón. La aguja penetra la piel y se administra la insulina.

- ✔ **Lupas para jeringuillas:** Ayudan a las personas con deficiencia visual a administrarse la insulina.

- ✔ **Dispositivos para llenar la jeringuilla:** Puede sentir y oír un clic cuando extrae la insulina.

- ✔ **Equipos de infusión subcutánea:** Se coloca un catéter debajo de la piel, y las inyecciones se ponen en el catéter en vez de en la piel, para reducir la cantidad de pinchazos.

- ✔ **Guías para la aguja:** Puede usar estas guías cuando no puede ver el tapón de goma del frasco de insulina por donde debe insertar la aguja y extraer la insulina.

Llame a la oficina de la *American Diabetes Association* en su localidad o revise las últimas páginas de la revista *Diabetes Forecast*, de la ADA, para información sobre dónde conseguir estos productos.

Si toma un medicamento que lo vuelve propenso a la hipoglucemia, le recomiendo usar un brazalete o un collar que indique que usted es diabético y que tal vez esté presentando un episodio de hipoglucemia. Muchas compañías fabrican estos productos.

Uso de Otros Medicamentos

Gran parte de este capítulo está dedicada a los medicamentos que reducen el nivel de glucosa en la sangre, pero la diabetes no sólo involucra un nivel elevado de glucosa en la sangre. Los diabéticos tienen en muchos casos alta presión arterial y un alto nivel de colesterol, y son más susceptibles a contraer influenza o neumonía. Es importante considerar este hecho en el control general de su enfermedad.

Si tiene presión arterial alta (Vea el Capítulo 7), posiblemente unos cambios en su modo de vida, entre ellos bajar de peso y aumentar la actividad física, sea todo lo que necesita para controlar el problema. Pero si los cambios en el modo de vida no funcionan, hay numerosos medicamentos para controlar la presión arterial. Vea mi libro *High Blood Pressure For Dummies* (Wiley), donde abordo todo lo relacionado con este tema. El control de la presión arterial es tan importante como controlar la glucosa en la sangre para evitar complicaciones diabéticas.

La mayoría de los diabéticos también tienen niveles elevados de colesterol LDL o "malo" (vea el Capítulo 7). Hay medicamentos excelentes para controlar este problema si los cambios en el modo de vida no bastan. En el libro *Controlling Cholesterol For Dummies* (Wiley), de Carol Ann Rinzler y Martin W. Graf, encontrará las respuestas a sus preguntas sobre este tema. El control del colesterol es otra piedra angular de un cuidado excelente de la salud. Un estudio publicado en la revista *New England Journal of Medicine* en marzo del 2004 indica que en el caso del colesterol LDL, cuanto más bajo, mejor. Hable con su médico sobre este particular.

Los diabéticos, especialmente los que tienen un control deficiente de la glucosa, reaccionan peor que otras personas a la influenza o la neumonía. Hay vacunas excelentes para estas enfermedades. La vacuna contra la influenza se debe poner todos los años, mientras que la vacuna contra la neumonía se administra una vez si la persona tiene más de 65 años y recibió una vacuna hace más de cinco años.

Por último, se ha demostrado que la aspirina reduce los trastornos y la muerte ocasionados por la enfermedad de la arteria coronaria (que comento en el Capítulo 5). Como la enfermedad de la arteria coronaria es una característica tan marcada de la diabetes, muchos médicos recomiendan que todos los pacientes diabéticos tomen una tableta de aspirina al día. Para reducir el riesgo de ataque cardiaco, los diabéticos necesitan una dosis mayor que la dosis habitual de una aspirina para bebés; quizá sea necesaria una píldora para adultos.

Cómo Evitar la Interacción de los Medicamentos

Los estudios han demostrado que algunos pacientes con diabetes toman hasta cuatro o cinco medicamentos, incluidos los medicamentos para la diabetes. Estos fármacos interactúan a menudo, y el costo de tratar interacciones nocivas supera los US$4.000 millones. A veces (créalo o no) ni siquiera su médico está al tanto de la interacción de medicamentos comunes. Usted debe conocer los nombres de todos los fármacos que está tomando y si se afectan mutuamente.

Muchos medicamentos comunes usados en el tratamiento de la presión arterial alta elevan el nivel de glucosa en la sangre, en ocasiones mostrando una tendencia diabética que de otra forma no se habría reconocido:

- **Los diuréticos tiazídicos** a menudo suben el nivel de glucosa y causan pérdida de potasio. Entre ellos están: Diuril, hydroDiuril, Oretic y Zaroxolyn.

- **Los bloqueadores beta** reducen la liberación de insulina. Entre ellos están fármacos como Inderal, Lopressor y Tenormin.

- **Los bloqueadores de los canales del calcio** también reducen la liberación de insulina. Entre ellos están: Adalat, Calan, Cardizem, Isoptin, Norvasc y Procardia.

- **El minoxidil** puede elevar el nivel de glucosa en la sangre.

Los medicamentos usados para otros fines también pueden elevar el nivel de glucosa en la sangre:

- **Los corticosteroides,** incluso en uso tópico, pueden subir el nivel de glucosa en la sangre.

- **La ciclosporina,** un fármaco que se usa para evitar el rechazo de órganos, puede subir el nivel de glucosa en la sangre al envenenar las células beta productoras de insulina.

- **La difenilhidantoina,** conocida como Dilantin, es un medicamento para las convulsiones y bloquea la liberación de insulina.

- **Los contraceptivos orales** eran considerados causantes de hiperglucemia cuando la dosis de estrógeno era muy alta, pero esto no ocurre con los preparados actuales.

✔ **El ácido nicotínico y la niacina,** que se usan para bajar el colesterol, pueden poner de manifiesto una tendencia hiperglucémica.

✔ **Las fenotiazinas,** como Compazine, Serentil, Stelazine y Thorazine, pueden bloquear la secreción de insulina y causar hiperglucemia.

✔ **La hormona tiroidea,** en niveles elevados, sube la glucosa en la sangre al reducir la insulina del páncreas.

Muchos medicamentos comunes, ya sea por sí solos o porque hacen que aumente la potencia de algunos hipoglucemiantes orales, provocan un descenso del nivel de glucosa en la sangre. Los más importantes son:

✔ **Los salicilatos y el acetaminofeno,** conocidos como aspirina y Tylenol, pueden bajar el nivel de glucosa en la sangre, especialmente cuando se administran en dosis elevadas.

✔ **El etanol,** en cualquier forma de alcohol, puede bajar el nivel de glucosa en la sangre, sobre todo cuando se ingiere sin alimentos.

✔ **Los inhibidores de la enzima convertidora de la angiotensina,** usados para la presión arterial alta, como Accupril, Captopril, Lotensin, Monopril, Prinivil, Vasotec y Zestril, pueden bajar el nivel de glucosa en la sangre, aunque aún no se sabe bien cómo lo hacen.

✔ **Los bloqueadores alfa,** otro grupo de antihipertensivos entre los que está el Prazosin, también bajan el nivel de glucosa en la sangre.

✔ **Los derivados del ácido fíbrico** como el Clofibrate, usados para tratar trastornos de los lípidos, causan una disminución del nivel de glucosa en la sangre.

Si comienza a tomar un nuevo medicamento y de pronto descubre que su nivel de glucosa en la sangre es mucho más alto o más bajo de lo habitual, pida a su médico que analice la posibilidad de que el nuevo medicamento tenga un efecto definitivo de subir o bajar la glucosa.

Buscando Ayuda Económica

La diabetes puede ser costosa, sobre todo si necesita tomar varios medicamentos para controlar la glucosa en la sangre. Las compañías farmacéuticas entienden esa situación, y varias ofrecen programas que proporcionan medicamentos por un período de tiempo. La Tabla 10-1 contiene información útil sobre esas compañías.

Tabla 10-1	Cómo Puede Obtener Ayuda Económica	
Compañía	*Nombre del Programa*	*Teléfono*
Bayer Corporation (acarbosa)	Indigent Patient	800-998-9180
Bristol-Myers Squibb (metformina)	Patient Assistance	800-437-0994
Eli Lilly and Company (todos los preparados de insulina)	Lilly Cares	800-545-6962
Aventis (gliburida, glimepirida, Lantus)	Patient Assistance	800-221-4025
Novo Nordisk (preparados de insulina)	Indigent Program	800-727-6500
Pfizer (glipizida, glipizida de liberación prolongada, clorpropamida)	Pfizer Prescription Assistance	800-438-1985

Todos estos programas requieren una receta de su médico. Generalmente, el médico llena formularios donde declara que el paciente cumple con los requisitos financieros y necesita el medicamento. No todas las compañías dan fármacos gratis de por vida. Si no puede costear un medicamento, no dude en llamar a la compañía y preguntar si tienen un programa de ayuda al paciente.

Capítulo 11

La Diabetes Es Su Obra de Teatro

Shakespeare lo dijo: "El mundo es un escenario". Esa frase se aplica perfectamente a la diabetes. Uno desempeña muchos papeles en la vida, y uno de ellos es el papel de un diabético. Como con cualquier otro papel, no se espera que usted actúe solo. Tiene un reparto de actores y un equipo técnico numeroso, todos interesados en ayudarle, pero usted debe estar dispuesto a pedirles ayuda y saber usarla. Créame, como parte de ese equipo sé que todos queremos darle lo mejor.

La pregunta es: ¿quiere actuar en una comedia o en una tragedia? Usted tiene bajo su mando los puestos principales, por lo tanto, la decisión es enteramente suya. Y recuerde que como en todas las obras, la vida continúa fuera del escenario. Su papel de diabético es uno de sus muchos roles, entre ellos el de hermano o hermana, madre o padre, jefe o empleado, etc. Afortunadamente, las habilidades que adquiere como diabético también se pueden aplicar a sus demás papeles.

Su Papel Como Autor, Productor, Director y Protagonista

Ser el autor, el productor, el director y el protagonista puede parecer una gran responsabilidad, y lo es. A diferencia de muchas enfermedades de corta duración, en las que el médico sabe lo que hay que hacer, le dice cómo hacerlo, le entrega una receta y usted se cura, la diabetes será su compañera durante toda la vida. Nadie, ni siquiera su madre o su cónyuge, puede acompañarlo todo el tiempo. Por lo tanto, usted es quien escribe el guión y ejecuta la acción. Usted decide si toma sus medicamentos y hace ejercicios periódicamente. Usted determina si sigue una dieta que controlará su peso y su nivel de glucosa en la sangre.

Usted es quien debe acopiar los recursos necesarios para interpretar el papel adecuadamente. En ese sentido, usted es el productor. Necesita su utilería y su teatro, el equipo, los medicamentos y el ambiente para controlar su diabetes. Ese ambiente debe ser un hogar cómodo, en el que pueda seguir la dieta apropiada. También es importante contar con un buen centro de ejercicios donde quemar calorías y fortalecer el corazón. O quizá ese lugar es una acera donde puede caminar o correr con seguridad.

Una vez que cuenta con los recursos, debe dirigirse a su reparto de actores y a su equipo técnico para que la obra salga como la planea. Por ejemplo, recuérdele a su médico de cabecera que le indique un examen de hemoglobina A1c (vea el Capítulo 7) cada tres o cuatro meses, y lo remita al oculista por lo menos una vez al año. Su médico atiende a muchos pacientes al día y se le puede olvidar cuáles son las necesidades específicas de usted. Dígale claramente qué es lo que necesita, en lugar de esperar que le lea los pensamientos. Es posible que otros médicos le atiendan su corazón, sus pulmones y otras partes de su cuerpo. Infórmeles a todos cuáles son los medicamentos que está tomando.

Por último, usted es el protagonista de la obra. Ese papel es a la vez un honor y una responsabilidad. Aunque probablemente no desee haber sido seleccionado para representarlo, es el papel que le tocó, y puede interpretarlo como usted lo desee. Puede aprenderse bien los diálogos (entender su enfermedad) y repetirlos con fluidez (tomar sus medicamentos, seguir su dieta, etc.) o no. Obviamente, es mucho más fácil no aprenderse los diálogos, pero en ese caso, la obra tal vez se convierta en una tragedia. Cuídese con esmero, y su sonrisa y la de todos sus compañeros de la obra indicarán claramente que ha escrito, producido, dirigido y protagonizado una comedia.

El Médico de Cabecera: Su Asistente de Director

Su médico de cabecera tiene un nuevo papel en la diabetes, el de facilitador. En los Estados Unidos, donde hay numerosos especialistas, sólo el 8 por ciento de los diabéticos ven periódicamente a un especialista. El otro 92 por ciento está en manos de médicos que tienen que lidiar con muchas otras enfermedades, además de la diabetes. Esto se debe al gran tamaño de la población diabética y a las exigencias de un sistema de atención sanitaria con recursos limitados.

Aunque acudir a un médico de cabecera en lugar de a un especialista no parezca ser la vía hacia un buen cuidado de la diabetes, puedo decir muchas cosas buenas al respecto. Recuerde que usted es una persona que tiene diabetes. Por lo tanto, otras cosas pueden salir mal, y el médico de cabecera también está preparado para atenderlas. Su enfermedad cardiaca benigna quizás no requiera un cardiólogo, y su médico de cabecera también puede atender muy bien su bronquitis.

Su médico debe tener una experiencia aceptable en el trabajo con personas diabéticas. En el Capítulo 7 me refiero a la forma apropiada de atender a un paciente diabético. Las pruebas que menciono son esenciales para su salud, y el médico de cabecera debe saber cuáles ordenar y cuándo resulta preciso que usted vea a un especialista.

El Diabetólogo o Endocrinólogo: Su Asesor Técnico

El *endocrinólogo* es la persona que más conocimientos tiene sobre el control de la diabetes. Ha recibido instrucción especializada por varios años (aparte de los años de estudio de medicina general) y dedica su práctica a atender a pacientes diabéticos y también a personas con problemas en la tiroides, las suprarrenales y otras glándulas. El *diabetólogo* es un endocrinólogo que se ocupa solamente de pacientes diabéticos.

Si usted tiene diabetes tipo 1, tarde o temprano acudirá a un endocrinólogo. Y si padece de diabetes tipo 2 y tiene problemas relacionados con el control de la enfermedad o con sus complicaciones, consultará a un endocrinólogo. Este médico debe estar en condiciones de responder la mayor parte de las interrogantes que surjan durante el cuidado de su enfermedad.

El endocrinólogo está al tanto de los tratamientos más recientes para la diabetes, de modo que si tiene preguntas sobre el futuro del cuidado de la diabetes, se las puede hacer. Este médico también conoce todos los fármacos que se usan actualmente para tratar la diabetes, cómo interactúan, sus efectos secundarios, y otros fármacos que interactúan con ellos.

Si no está satisfecho con las respuestas que recibe de su médico de cabecera, pida que lo remita a un especialista. Muchos planes de salud en la actualidad tratan de alejarlo del especialista porque éste ordena pruebas más costosas y sus consultas son más caras debido a los años adicionales de especialización. No acepte que le digan no. Si su médico de cabecera no lo remite, busque otro que sí lo haga.

Cuando el endocrinólogo o diabetólogo haga algún cambio en su tratamiento, infórmeselo a su médico de cabecera. Uno de los grandes problemas en la medicina es la falta de comunicación entre los proveedores de servicios médicos de todo tipo, no sólo los médicos.

Por su propio bien, cerciórese de que todos sus proveedores de servicios médicos sepan lo que los demás están haciendo por usted.

El Oculista: Su Técnico de Luces

El oculista (*oftalmólogo* u *optometrista*) se ocupa de que su diabetes no le dañe la vista. Este doctor tiene un conocimiento avanzado de las enfermedades oculares. Su médico de cabecera debe procurar que este especialista lo vea por lo menos una vez al año o más, si fuese necesario.

El oftalmólogo o el optometrista debe dilatarle las pupilas para hacer un examen profundo.

El oculista lo examina para determinar si tiene los problemas que explico en el Capítulo 5, y debe enviarle un informe a su médico de cabecera. Él o ella también deben aprovechar para ofrecerle información sobre los trastornos de la vista relacionados con la diabetes.

A veces el deseo loable de devolverle la vista a una persona trae consecuencias inesperadas y negativas. Un oftalmólogo me contó que uno de sus pacientes diabéticos, después de recuperar la visión, se compró una pistola y casi le dispara a alguien con quien había tenido problemas.

El Podiatra: Su Maestro de Baile

El especialista en los pies o *podiatra* es la mejor fuente de ayuda para los trastornos menores (y algunos mayores) que sufren todas las personas. Debe visitarlo si tiene problemas como uñas difíciles de cortar y callos, y, desde luego, cualquier úlcera o infección en los pies. Esto es importante sobre todo si padece de neuropatía (vea el Capítulo 5). En ese caso, es mejor que no trate de cortarse las uñas usted mismo.

Los podiatras con los que he hablado insisten en que cuanto más rápido el paciente acuda a ellos, menos probabilidades hay de que los problemas simples se tornen en un desastre.

El podiatra puede decirle los medicamentos que no debe ponerse en la piel, y mostrarle la importancia de darle tiempo a una lesión para que se cure, en lugar de apresurarse a apoyar un pie lastimado. Muchos podiatras le darán una lista de aquello que puede y no puede hacer, como revisarse los pies a diario y evitar el calor extremo, entre otras. En el Capítulo 5 se detalla todo lo que usted debe tener en cuenta para mantener los pies sanos.

El Dietista: Su Proveedor de Comidas

Esta persona tiene uno de los papeles más importantes en su cuidado. Como la mayor parte de la diabetes es de tipo 2, que se empeora considerablemente con la obesidad, un buen dietista puede ayudarle a controlar el nivel de glucosa en la sangre, indicándole los alimentos y las cantidades adecuados, con lo que le será más fácil bajar de peso. El dietista también puede explicarle qué alimentos pertenecen a cuál fuente de energía: carbohidratos, proteínas y grasas. (Vea el Capítulo 8 para más detalles sobre la dieta.)

Los pacientes con diabetes tipo 1 deben saber cómo los alimentos interactúan con la insulina. El dietista puede enseñarle a contar los carbohidratos, para que usted aprenda a calcular cuánta insulina debe administrarse de acuerdo con lo que come. (Vea el Capítulo 10 para más detalles sobre el conteo de carbohidratos.)

Un buen dietista es como un espejo, que le muestra no sólo lo que come sino también la forma en que come. ¿Cuándo consume la mayor parte de sus calorías? ¿De dónde provienen? Todas las comidas típicas se pueden ajustar para que disfrute los alimentos que siempre le han gustado, sin salirse de los límites de una dieta para diabéticos. Un buen dietista es la mejor fuente para esta clase de información.

El dietista también puede explicarle lo que significa en realidad una porción de comida. Esta demostración es reveladora en la mayoría de los casos. Probablemente descubra que ha estado comiendo porciones mucho mayores de lo aconsejable. Pero si bien es cierto que los diabéticos deben ser cuidadosos con su dieta, en el Apéndice A encontrará recetas estilo *gourmet* que demuestran cómo en cada cultura se preparan comidas deliciosas que son apropiadas para personas con diabetes. Para más información sobre este importante tema, vea mi libro *Diabetes Cookbook For Dummies* (Wiley).

Asegúrese de que su dietista tenga un punto de vista flexible con respecto a los alimentos. Aunque hay varias reglas sobre el origen de las calorías que se pueden consumir, dichas reglas conceden un gran margen. La dieta que le recomiende su dietista debe tomar en cuenta las preferencias de usted, sin obviar que la cantidad de carbohidratos, proteínas y grasas necesarios varía según la persona. Un dietista que se limita a darle una dieta impresa y le dice: "Sígala", no lo está ayudando.

El Educador de la Diabetes: Su Investigador

En realidad, todos los que participan en su obra de teatro también desempeñan el papel de educadores, además de su otro papel. Pero el educador de la diabetes está especialmente capacitado para enseñarle todo lo que necesita saber sobre cada aspecto del padecimiento. Estas personas usan la sigla CDE (sigla en inglés de Educador Certificado en Diabetes) después de su nombre. Un CDE ha tomado cursos intensivos sobre la diabetes y ha aprobado un examen.

El educador de la diabetes le enseña cómo administrarse la insulina o tomar las píldoras, cómo medirse el nivel de glucosa en la sangre y cómo adquirir cualquier otro conocimiento que necesite. Usted puede encontrar muchos educadores en un Programa de Educación sobre la Diabetes. Cuando se reponga de la noticia de que es diabético, pídale a su médico de cabecera que lo remita a un programa de ese tipo. Y, cada cierto tiempo, tome el programa de nuevo para ponerse al día. Constantemente se descubren nuevos medicamentos y nuevos procedimientos. El educador de la diabetes puede ser una magnífica fuente de información sobre estos fármacos y procedimientos, al tiempo que se asegura de que usted mantenga sus buenos hábitos de cuidado de la salud.

El Farmacéutico: Su Acomodador

El papel del acomodador quizá no suene importante, pero, ¿cómo va a disfrutar la obra si no encuentra su asiento? El farmacéutico es su guía para todos los medicamentos y utensilios que requiere para controlar su nivel de glucosa en la sangre y hacerle frente a las complicaciones que surjan. Él o ella lo orientan en cuanto al uso de todos esos productos nuevos y raros. Además, a su farmacéutico lo puede ver más a menudo que a cualquier otro integrante de su "reparto de actores" y de su "equipo técnico".

Cada vez que usted empieza a tomar un medicamento nuevo, un buen farmacéutico se cerciora de que no entre en conflicto con otras medicinas que usted está tomando. El farmacéutico le indica los efectos secundarios y comprueba que su médico esté al tanto de reacciones o interacciones adversas. También puede proporcionarle un documento donde se explique todo lo que necesita saber sobre su nuevo medicamento.

Muchos farmacéuticos le preparan una lista de las medicinas que usted toma, indicando la dosis de cada fármaco y con qué frecuencia debe tomarlo. Lleve esa lista con usted, en caso de que algún médico necesite saber lo que está tomando.

Los farmacéuticos de hoy en día también dan mucha orientación. Carteles colocados en las farmacias explican enfermedades y medicamentos. Los farmacéuticos pueden indicarle medicamentos que se venden sin prescripción facultativa y que su médico no receta. También están al tanto de nuevos fármacos y tratamientos antes de que sean de conocimiento general. En algunas farmacias hay equipos para medir la presión arterial que usted puede usar gratis, al igual que medidores de glucosa.

El Trabajador de la Salud Mental: Su Actor Secundario

Su trabajador de la salud mental puede ser un psiquiatra, un psicólogo o un trabajador social, o tal vez su médico de cabecera también interprete ese papel. Esta persona es muy útil en esos días en que usted siente que no puede hacerle frente a la enfermedad. (Vea el Capítulo 1 para más detalles sobre cómo lidiar con los aspectos emocionales de la diabetes.) El trabajador de la salud mental lo apoya en esos momentos y le da la fuerza necesaria para seguir adelante. La diabetes demuestra claramente que toda enfermedad es a la vez física y emocional.

Sus Familiares y Amigos: Su Público Cautivado y Atento

Su público está conformado por las personas con las que vive, come y se distrae. Sus familiares y amigos pueden ser de gran ayuda, pero debe informarles que tiene diabetes. Si usted padece de diabetes tipo 1, enséñeles a reconocer los síntomas de glucosa baja, por si en algún momento no puede valerse por sí mismo y necesita la ayuda de otros. Si tiene diabetes tipo 2, pídales que moderen su dieta para que usted pueda seguir la suya. Las dietas para diabéticos son buenas para todo el mundo. Seguir su dieta ya es bastante difícil, y no necesita que su familia lo tiente con alimentos ricos en calorías.

Un familiar o un amigo también puede acompañarlo a hacer ejercicios. Mantenerse fiel a un programa de acondicionamiento físico es mucho más fácil cuando sabe que hay una persona esperando por usted para ir a entrenarse. Sus familiares y amigos también lo pueden acompañar cuando visita al médico, y recordarle que le haga determinada pregunta o que siga las instrucciones que ha recibido.

Ponga a estas personas al tanto de todos los detalles de su diabetes y regáleles un ejemplar de este libro para que entiendan mejor lo que usted está pasando y cuál es la mejor forma de ayudarlo.

Capítulo 12

Ponga Sus Conocimientos a Su Servicio

• •

En Este Capítulo

▶ Cómo mejorar su estado de ánimo

▶ Cómo sacarle el mayor partido a las pruebas médicas y al monitoreo de la diabetes

▶ Cómo tomar medicamentos adecuadamente

▶ Cómo seguir una dieta saludable

▶ Cómo aprovechar los ejercicios

▶ Cómo aprovechar los conocimientos y el apoyo de otros

• •

Si lee cada palabra de la Parte III de este libro, sabrá tanto como los expertos. Pero saber no es lo mismo que hacer. Si no fuera así, el mundo sería un lugar mucho mejor porque la mayoría de la gente sabe lo que debe hacer, pero no lo hace.

La clave está en comenzar a mejorar su salud ahora mismo. No espere un día más para hacer las cosas que pueden prolongar su vida y enriquecerla. Usted no quiere lamentarse de su existencia como lo hizo el pobre George Burns. Una joven hermosa entró a la habitación de hotel donde él se alojaba y le dijo: "Perdone, me equivoqué de habitación", a lo que él respondió: "No, no se equivocó de habitación. Simplemente llegó 40 años más tarde".

Cómo Desarrollar un Modo de Pensar Positivo

Numerosos estudios han demostrado categóricamente que si empieza con un estado de ánimo positivo, su cuerpo puede trabajar con usted y no contra usted. Aun si las cosas salen mal, cuando mantiene el optimismo, puede recuperarse y seguir adelante. Si es pesimista, se deprimirá y creerá que nada lo puede ayudar. Esa clase de actitud no conduce a un buen control de su nivel de glucosa en la sangre y a evitar las complicaciones.

Tengo un paciente que vino a verme porque quería mejorar su control de la glucosa en la sangre, después de que le amputaran un dedo de uno de sus pies. Este paciente es de esas personas que cuando ven mucho estiércol, piensan que cerca debe haber un hermoso caballo. Se niega a creer que un revés temporal es una derrota permanente. Le indiqué un programa estricto para controlar la diabetes, utilizando los medicamentos orales más modernos. Su problema de la vista ha mejorado y su neuropatía (vea el Capítulo 5) también está mejor. Él confía en que puede controlar su nivel de glucosa en la sangre, y todas sus acciones se dirigen a ese fin. El resultado ha sido un giro asombroso en su hemoglobina A1c (vea el Capítulo 7). Y está dispuesto a hacer todos los cambios necesarios porque sabe que rendirán grandes dividendos para su salud.

Mantener una actitud positiva tiene mucho que ver con la forma en que uno interpreta los problemas. Si los ve como permanentes e inmutables encontrará dificultades para ser positivo. Si los ve como temporales, como el resultado de algo que puede cambiar si le concede el tiempo suficiente, será mucho más optimista y más capaz de solucionar la mayoría de los problemas.

Monitoreo y Pruebas

Muchos de mis pacientes me preguntan si existe una cura para la diabetes. Aún no existe una cura, pero el futuro se vislumbra muy prometedor. Hasta ahora los médicos no cuentan con un dispositivo portátil que pueda medir el nivel de glucosa en la sangre y suministrar la dosis adecuada de insulina. De todas formas ese equipo no sería muy útil para las personas que toman medicamentos orales. Por lo tanto, usted debe usar su cerebro para hacer el cálculo que su páncreas haría automáticamente si pudiera. El cálculo, por supuesto, consiste en determinar cuánta medicina necesita de acuerdo con su nivel de glucosa en la sangre. Sin embargo, para llegar a la cifra correcta es imprescindible saber cuál es su nivel de glucosa. Ahí es donde el monitoreo entra en acción.

Usted necesita uno de los medidores que describo en el Capítulo 7. Si padece de diabetes tipo 1 tiene que medirse el nivel de glucosa por lo menos antes de cada comida y al acostarse. Si tiene diabetes tipo 2 puede limitarse a un par de pruebas al día e incluso menos, si se encuentra estable.

En el Capítulo 10 explico lo que debe hacer de acuerdo con los resultados de las pruebas. Si usted o su médico están familiarizados con las computadoras, le recomiendo un medidor que permita descargar los resultados en la computadora. Es importante fijarse en las tendencias de comportamiento de la glucosa, y la computadora facilita esa labor. En una sola pantalla puede ver decenas de pruebas a la vez, en lugar de revisar página por página de la libreta donde anotó las lecturas.

Sin embargo, recuerde que el nivel de glucosa en la sangre sólo refleja un momento en el tiempo. Lo que necesita saber es si mantiene el control las 24 horas del día. Ahí es donde la hemoglobina A1c desempeña un papel clave. Su médico debe ordenar esta prueba por lo menos cada cuatro meses si usted se encuentra estable, y cada tres meses si no lo está. Si el resultado se acerca al nivel normal, no tiene que preocuparse por las complicaciones a largo plazo (vea el Capítulo 5), y probablemente tampoco sufrirá complicaciones a corto plazo (vea el Capítulo 4).

Incluso si los resultados de la hemoglobina A1c se acercan a lo normal, es importante que se someta a chequeos médicos para detectar cualquier señal de complicaciones. Eso significa hacerse exámenes periódicos de la vista, de sangre y de orina, para detectar si hay daño renal, y pruebas periódicas para medir la sensación en los pies. Su médico debe indicarle estos exámenes según un cronograma. Si no lo hace así, recuérdeselos.

Hay magníficos tratamientos para cada complicación diabética, y mientras más pronto los inicie, menos probable es que la complicación tenga consecuencias graves. La supervisión y las pruebas rutinarias permiten descubrir el problema lo antes posible.

Uso de Medicamentos

Los medicamentos pueden ser engañosos. Algunos son muy potentes, pero ninguno funciona si no los toma. Los médicos usan la palabra "incumplimiento" para referirse a la tendencia de muchos pacientes a no tomar sus medicamentos. Si usted sigue un plan de medicamentos debe estar al tanto de lo siguiente:

- ✔ ¿Está tomando la dosis correcta a la hora indicada?
- ✔ ¿Está tomando el medicamento con comida o sin comida, según las instrucciones?
- ✔ ¿El medicamento que toma interactúa bien con otros?
- ✔ ¿Está consciente de los efectos secundarios? ¿Se mantiene vigilante para detectar rápidamente si presenta alguno de ellos?
- ✔ ¿El efecto deseado a veces puede ser demasiado fuerte?
- ✔ ¿Tiene a mano un antídoto para ese efecto, en caso de que lo necesitara?
- ✔ ¿Necesita ajustar la dosis cuando no se siente bien?

Su médico, su farmacéutico y su educador de la diabetes pueden ayudarlo con sus medicamentos, pero usted está solo a la hora de tomarlos. Si le falla la memoria, consiga un estuche plástico con siete divisiones y coloque ahí las píldoras que debe tomar cada día. Así verá fácilmente si las tomó o no.

Para obtener más información sobre los medicamentos, vea el Capítulo 10.

Cómo Seguir una Dieta

Si le echa una mirada al Apéndice A y sus recetas estilo *gourmet*, se dará cuenta de que no está sacrificando gran cosa al seguir una dieta apropiada para diabéticos, a menos que considere que evitar el sobrepeso es un sacrificio. Usted puede disfrutar una comida deliciosa que le proporcionará la energía que necesita.

En el pasado, muchas veces la gente se concentraba en reducir la grasa en la dieta, sobre todo el colesterol y la grasa saturada (vea el Capítulo 8). Eso es importante, pero la atención que ahora se presta al consumo de carbohidratos es muy conveniente para los diabéticos. Y vale la pena aprender un poco sobre la calidad y la cantidad de los carbohidratos. Trate de escoger carbohidratos de bajo índice glucémico, como arroz basmati en vez de arroz blanco. Cualquier carbohidrato rico en fibra tiene un índice glucémico bajo. Por lo tanto, cuando ingiere ese tipo de carbohidratos su nivel de glucosa en la sangre será más bajo y necesitará menos insulina para controlarlo. Eso no sólo significa un mejor control de la diabetes, sino que sus grasas, sobre todo los triglicéridos, también bajarán, lo cual disminuirá la intensidad del síndrome metabólico (vea el Capítulo 5), si tiene diabetes tipo 2.

La mayoría de las personas puede hacer cambios a corto plazo en su dieta, pero es difícil mantener esos cambios a largo plazo. La mejor forma de lograr un cambio duradero es tener un plan y cumplirlo. Las situaciones imprevistas son quizás las más dañinas para el control de la diabetes. Por ejemplo, cuando entra a un restaurante le dan un menú. El objetivo de quien escribe ese menú es convencerlo, a través de la descripción de la comida, de que pida ese plato, del mismo modo que las imágenes en los envases de los alimentos lo seducen para que compre un determinado producto. Si recuerda lo que es bueno para su dieta, pedirá aquello que lo ayuda, no lo que le hace perder el control.

Una de las cosas que aconsejo a los dueños de restaurantes es dedicar una sección del menú a comidas deliciosas para diabéticos, de modo que a estas personas les resulte más fácil evitar las tentaciones. Los restaurantes están empezando a hacerlo, pero tendrá que pasar mucho tiempo para que muchos ofrezcan ese tipo de platos. Algunos restaurantes probablemente nunca lo harán (sobre todo en París). Mientras tanto, cuando salga a comer fuera esté preparado para pedir sabiamente.

Lo mismo ocurre cuando come en otra casa. Si quien lo invita sabe que usted padece de diabetes, seguramente le preparará algo que usted pueda comer. De lo contrario, seleccione los alimentos con gran cuidado. No tema decir que no. Su amable dietista puede orientarlo en cuanto a qué debe seleccionar y qué rechazar.

Algo que ayuda considerablemente en la diabetes es llevar una vida muy organizada. Si su vida es desorganizada, controlar la diabetes será mucho más difícil. Tome sus medicamentos más o menos a la misma hora cada día y coma aproximadamente a la misma hora. Debe hacerse las pruebas a la misma hora todos los días y también hacer ejercicios a la misma hora. Pero no es preciso que coma lo mismo todo el tiempo. Usted tiene a su disposición una interminable variedad de platos sabrosos.

Para más detalles sobre su dieta, vea el Capítulo 8.

Hacer Ejercicios Regularmente

Cuanto más disciplinado sea con los ejercicios, mejor podrá controlar su nivel de glucosa en la sangre. Igual ocurre con su peso. Si tiene diabetes tipo 2 y hace ejercicios regularmente, necesitará menos medicamentos o incluso ninguno. Si tiene diabetes tipo 1, necesitará menos insulina. Sus opciones de ejercicios son ilimitadas (vea el Capítulo 9). Sí, un partido de golf puede considerarse como ejercicio, aunque la mayoría de las personas (que no son jugadores profesionales) sólo practican este deporte una o dos veces a la semana.

Si le cuesta trabajo hacer ejercicios, siga los siguientes consejos:

- **Haga algo a diario, si es posible, pero no menos de tres o cuatro veces a la semana.** Si no se anima a hacer ejercicios solo, busque un compañero. No tiene que ir a un gimnasio para hacer aeróbicos. Suba las escaleras de su trabajo. Salga a caminar durante 20 minutos por lo menos, si las condiciones del tiempo lo permiten.

- **Trace un programa con objetivos concretos para no quedarse estancado en un nivel bajo de ejercicio.** Si no sabe cómo hacerlo por su cuenta, consulte a un fisiólogo especializado en ejercicios. Si tiene más de 40 años, nunca ha hecho ejercicios y presenta sobrepeso, consulte a su médico antes de empezar un programa intenso.

- **No se limite a los aeróbicos.** Hacer ejercicios con pesas varias veces por semana puede mejorar notablemente su fuerza, su energía y su apariencia física. Si le gusta el tenis, descubrirá que puede jugar ese tercer set con mucha más facilidad después que inicie un programa de ejercicios con pesas. Estos también tienen un impacto positivo en el desempeño de todos los demás deportes.

El ejercicio, definitivamente, es una forma de animarse sin drogas. Es bueno para la depresión o para cualquier estado de melancolía. Pero no tiene por qué creerme: descúbralo usted mismo. Para más detalles sobre los ejercicios físicos, vea el Capítulo 9.

Aproveche los Conocimientos a Su Alcance

Por lo general, las personas están deseosas de ayudarlo con su diabetes. (Vea el Capítulo 11 para obtener más detalles sobre sus actores secundarios.) De manera que el conocimiento está allí, esperando a que lo aproveche. Las compañías de seguros reconocen el valor de recursos como los dietistas y los educadores de la diabetes, y por lo general están dispuestas a pagar por ellos.

Puede obtener mucha información gratis de su amable farmacéutico, de la Internet y de otras personas con diabetes. Pero sea cauteloso con estos dos últimos grupos. En la Internet se propaga información incorrecta, y lo mismo ocurre entre pacientes diabéticos. Antes de hacer un cambio importante en su tratamiento, basándose en información incierta, verifique con su médico. (En los Capítulos 17 y 19 me refiero a algunas de las informaciones erróneas que comúnmente circulan acerca de este padecimiento.)

Cuando tenga una pregunta sobre la diabetes, anótela y llévela a su próxima consulta, a menos que sea urgente. Si no sabe si algo es urgente, llame a su médico y deje que sea él quien determine la urgencia de su problema.

No reste importancia a la ayuda de familiares y amistades. Son las personas que lo quieren y saben que usted también les tendería una mano si las cosas fueran al revés. El problema es que no lo pueden apoyar si no saben lo que usted está viviendo. Dígales que tiene diabetes y póngalos al tanto de cuáles son los riesgos que encara como, por ejemplo, la hipoglucemia. Explíqueles cómo lo deben ayudar si hiciera falta. Descubrirá que el resultado será una relación mucho más entrañable.

Parte IV

Consideraciones Especiales Para Vivir con Diabetes

The 5th Wave

Por Rich Tennant

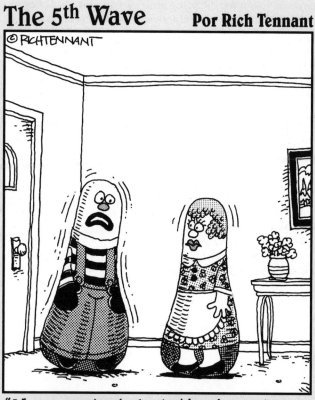

"Ya me acostumbré a la idea de que tengo diabetes, pero lo que me pone nervioso es la lanceta."

En esta parte . . .

La diabetes en los niños y en los adultos mayores a menudo genera problemas que el adulto promedio no presenta. Los niños están creciendo y desarrollándose sexualmente, mientras que los adultos mayores a menudo tienen que lidiar con otras enfermedades. Ambos grupos enfrentan retos emocionales distintos. Los niños están aprendiendo a acoplarse a sus compañeros, a medida que comienzan a despegarse de sus padres. Los adultos mayores están perdiendo a amigos y familiares al tiempo que sus habilidades mentales van declinando. En esta parte explico los problemas específicos que ambos presentan y cómo afrontarlos.

El adulto de mediana edad también tiene situaciones particulares que resolver, relacionadas con los seguros (tanto de vida como de salud) y el empleo. Por fortuna, las barreras para los adultos con diabetes están desapareciendo rápidamente, pero usted debe estar al tanto de posibles contratiempos. No se puede tolerar la discriminación, y en este capítulo descubrirá qué puede hacer al respecto.

Finalmente, me refiero a la inmensa cantidad de adelantos en el campo de la diabetes, y los pongo en perspectiva en cuanto a su utilidad e idoneidad. También desenmascaro algunas promesas falsas. Se han propuesto muchas cosas en cuanto al cuidado de la diabetes, sin antes someterlas a una evaluación meticulosa. Aquí presento las evidencias científicas a favor y en contra, para que usted llegue a sus propias conclusiones.

Capítulo 13

Su Hijo Tiene Diabetes

Los niños con diabetes presentan algunos problemas que los adultos diabéticos no tienen que enfrentar. No sólo están creciendo y convirtiéndose de bebés en adultos, sino que tienen dificultades relacionadas con el ajuste psicológico y social. La diabetes puede añadir más complicaciones en una etapa de la vida que no es precisamente fácil, incluso sin este padecimiento.

Muchos médicos consideran que si un niño padece de diabetes, en realidad la familia entera "padece" la enfermedad, porque todos tienen que ajustarse a ésta. Teniendo en cuenta que la diabetes es la segunda enfermedad más común en los niños, después del asma, éste no es un problema simple.

En este capítulo encontrará información sobre cómo manejar la diabetes en cada etapa del crecimiento y desarrollo de su hijo. Recuerde que su hijo es primero que todo un niño, y después, un niño con diabetes. También debe recordar que usted no es el culpable de que su hijo padezca de diabetes. La diabetes no es un castigo por sus pecados. Y, por supuesto, su hijo tampoco es culpable.

En estos tiempos estamos viendo más niños con diabetes tipo 2 que nunca antes. Los Centros para el Control y la Prevención de Enfermedades han declarado que uno de cada tres niños nacidos a partir del año 2000 desarrollará diabetes. Las causas de este descomunal incremento de la población diabética son la obesidad y el sedentarismo. También me refiero a estos asuntos en el presente capítulo.

Su Bebé o Su Niño en Edad Preescolar Tiene Diabetes

Si a su bebé o a su niño en edad preescolar le diagnostican diabetes, usted podría sentirse agobiado. La información que encontrará en esta sección le ayudará a entender que este diagnóstico no significa el fin del mundo —es el comienzo de muchos años de cuidados especiales para su hijo.

Cuidar de un bebé diabético

Aunque la diabetes tipo 1 no se presenta comúnmente en los bebés, puede ocurrir, y usted debe saber qué hacer en ese caso. Obviamente su bebé no puede expresarle lo que siente. Por esta razón tal vez usted no se dé cuenta de que el bebé está orinando excesivamente. El bebé bajará de peso y presentará vómitos y diarreas, pero esto se podría atribuir a un problema estomacal y no a la diabetes. Cuando finalmente le diagnostiquen la diabetes, es probable que esté tan enfermo que necesite permanecer en la sala de cuidados intensivos. No se sienta culpable por no haberse dado cuenta de que su bebé tiene diabetes.

Después que se establece el diagnóstico, comienza el trabajo arduo. Usted tiene que aprender a inyectar y medirle la glucosa en la sangre a un niño que batalla para que no se lo hagan. Necesita saber cuándo y qué tipo de alimentos darle al bebé para que crezca y se desarrolle, y para evitar episodios de hipoglucemia.

En esta etapa no es preciso que se preocupe por lograr un control tan estricto de la glucosa; más adelante sí. Hay varias razones para esto. Primero, el sistema neurológico del bebé todavía se está desarrollando. Los episodios frecuentes e intensos de hipoglucemia pueden afectar este desarrollo, por lo que se permite que la glucosa esté más elevada que en etapas posteriores. Segundo, algunos estudios muestran que los cambios relacionados con las complicaciones que genera el nivel alto de glucosa en la sangre no comienzan a acumularse hasta la etapa de la pubertad, por lo que usted tiene un período de gracia durante el cual puede permitirse un control menos estricto.

Por otra parte, un bebé pequeño es muy frágil. Como en el organismo de él o ella hay menos cantidad de todo, cualquier pérdida pequeña de agua, sodio, potasio y otras sustancias, puede dar lugar más rápidamente a que el bebé se ponga muy enfermo. Si usted mantiene la glucosa del bebé entre 150 y 200 mg/dl (entre 8,3 y 11,1 mmol/L), está haciendo una excelente labor.

Cuidar de un niño pequeño diabético

Diagnosticar la diabetes en un niño pequeño puede ser tan complicado como en el caso de los bebés. Es posible que el niño aún no hable y todavía necesite pañales.

Los niños pequeños están iniciando el proceso de separarse de sus padres y comenzar a aprender a controlar su entorno (aprender a usar el inodoro, por ejemplo). Este proceso de separación hace que sea más complicado para usted, el padre, administrar las inyecciones de insulina y medir la glucosa. Tiene que mantenerse firme e insistir en que es preciso hacerlo. Y a usted le corresponde realizar esas tareas porque un niño pequeño no sabe cómo ni tampoco entiende qué hacer con la información que proporciona el medidor de glucosa.

Teniendo en cuenta que los hábitos alimentarios de un niño pequeño a veces no son muy constantes, una insulina de acción muy rápida, como la insulina lispro, podría resultar especialmente útil (vea el Capítulo 10). Es probable que dentro de muy poco exista una manera indolora de medir el nivel de glucosa en la sangre, lo cual sería excelente para el monitoreo de la glucosa de los niños.

Convertirse en un cuidador bien informado

Durante un período de duración variable —conocido como *período de luna de miel*— parecerá que su hijo ha recuperado la capacidad de controlar la glucosa en la sangre con muy poca insulina o incluso sin ésta. (Vea el recuadro titulado "El período de luna de miel".) Este período siempre se acaba, y usted no tiene la culpa de que así sea. Cuando llegue a su fin, usted, junto con el médico de su hijo, el dietista y el educador de la diabetes, tendrán que determinar cómo controlar la diabetes con insulina.

Para ofrecerle a su hijo el cuidado que necesita, usted debe aprender a:

- ✔ **Identificar los signos y los síntomas de la hiperglucemia, hipoglucemia y cetoacidosis diabética (vea los Capítulos 4 y 5).** Cada niño se comporta de forma diferente cuando su glucosa está alta o baja; por ejemplo, algunos se vuelven más silenciosos que de costumbre, mientras otros hacen más ruido que nunca. Aprenda a interpretar las reacciones de su hijo y explíqueselas a cualquier otra persona que lo cuide.

- ✔ **Administrar la insulina (vea el Capítulo 10).** Gracias a la insulina de acción rápida, usted puede esperar a ver cuánto come el bebé, antes de decidir qué cantidad de insulina debe inyectarle.

✔ **Medir la glucosa en la sangre y las cetonas en la orina (vea el Capítulo 7).** Es esencial que mida la glucosa en la sangre varias veces al día. Cuanta más información tenga, mejor será el control de la diabetes y, por consiguiente, los episodios de hipoglucemia se presentarán menos frecuentemente. La mayoría de los niños necesita entre cuatro y siete mediciones de insulina cada día, si se quiere lograr un control excelente.

Los niños pequeños que ya no usan pañales, a veces no llegan al baño a tiempo porque la glucosa alta produce gran cantidad de orina.

✔ **Tratar la hipoglucemia con alimentos o glucagón (vea el Capítulo 4).** A esta edad, los niños solamente necesitan la mitad de la dosis de glucagón que usaría un adulto. El glucagón puede hacer que un niño pequeño vomite, pero de todos modos eleva el nivel de glucosa en la sangre.

✔ **Alimentar a su hijo diabético (vea el Capítulo 8).**

✔ **Hacer ejercicios con su hijo, para demostrar con el ejemplo cuán importante es la práctica de ejercicios durante toda la vida.**

✔ **Saber qué hacer cuando su hijo contrae cualquier enfermedad común en los niños.** Si su hijo tiene que ir al hospital, trate de que lo vea de la manera más positiva posible.

El período de luna de miel

Bautizado así porque constituye una etapa de mejoría en la diabetes tipo 1, que no dura mucho tiempo, el período de luna de miel se presenta en casi todos los pacientes. Después de que el padecimiento ha sido diagnosticado y atendido, de manera que los niveles de glucosa se acercan a lo normal, es posible que el niño necesite poca o ninguna insulina durante cierta cantidad de tiempo. Este es un período de remisión de los signos y síntomas de la enfermedad, que indica que todavía hay cierto funcionamiento de las células beta del páncreas (vea el Capítulo 2). Los períodos de remisión se prolongan más cuando:

✔ La diabetes se presenta en niños de mayor edad.

✔ El inicio del padecimiento no es tan intenso.

✔ La cantidad de anticuerpos contra las células de los islotes es menor (vea el Capítulo 2).

Esta remisión de la enfermedad es temporal y termina con un incremento súbito o paulatino de la necesidad de insulina. En un plazo de tres años después del diagnóstico, los niños pequeños dejan de producir insulina de forma radical. Es posible que los niños de mayor edad preserven la capacidad de producir alguna cantidad de insulina.

Sus responsabilidades como padre de un bebé o de un niño pequeño que padece de diabetes son numerosas y demandan mucho tiempo. Entrenar a las personas que usualmente lo ayudan para que puedan hacerse cargo de la situación, incluso por un período breve, es muy difícil. A menos que usted contrate a un profesional, probablemente tenga que dedicarle casi todo su tiempo a su infante.

Enviar a su hijo a un centro de educación preescolar es una decisión difícil. Debe hacerlo solamente si está seguro de que los supervisores conocen perfectamente las necesidades del niño y están dispuestos a atenderlas.

Sus otros hijos pueden resentirse porque usted le dedica más atención a su hermano. Si sus otros hijos empiezan a comportarse mal, éste podría ser el motivo.

Su Hijo Que Va a la Escuela Primaria Tiene Diabetes

Alrededor de los 10 años es posible determinar si el niño padece de diabetes tipo 1 o tipo 2. Existen diferencias considerables en la manera en que se diagnostican y se atienden ambos tipos de diabetes. Por lo tanto, en esta sección me refiero a cada uno de ellos por separado. En 1990, menos del 4 por ciento de los niños a los que se les diagnosticó diabetes, presentaban diabetes tipo 2. En el 2003, esa cifra había aumentado a más del 30 por ciento. Si quiere saber por qué ese número se ha elevado con tanta rapidez, vea la sección "La Obesidad y la Diabetes Tipo 2 en los Niños", en este capítulo.

Hacerle frente a la diabetes tipo 1

En algunos aspectos el cuidado de la diabetes tipo 1 en los niños que asisten a la escuela primaria se vuelve un poco más fácil, pero en otros aspectos resulta más difícil. A esta edad su hijo ya puede avisarle cuando tiene síntomas de hipoglucemia, de modo que estos episodios resultan más fáciles de reconocer y atender. Pero usted debe comenzar a controlar más cuidadosamente el nivel de glucosa en la sangre de su hijo, porque él o ella está llegando a la etapa en que el control es clave.

Como todavía su hijo está creciendo y desarrollándose, una buena nutrición resulta crucial. Es importante que le proporcione las calorías adecuadas para permitir el proceso de crecimiento. Una merienda compuesta por cuatro onzas de jugo de manzana y una galleta dulce hecha con harina integral (graham), entre el almuerzo y la cena, y antes de acostarse, ayuda a crear un equilibrio en el control de la glucosa y evitar hipoglucemias.

Su hijo va a intentar hacer más cosas para independizarse de usted. Es posible que insista en administrarse la insulina y hacerse solo las pruebas de la glucosa. Los estudios indican que en esta etapa aún no se les puede entregar tales tareas, al menos del todo. Probablemente su hijo todavía no cuente con las habilidades físicas para realizarlas y, con el propósito de ocultar la enfermedad de sus amigos, no se inyecte la insulina ni se mida la glucosa en la escuela. La dieta también puede afectarse, pues el niño no quiere llamar la atención comiendo los alimentos que le exige su padecimiento de diabetes.

Controlar la hipoglucemia

Como usted ha comenzado a ser más estricto en el control de la glucosa, el riesgo de hipoglucemia es mayor, especialmente durante las horas de la madrugada. En esta etapa (y de ahora en lo adelante), siga alguno de estos pasos o incluso todos, para evitar episodios de hipoglucemia:

- Asegúrese de que coma algo antes de dormir.
- Ofrézcale un alimento que contenga fécula de maíz, a la hora de irse a la cama. La fécula de maíz se metaboliza lentamente, por lo que proporciona glucosa durante un período más prolongado. Productos como ExtendBar, que contienen fécula de maíz, pueden servir como merienda para la noche.
- Mida la glucosa en la sangre y, si está baja, tome las acciones necesarias.
- De vez en cuando verifique el nivel de glucosa en la sangre a las 3:00 a.m.
- Pregúntele si durante la madrugada presentó algún síntoma de hipoglucemia, como pesadillas y dolor de cabeza.
- Asegúrese de que no se salte comidas.
- Asegúrese de que coma carbohidratos antes de hacer ejercicios.

Al menos un integrante de la familia debe aprender a inyectarle glucagón al niño para contrarrestar la hipoglucemia, en caso de que no logre que coma o beba algo.

Manejar los problemas en la escuela

Cuando su hijo va a la escuela o a una guardería infantil, usted tiene que lidiar con nuevos problemas. Uno de ellos es que su hijo se relaciona con otros niños, desea ser aceptado por el grupo e integrarse perfectamente a éste. Es posible que su hijo considere que la diabetes es un estigma y se niegue rotundamente a contarles a sus compañeros que padece la enfermedad. Un plan de tratamiento que crea dificultades en la escuela o con los amigos podría ser motivo de rechazo.

También puede ocurrir que la escuela no esté dispuesta a participar en el cuidado de la diabetes de su hijo. Para afrontar estos problemas de la mejor manera posible, es importante que conozca sus derechos.

Ciertas leyes federales, especialmente la Ley de Educación sobre la Diabetes, de 1991, precisan que la diabetes es una discapacidad y que es ilegal ejercer discriminación contra niños que padecen esta enfermedad. Si una escuela recibe fondos federales tiene que proporcionar adaptaciones razonables para atender a las necesidades del niño diabético.

Cualquier escuela que reciba fondos federales debe desarrollar un plan para satisfacer las necesidades de los niños con discapacidades, conocido como Plan de la *Sección 504*. Me refiero a la Sección 504 de la Ley de Rehabilitación de 1973. El plan tiene en cuenta todas las necesidades de estos niños, desde el momento en que el chofer de ómnibus los pasa a buscar en la mañana (esta persona debe saber cómo asistir a un niño con un problema diabético), hasta que él o ella regresa a la casa al final del día. El plan incluye información sobre las habilidades del niño para ocuparse de sus propias necesidades del cuidado de la diabetes, y una lista del personal entrenado disponible en la escuela, con sus nombres y cargos.

Si su hijo va a asistir a una escuela privada que no recibe fondos del gobierno, antes de inscribirlo insista en que creen un plan de cuidados para él o ella, idéntico al Plan de la Sección 504.

La ley exige que un niño diabético pueda participar en todas las actividades que tienen lugar durante el horario escolar y después de la escuela. Esto significa que se deben crear las condiciones necesarias para que el niño pueda hacerse la prueba de la glucosa en la sangre, administrarse insulina, comer sus meriendas o ir al baño cuando lo necesite.

Para lograr esto, el plan de tratamiento que se especifica por escrito en el formulario de la Sección 504 es desarrollado por su médico, usted y el personal de enfermería de la escuela, y cada persona pertinente dentro del centro escolar tiene un papel asignado. El plan debe incluir:

- Monitorear la glucosa en la sangre
- Administrar insulina
- Comidas y meriendas
- Reconocer y atender la hipoglucemia
- Reconocer y atender la hiperglucemia
- Hacer la prueba para detectar la presencia de cetonas en la orina, si fuese necesario

Usted tiene la responsabilidad de proporcionar todos los elementos que su hijo necesita para el tratamiento y las pruebas. La escuela tiene la responsabilidad de entender y brindar cuidados si se presenta hipoglucemia, realizar pruebas para medir la glucosa en la sangre y administrar la medicina si el nivel de glucosa se encuentra fuera de ciertos parámetros, coordinar las comidas y las meriendas, permitir que el niño utilice el baño cada vez que sea necesario y brindarle flexibilidad para que acuda a las citas médicas. No hay razón alguna para que su hijo no participe plenamente en la escuela.

Diariamente usted tiene que enviar a la escuela todo lo que su hijo necesita para medir la glucosa en la sangre y, si fuese necesario, para detectar la presencia de cetonas en la orina. Este kit también debe contener insulina y jeringuillas, si fuese necesario. Algo que debe agregar es una lista de los signos y síntomas de glucosa alta y baja característicos en su niño o niña. Su hijo debe tener alimentos a la mano durante toda la jornada escolar, tanto para las meriendas como para evitar la hipoglucemia durante la práctica de ejercicios físicos. Los profesores deben recordarle que tiene que comer. Por otra parte, el niño debe sentirse libre de ingerir sus alimentos cuando lo necesite, y no tener que pedirle comida a la maestra.

El kit y los alimentos deben acompañar al niño siempre que salga de la escuela; por ejemplo, si se realiza un simulacro de incendio o si va a una excursión con sus compañeros de clase.

Reconocer y atender la diabetes tipo 2

Hay varias pistas que indican que un niño tiene diabetes tipo 2 en lugar de diabetes tipo 1:

- Al momento del diagnóstico el niño presenta sobrepeso en lugar de estar por debajo de su peso ideal.

- Síntomas como la sed y la necesidad frecuente de orinar son leves o **no** están presentes; y en caso de que lo estuvieran, ya llevan bastante tiempo manifestándose (tal vez meses).

- El niño tiene sólidos antecedentes familiares de diabetes.

- Cuando se hace el diagnóstico, el nivel de glucosa en la sangre es usualmente inferior al de un paciente con diabetes tipo 1.

- El niño pertenece a un grupo con alto riesgo de padecer de diabetes tipo 2, como los afroamericanos, hispanos, asiáticos e indios estadounidenses.

✔ El niño tiene *acantosis nigricans*, áreas de coloración oscura entre los dedos de las manos y de los pies, la parte posterior del cuello y las axilas. Estas áreas oscuras están presentes en el 90 por ciento de los pacientes con diabetes tipo 2.

✔ Las niñas pueden tener menstruaciones irregulares provocadas por el síndrome de ovario poliquístico (vea el Capítulo 6).

A pesar de estas pistas que apuntan hacia la diabetes tipo 2, los dos tipos de diabetes pueden confundirse por varias razones. Los niños que padecen de diabetes tipo 1 pueden presentar sobrepeso. Los niños que padecen de diabetes tipo 2 pueden tener cetonas en la orina igual que los pacientes con diabetes tipo 1. Al momento del diagnóstico, es probable que algunos niños con diabetes tipo 1 no presenten niveles muy elevados de glucosa. Y la incidencia de diabetes tipo 2 aún es lo suficientemente baja como para que al médico tal vez no se le ocurra pensar en esa posibilidad.

Algo muy importante que se debe recordar es que la diabetes tipo 2 responde al tratamiento con la insulina mucho más rápidamente que la diabetes tipo 1, y que el niño tal vez no necesite insulina tan pronto comience a seguir una dieta adecuada y un programa de ejercicios. Los niños con diabetes tipo 1 no pueden vivir sin insulina.

Si usted tiene un hijo que presenta sobrepeso —su peso real supera el 120 por ciento del peso ideal para su estatura—, es importante que le pida al médico que, cada dos años, le haga la prueba de la glucosa en ayunas para detectar la presencia de diabetes.

El tratamiento de la diabetes tipo 2, tanto en los niños como en los adultos, comienza con un cambio en el estilo de vida. Usted, el padre, debe comprometerse a hacer ejercicios con su hijo todos los días. Debe reunirse con un dietista y crear un plan de alimentación para toda la familia, que proporcione suficiente nutrición para el niño que está creciendo y, a la vez, lo ayude a adelgazar. Si se logran las dos cosas, no se necesitará nada más. Esto significa poner límites al tiempo que su hijo dedica a la televisión y la computadora, de manera que se mantenga activo. Piense en la posibilidad de comprarle un pedómetro a su hijo y animarlo a que incremente la cantidad de pasos que camina cada día, prometiéndole premios cada vez que logra una meta.

Las dietas de moda, que casi siempre resultan pasajeras, no son recomendables para niños con diabetes tipo 2. El tratamiento de la diabetes exige adoptar un programa de dieta y ejercicios que debe seguirse durante toda la vida. Una dieta que pone énfasis en la reducción de las calorías, especialmente las que provienen de las grasas, tiene muchas más probabilidades de mantenerse durante el transcurso de los años que las que cambian drásticamente lo que el niño está acostumbrado a comer. La buena nutrición se puede encontrar incluso en los restaurantes de comida rápida (vea mi libro *Diabetes Cookbook For Dummies*, publicado por Wiley).

Cuando la dieta y los ejercicios no son suficientes para que la glucosa regrese a su nivel normal, se recurre a los agentes hipoglucémicos orales (vea el Capítulo 10). Aunque la FDA no ha aprobado estos medicamentos para su uso en niños, la mayoría de los expertos consideran que son aceptables. Por lo regular la metformina es la primera que se utiliza, y las sulfonilureas se agregan en caso necesario. Si los agentes orales no resuelven el problema, entonces se administra insulina.

Su Adolescente Padece de Diabetes

Si su hijo que ya es un adulto joven tiene diabetes tipo 2, lo que explico en la sección anterior es oportuno porque el objetivo sigue siendo el mismo, independientemente de la edad: normalizar el peso del niño y lograr que haga más ejercicio para que su nivel de glucosa regrese a la normalidad. Por lo tanto, voy a concentrar toda mi atención en la diabetes tipo 1 tanto en esta sección como la siguiente.

Su adolescente con diabetes tipo 1 le proporcionará algunos de los retos más difíciles de su vida. Esta es la etapa en la que se presentan la mayoría de los casos de diabetes en la infancia. El Estudio sobre el Control y las Complicaciones de la Diabetes (vea el Capítulo 3) demostró que a partir de los 13 años se puede lograr un control estricto de la glucosa, y que ese control puede prevenir complicaciones. La mayor incidencia de episodios graves de hipoglucemia que acompaña al control más estricto de la diabetes no pareció tener efectos dañinos en el cerebro de un niño de esta edad. Sin embargo, en esta etapa de su vida los niños no piensan en el control a largo plazo de la glucosa ni en la prevención de complicaciones. Por lo tanto, no están dispuestos a hacer con regularidad muchas de las tareas necesarias para controlar su diabetes.

La meta en esta etapa es que la hemoglobina A1c se mantenga entre 7 y 9 por ciento (vea el Capítulo 7). Las cifras por encima del 11 por ciento indican un control deficiente. Esto no funciona así en el caso de los niños más pequeños, a los que se les permite tener un nivel más elevado de hemoglobina A1c.

En esta etapa su hijo está ansioso por volverse independiente. Y, por varios motivos, usted no puede darse el lujo de ceder todo el control:

- ✔ A su hijo en realidad le va mejor si tiene límites claramente establecidos y de cumplimiento obligatorio.

- ✔ La "pena" de padecer de diabetes tal vez haga que su hijo no se ponga las inyecciones ni ingiera los alimentos, especialmente cuando sus amigos están presentes.

> ✔ Los trastornos alimentarios (vea el Capítulo 8) pueden presentarse en este momento, especialmente entre las niñas que quieren mantener una figura delgada. Las niñas diabéticas saben que si no se inyectan, bajan de peso. Tal vez le hagan caso omiso al aumento del nivel de glucosa en la sangre que se produce como resultado.

> ✔ Los adolescentes con diabetes tal vez no estén listos para tomar las acciones adecuadas a partir de la información sobre su nivel de glucosa.

Los cambios hormonales que tienen lugar en la pubertad a menudo tienen impacto en la resistencia a la insulina. Esto, más que cualquier descuido de su hijo en el tratamiento, puede provocar que pierda el control de la enfermedad. Aumentar la dosis de insulina podría solucionar este problema.

Es posible que los ejercicios intensos desempeñen un papel aún más importante en esta etapa de la vida de su hijo. Después de una sesión de ejercicios, él o ella necesitará mucha menos insulina. Las mediciones de glucosa que usted tome serán el punto de partida para determinar cuánta insulina necesita. Si su hijo practica deportes, el instructor y los compañeros de equipo deben saber que su hijo padece de diabetes, y permitirle que coma, utilice el baño y se inyecte insulina, si fuese necesario. La diabetes tipo 1 no es razón para prohibir el ejercicio intenso.

Asegúrese de que su hijo coma meriendas regularmente, y tenga a mano algo de comer en cualquier lugar donde se encuentre.

Su Adulto Joven Tiene Diabetes

Cuando el niño se convierte en un adulto joven, usted definitivamente debe ceder el control que le permitió a su hijo salir adelante hasta este momento. Ahora él o ella debe encargarse de las pruebas de glucosa. Y ya puede abandonar el nivel pediátrico para comenzar a verse con médicos que atienden adultos. Esto significa que probablemente usted quede al margen de la situación. Su hijo debe estar en condiciones de elegir el tratamiento apropiado de insulina, de acuerdo con su nivel de glucosa en la sangre y las calorías presentes en los carbohidratos (vea el Capítulo 10).

Su hijo tiene ahora nuevos retos, entre ellos buscar trabajo, ir a la universidad, encontrar a su futura pareja y hallar un lugar donde vivir de forma independiente. A la vez, la resistencia a aceptar que es diabético y el deseo de tener un cuerpo delgado siguen complicando el cuidado de la enfermedad.

El cuidado de la diabetes debe ser intensivo en esta etapa (vea el Capítulo 10). Se administran múltiples inyecciones de insulina de acción intermedia y de acción rápida. Su hijo debe seguir una dieta para personas diabéticas (vea el

Capítulo 8), y es esencial que practique ejercicios (vea el Capítulo 9). El resto de este libro realmente tiene que ver con las tareas que su adulto joven debe acometer.

Rumbo a la Universidad

Cuando su hijo se va a la universidad, en él o en ella recae toda la responsabilidad del cuidado de la diabetes. Ahora el trabajo de usted simplemente consiste en proporcionarle todo lo que necesita para medirse la glucosa y administrarse la insulina. Usted también debe informarle al personal de la universidad cuál es la situación de salud de su hijo. Anime a su hijo a que encuentre una o más personas de la universidad, como un compañero de cuarto o del equipo deportivo, que aprenda cómo ayudarlo si fuese necesario.

Hay dos aspectos muy importantes que debe conversar con su hijo antes de que parta a la universidad: las bebidas alcohólicas y la actividad sexual. El consumo de bebidas alcohólicas podría incrementarse considerablemente en esa etapa, lo que significa que su hijo estaría ingiriendo muchas calorías vacías, con lo que corre el riesgo de una hipoglucemia grave si no se alimenta adecuadamente. Hable con su hijo sobre el problema de la potencia sexual, y converse con su hija sobre el riesgo de salir embarazada cuando el control de la diabetes es deficiente. (Vea el Capítulo 6, donde encontrará información útil para abordar estos dos temas.)

La etapa universitaria, al igual que el resto de la vida de su hijo, puede disfrutarse exactamente como si la diabetes no existiera. La clave es la planificación.

La Obesidad y la Diabetes Tipo 2 en los Niños

La epidemia de obesidad que durante las últimas décadas ha alcanzado también a los niños estadounidenses, ha dado lugar a que la prevalencia de diabetes tipo 2 en los niños sea mucho más elevada que nunca. Aproximadamente el 25 por ciento de los niños presentan sobrepeso u obesidad. Sólo una pequeña cantidad de esos niños desarrolla diabetes.

La obesidad es una carga incluso para los niños que no padecen de diabetes. Los niños obesos enfrentan graves consecuencias psicológicas y sociales:

✔ Sus compañeros los respetan menos que a los niños con otro tipo de discapacidades

✔ Se sienten menos a gusto en su relación con la familia

✔ Una percepción negativa de su imagen

✔ Autoestima baja

Añadir la diabetes tipo 2 a esta mezcla puede ser devastador. Todo lo que menciono anteriormente puede conducir a problemas en el control de la diabetes, porque el niño querrá evitar cualquier actividad que lo haga aún más distinto de sus compañeros.

Es importante diferenciar la diabetes tipo 1 de la diabetes tipo 2, ya que los niños que padecen de diabetes tipo 2 tienen una enfermedad más leve, que puede tratarse con pastillas o incluso con dieta y ejercicio solamente. Sin embargo, como no tienen noción de las consecuencias a largo plazo de sus acciones, a menudo descuidan el tratamiento.

Si su hijo padece de obesidad, debe ayudarlo a que adelgace, pues la mayoría de los niños obesos se convierten en adultos obesos. Con la ayuda de un dietista, logrará averiguar qué alimentos puede comer su hijo para crecer y desarrollarse sin aumentar de peso. Una de las técnicas más útiles es ir con el niño al supermercado y explicarle la diferencia entre las calorías vacías y las calorías que sí tienen aporte nutritivo. Otra es no usar jamás a modo de premio un alimento rico en calorías, como el pastel o los caramelos. Por último, si usted mantiene lejos de la casa esos alimentos problemáticos, las probabilidades de que su hijo los coma serán mucho menores.

Soluciones para los Días de Enfermedad

Las observaciones que aparecen en esta sección se refieren fundamentalmente a los niños con diabetes tipo 1, pues los niños con diabetes tipo 2 no pierden el control de la diabetes a tal grado.

Cualquier niño puede contraer las enfermedades propias de la infancia, pero la diabetes complica el cuidado de su hijo. Las enfermedades afectan la diabetes de formas diametralmente opuestas. Por ejemplo, las infecciones pueden incrementar la resistencia a la insulina y, en ese caso, la dosis normal de insulina no será adecuada. O pueden provocar náuseas y vómitos, por lo que la insulina podría desencadenar hipoglucemia. Por ese motivo, cuando su hijo está enfermo, debe medirle la glucosa cada dos a cuatro horas. Si el nivel de glucosa es superior a 250 mg/dl (13,9 mmol/l), debe inyectarle más cantidad de insulina de acción rápida (vea el Capítulo 10). Si es inferior a 250, debe proporcionarle más nutrientes que contengan carbohidratos.

También es importante que verifique la presencia de cetonas en la orina de su hijo una o dos veces al día (vea el Capítulo 7), especialmente si el nivel de glucosa es superior a 300 mg/dl. Si las cetonas están elevadas, debe informármarselo al médico.

Mientras permanece enfermo, el niño debe tomar líquidos claros como té y refrescos. No le ofrezca leche, porque indispone el estómago. Si su hijo no vomita esos líquidos, usted puede seguir a cargo de su cuidado. Pero si los vomita, debe llamar al médico y llevar a su hijo al hospital.

Si el nivel de glucosa en la sangre permanece por encima de 250 mg/dl, solamente ofrézcale té, agua y refrescos de dieta, para no añadir calorías provenientes de carbohidratos. Si el nivel de glucosa es inferior a 250 mg/dl, puede darle refrescos regulares o bebidas de glucosa.

La Enfermedad de la Tiroides en los Niños con Diabetes Tipo 1

Como la diabetes tipo 1 es una enfermedad autoinmune (vea el Capítulo 2), no es de sorprender que los niños con diabetes tipo 1 padezcan de otras enfermedades autoinmunes con más frecuencia que los niños no diabéticos. La enfermedad más común relacionada con la diabetes tipo 1 es la *tiroiditis autoinmune*. Este padecimiento se diagnostica cuando se detecta un aumento anormal de unas proteínas en la sangre conocidas como *anticuerpos anti-tiroideos*. En un estudio que se realizó entre 58 pacientes con diabetes tipo 1 (*Diabetes Care*, abril del 2003), 19 de ellos tenían tiroiditis autoinmune.

La tiroiditis autoinmune usualmente no muestra síntomas, pero de vez en cuando puede provocar una disminución de la función tiroidea *(hipo-tiroidismo)*. Menos frecuente aún es el aumento de la función tiroidea *(hiper-tiroidismo)*. La tiroiditis autoinmune se presenta fundamentalmente en niñas entre los 10 y los 20 años. Esta enfermedad es fácil de tratar, como explico en mi libro *Thyroid For Dummies* (Wiley).

La tiroiditis autoinmune es tan común en pacientes con diabetes tipo 1, que anualmente debe hacerse un examen para verificar el nivel de la hormona estimulante de la tiroides (TSH, por sus siglas en inglés).

La Enorme Importancia de un Equipo de Apoyo para el Cuidado de la Salud

Cuando a su hijo le diagnostican la diabetes, el estrés a veces se vuelve abrumador. El sentimiento de culpa que acompaña al diagnóstico tal vez sea tan fuerte que usted no pueda darle a su hijo toda la ayuda que necesita. Por eso durante toda la infancia de su hijo y especialmente en los primeros tiempos después del diagnóstico, debe contar con el apoyo de un equipo de especialistas en el cuidado de la diabetes.

¿Quiénes son sus compañeros de equipo y qué pueden hacer por usted?

- El pediatra puede indicarle cómo administrar la insulina y examinar el nivel de glucosa en la sangre. También puede explicarle cómo utilizar los resultados de las pruebas para determinar la dosis de insulina necesaria.

- El dietista le puede recomendar cuántas calorías y qué tipos de alimentos son importantes para el crecimiento y el desarrollo.

- El educador de la diabetes puede explicarle las complicaciones de la diabetes a corto y a largo plazo, y cómo evitarlas.

- Los especialistas en salud mental pueden ayudarlo a lidiar con los aspectos psicológicos que se presentan en cada etapa del desarrollo de su hijo.

- Alguno de estos profesionales también puede ayudarlo a preparar un programa de ejercicios para su hijo.

Otro recurso que podría resultar sumamente valioso tanto para usted como para su hijo es un campamento de verano para niños diabéticos. En todas partes de los Estados Unidos hay campamentos de este tipo, que ofrecen un lugar seguro y bien controlado donde su hijo será parte de una mayoría. Él o ella puede aprender mucho sobre la diabetes y, al mismo tiempo, disfrutar todas las diversiones propias de un campamento de verano. (Un beneficio no menos importante es que usted descanse, probablemente por primera vez después de muchos años.)

En el siguiente sitio en la Internet encontrará una amplia lista de campamentos para niños diabéticos a lo largo y ancho de los Estados Unidos: `www.childrenwithdiabetes.com/camps/index.htm`. Este es uno de los numerosos servicios que ofrece el sitio en la Internet "Children with Diabetes".

En el Capítulo 11 comparo la diabetes con una obra de teatro. En esa obra la persona diabética es autor, productor, director y protagonista. Pero cuando su hijo padece de diabetes, él o ella es el protagonista, mientras que a usted le corresponden los papeles de autor, productor y director. Obviamente su responsabilidad es enorme, pero estoy seguro de que podrá salir adelante. Ahora sí, ¡no trate de hacerlo solo! Recurra a los expertos en medicina, a su familia y a sus amigos para que la situación sea más fácil de sobrellevar.

Capítulo 14

La Diabetes y los Adultos Mayores

*T*odo el mundo desea vivir muchos años, pero nadie quiere envejecer. Sin embargo, envejecer es mucho mejor que la opción que nos queda. Woody Allen dice que una de las ventajas de morir es que ya no lo llamarán a uno para participar en un juicio como jurado. Yo prefiero ser parte del jurado.

El primer punto que debo abordar en este capítulo es definir el término *adulto mayor*. Mi definición parece cambiar cada año, pero creo que es justo mencionar los 70 como el principio de la vejez. Si usamos esa definición, para el año 2020 más del 20 por ciento de la población estadounidense pertenecerá al grupo de los adultos mayores. Y es probable que la quinta parte de esa población de edad avanzada padezca de diabetes.

Los adultos mayores con diabetes enfrentan problemas especiales. Debido a esos problemas, el índice de hospitalización de este grupo es 70 por ciento más alto que el de los adultos mayores en general. En este capítulo, conocerá cuáles son esos problemas y cómo manejarlos.

Diagnóstico de la Diabetes en los Adultos Mayores

La incidencia de diabetes en los adultos mayores (que casi siempre es diabetes tipo 2) es más elevada por muchas razones, aunque la principal parece ser el incremento de la resistencia a la insulina que ocurre con la edad, aun cuando el adulto mayor con diabetes no sea obeso ni sedentario. Los médicos todavía no han podido descifrar por qué aumenta la resistencia a la insulina. Cuando analizan el páncreas, éste parece ser capaz de producir insulina al ritmo habitual. En realidad el nivel de glucosa en la sangre en ayunas sube muy lentamente cuando uno envejece. Sin embargo, la glucosa después de las comidas aumenta mucho más rápidamente y esto es lo que da lugar al diagnóstico.

Como el nivel de glucosa en la sangre en ayunas suele dar normal, algunos médicos recomiendan usar la hemoglobina A1c (vea el Capítulo 7) para hacer el diagnóstico en la población de edad avanzada. Una hemoglobina A1c que es 1½ por ciento más alta que el límite superior de lo normal para el laboratorio donde se realiza la prueba, indica la presencia de diabetes. Para la mayoría de los laboratorios cualquier resultado de la hemoglobina A1c inferior al 5,4 por ciento es normal; del 7 por ciento en adelante se considera como indicador de la posible presencia de diabetes. Los resultados que caen entre el valor normal y el 7 por ciento están en una zona gris, que probablemente indique intolerancia a la glucosa (vea el Capítulo 2).

Es común que los adultos mayores con diabetes no se quejen de ningún síntoma. Y si lo hacen, es posible que los síntomas no sean los que usualmente se asocian con la diabetes tipo 2, o sean confusos. Los adultos mayores con diabetes a veces presentan falta de apetito o se sienten débiles y adelgazan en lugar de ponerse obesos. Pueden tener incontinencia urinaria que, en el caso de los hombres, se confunde con problemas de la próstata y, en el de las mujeres, con infección del tracto urinario. Es posible que los adultos mayores con diabetes no se quejen de sed porque con la edad se altera la percepción de la sed.

Evaluación del Funcionamiento Intelectual

Es necesario evaluar la función intelectual de un adulto mayor con diabetes, teniendo en cuenta que para controlar la enfermedad se necesita un nivel razonablemente elevado de funcionamiento mental. El paciente tiene que seguir una dieta para diabéticos, administrarse los medicamentos apropiadamente y medirse el nivel de glucosa en la sangre. Varios estudios han demostrado que los adultos mayores con diabetes presentan una incidencia más elevada de *demencia* (pérdida de funcionamiento mental) y enfermedad de Alzheimer que las personas que no son diabéticas, lo cual les dificulta mucho más realizar esas tareas.

El paciente puede someterse a *pruebas de capacidad cognitiva* para determinar su nivel de funcionamiento intelectual. Estas pruebas indican si el paciente es autosuficiente o si necesita ayuda. Muchos adultos mayores que viven solos, sin ayuda alguna, realmente necesitarían vivir en un lugar donde reciban asistencia o, incluso, en un hogar de ancianos.

Tener en Cuenta el Riesgo de Enfermedad Cardiaca

Los ataques cardíacos son la principal causa de muerte en los adultos mayores con diabetes. Los ataques cerebrales y la pérdida de flujo sanguíneo hacia los pies también son mucho más comunes entre los diabéticos. Generalmente los adultos mayores con diabetes no sólo sufren de esa enfermedad, sino que además padecen de presión arterial y colesterol altos, están pasados de peso o son obesos, y hacen poco ejercicio.

En la mayoría de los casos, cuando se les diagnostica la diabetes, ya llevan muchos años padeciendo del síndrome metabólico. Esa es la razón de la alta frecuencia de enfermedades vasculares en el corazón, el cerebro y las piernas en este grupo de pacientes diabéticos. En el Capítulo 5 hablo sobre el síndrome metabólico y las enfermedades vasculares.

Después que el médico hace el diagnóstico, ya es demasiado tarde para prevenir la diabetes. Sin embargo, debe realizarse cuanto esfuerzo esté al alcance para controlar la glucosa, la presión arterial y el colesterol, con el objetivo de aplazar la aparición de la enfermedad vascular.

Los diabéticos enfrentan el mismo riesgo elevado de sufrir un primer ataque cardiaco que el que corren las personas no diabéticas de sufrir un segundo ataque al corazón. Se ha demostrado que los llamados *bloqueadores beta*, que son fármacos para la presión arterial, reducen la incidencia de un segundo ataque cardíaco en las personas que no son diabéticas. Junto con la aspirina, los bloqueadores beta deben considerarse como un tratamiento estándar para los diabéticos, antes de que ocurra un ataque cardiaco. Hable con su médico sobre estos fármacos.

Una Dieta Adecuada

La dieta y el ejercicio son la piedra angular de un buen cuidado de la diabetes en los adultos mayores, al igual que en la población más joven.

Además de que en algunos casos los adultos mayores carecen de la capacidad intelectual necesaria para entender y preparar una dieta para diabéticos, también tienen otros problemas para alimentarse adecuadamente:

✔ Visión pobre, que no les permite leer ni cocinar.

✔ Ingresos escasos, por lo que no pueden comprar los alimentos que necesitan.

✔ Disminución del sentido del gusto y del olfato, que les hace perder interés en la comida.

✔ Pérdida del apetito.

✔ Artritis o temblores, que les impiden cocinar.

✔ Dentadura en mal estado o resequedad en la boca.

Cualquiera de estos problemas basta para que el adulto mayor no pueda alimentarse como debe. Como resultado, el control de la diabetes se vuelve deficiente.

Cualquier persona de más de 65 años que tenga Medicare parte B puede consultar a un dietista para recibir *terapia nutricional*, como parte de la cobertura que ofrece este plan de salud. Aproveche este beneficio. El dietista puede analizar sus hábitos nutricionales y recomendarle una dieta balanceada que ayude a controlar el nivel de glucosa en la sangre.

Cómo Evitar la Hipoglucemia

Los adultos mayores, como son más frágiles, sufren particularmente las consecuencias de la hipoglucemia y, debido a varios factores, son muy propensos a padecerla:

✔ Su consumo de alimentos tal vez sea irregular.

✔ En ocasiones toman varios medicamentos.

✔ A veces se saltan los turnos de las medicinas.

✔ En muchos casos viven solos.

Además, es posible que su estado mental no les permita reconocer los síntomas de hipoglucemia.

Si los episodios de hipoglucemia son frecuentes, tal vez no se pueda implementar un tratamiento intensivo de la diabetes. El uso apropiado de los medicamentos, como indico en la siguiente sección, es esencial para evitar la hipoglucemia.

Los Medicamentos

Medicamentos como las sulfonilureas y la insulina, que pueden reducir el nivel de glucosa en la sangre hasta niveles anormalmente bajos, no son los más indicados para tratar la diabetes en los adultos mayores. Como explico en la sección anterior, la hipoglucemia afecta con particular severidad a los pacientes de edad avanzada y debe evitarse en la medida de lo posible. Con ese objetivo en mente, a continuación me refiero al orden apropiado en que se deben administrar los fármacos en los adultos mayores que padecen de diabetes. En el Capítulo 10 me refiero más detalladamente a cada uno de estos medicamentos.

Con frecuencia los adultos mayores toman varios fármacos, por lo que el gasto mensual en medicinas puede ser tan alto que a veces se ven obligados a reducir las dosis o a no comprarlos. Como insisto repetidamente en este libro, el cumplimiento cotidiano del tratamiento es esencial para disfrutar de buena salud. Si no toma los medicamentos para la diabetes como se los indicaron, infórmeselo al médico.

- ✔ La metformina es probablemente el primer fármaco que se usa porque no incrementa la secreción de insulina (que puede causar hipoglucemia) y porque resulta económico. Cuando se usa este medicamento, debe revisarse la función renal, que disminuye en los adultos mayores. Se recomienda comenzar con una dosis baja, de 500 mg, que se aumentará gradualmente en el transcurso de varias semanas, para evitar problemas estomacales e intestinales.

- ✔ Las tiazoledinedionas, como Actos y Avandia, también reducen el nivel de glucosa en la sangre aunque no hasta niveles hipoglucémicos. Cuando la metformina no es suficiente para controlar la glucosa, se puede añadir uno de estos fármacos. Las tiazoledinedionas tienden a causar retención de agua, lo cual no es bueno para un adulto mayor con cierta insuficiencia cardíaca o del hígado. Para evitar este problema se pueden usar en dosis bajas o tomarlas un día sí y un día no.

✔ Las sulfonilureas se añaden cuando hace falta un tercer medicamento. Sin embargo, las sulfonilureas pueden causar hipoglucemia, especialmente la clorpropamida, un fármaco más antiguo. Son preferibles los fármacos más nuevos dentro de esta categoría, como la gliburida y la glipizida; esta última no causa hipoglucemia con tanta frecuencia. Su médico debe empezar el tratamiento con la mitad de la dosis usual y aumentar la dosis lentamente en el transcurso de varias semanas.

Las sulfonilureas más nuevas, llamadas *meglitinidas* (repaglinida y nateglinida), pueden ser más ventajosas para los adultos mayores, ya que su efecto no dura tanto. No obstante, cuestan mucho más que las otras.

Los fármacos como la acarbosa tienen un efecto muy limitado en el nivel de glucosa en la sangre y provocan muchos efectos secundarios intestinales. No recomiendo su uso en los adultos mayores.

Si con los medicamentos orales no se logra un control razonable del nivel de glucosa en la sangre, de modo que la hemoglobina A1c sea inferior a 9, el paciente debe usar insulina. Con una inyección de insulina glargina al acostarse, combinada con una pastilla durante el día, muchas veces se logra el nivel de control deseado. En los peores casos, se puede administrar insulina glargina al acostarse y una insulina de acción rápida por el día, antes de las comidas, pero esto ocurre raramente. Las dolencias propias de la edad dificultan el uso de la insulina. Es posible que estos pacientes no puedan ver la dosis o que no tengan suficiente coordinación como para extraer el medicamento. La ayuda de familiares o amistades es esencial si el adulto mayor diabético no vive en un hogar de ancianos. Las insulinas premezcladas y las plumas de insulina previamente cargadas pueden facilitar en gran medida la administración del medicamento.

Problemas de la Vista

Los adultos mayores con diabetes corren el riesgo de padecer de problemas de la vista causados por la enfermedad, y estos problemas pueden afectar todos los aspectos del cuidado de la diabetes. Los pacientes de más edad a menudo sufren de cataratas, degeneración macular y glaucoma de ángulo abierto, además de retinopatía diabética (vea el Capítulo 5).

Afortunadamente, se ha hallado que el riesgo de desarrollar enfermedades de la vista causadas por la diabetes disminuye a medida que la persona envejece, independientemente del nivel de hemoglobina A1c. Por ejemplo, una persona de 70 años con una hemoglobina A1c de 11 corre un riesgo mucho menor que una persona de 60 años con la misma hemoglobina A1c. En una persona de 70 años no hay que ser tan estricto en cuanto al nivel de glucosa en la sangre.

Uno de los mayores fallos en el cuidado de la diabetes es el hecho de que la tercera parte de los adultos mayores nunca se ha examinado la vista. Sin un examen de la vista, ¿cómo se puede detectar la enfermedad con suficiente tiempo como para tratarla? Cuando los problemas se detectan, se pueden atender y la vista del paciente se puede salvar.

Problemas Urinarios y Sexuales

Los problemas urinarios y sexuales son muy comunes en los adultos mayores con diabetes y afectan enormemente la calidad de vida. Un adulto mayor con diabetes puede sufrir parálisis del músculo de la vejiga, lo que provoca retención de orina. Por lo tanto, cuando la vejiga se llena demasiado, la orina sale sin que se pueda contener. Las personas de edad avanzada a veces no llegan al baño con la rapidez necesaria, o sufren de incontinencia a causa de espasmos en el músculo de la vejiga. Como resultado, se producen frecuentes infecciones del tracto urinario. Un urólogo puede ofrecer alivio para esos trastornos.

Casi el 60 por ciento de los hombres de más de 70 años son impotentes, y el 50 por ciento no tiene *libido* (el deseo de tener relaciones sexuales). Los porcentajes son aún más altos entre los hombres diabéticos. Estos problemas pueden tener muchas causas (vea el Capítulo 6), pero los hombres de edad avanzada suelen presentar bloqueos en los vasos sanguíneos, con un escaso flujo de sangre al pene. Los adultos mayores toman un promedio de siete medicamentos al día, muchos de los cuales afectan la función sexual.

Para tener relaciones sexuales a cualquier edad, se necesitan el deseo sexual y la capacidad física de realizar el acto, una pareja y un lugar seguro y privado. Los adultos mayores pueden carecer de alguno de estos factores, o incluso de todos.

No siempre es necesario tratar la disfunción sexual, especialmente si el hombre y su pareja están conformes con la situación. De lo contrario, en el Capítulo 6 explico varios tratamientos para la impotencia.

Evaluar Distintos Tipos de Tratamiento

Al decidir el tratamiento para un paciente adulto mayor con diabetes, primero hay que tener en cuenta las características particulares del individuo. ¿Su expectativa de vida es baja o esta persona es psicológicamente joven y puede vivir 15 o 20 años más? Si el paciente sólo tiene 65 años y su salud es relativamente buena, podría vivir por lo menos 18 años más, tiempo suficiente para desarrollar complicaciones de la diabetes, especialmente enfermedad macrovascular, enfermedad de la vista, enfermedad renal y enfermedad del sistema nervioso (vea el Capítulo 5). Es posible que esa persona requiera un cuidado de la diabetes más intenso que alguien de más edad y con peor estado de salud.

El nivel de cuidado que se recomienda para un paciente adulto mayor puede ser básico o intensivo:

- ✔ **El cuidado básico** tiene el propósito de prevenir los problemas agudos de la diabetes como la sed y la micción excesivas. Se puede alcanzar este objetivo manteniendo el nivel de glucosa en la sangre por debajo de 200 mg/dl (11,1 mmol/L). El cuidado básico se emplea en los adultos mayores cuya expectativa de vida es baja, ya sea debido a la diabetes o a otras enfermedades.

- ✔ **El cuidado intensivo** tiene el propósito de prevenir complicaciones diabéticas en un adulto mayor que se espera que viva el tiempo suficiente para desarrollarlas. El objetivo en este caso consiste en mantener el nivel de glucosa en la sangre por debajo de 140 mg/dl (7,7 mmol/L) y la hemoglobina A1c lo más cerca posible de lo normal, además de evitar episodios frecuentes de hipoglucemia.

Los beneficios de prevenir las complicaciones son mucho mayores cuando la hemoglobina A1c baja de 11 a 9, que cuando baja de 9 a 7. En el caso de muchos adultos mayores, la meta se puede fijar en un nivel más alto, con lo que se evita la incidencia de hipoglucemia en estos pacientes que de por sí son más frágiles.

El tratamiento siempre empieza con dieta y ejercicios. Aprender al respecto puede resultar muy útil, sobre todo si el cónyuge también se interesa en estos temas. En este mismo capítulo, en la sección "Una Dieta Adecuada", y en el Capítulo 8, me refiero a la dieta.

Los adultos mayores con diabetes presentan ciertas limitaciones para practicar ejercicios físicos. Estudios recientes han demostrado que el ejercicio es útil incluso en las personas de edad muy avanzada, puesto que reduce la glucosa en la sangre y la hemoglobina A1c. Sin embargo, como los pacientes de edad avanzada tienen más incidencia de enfermedad de la arteria coronaria, artritis, enfermedad de la vista, neuropatía y enfermedad vascular periférica, en muchos casos no pueden hacer ejercicios. (Vea el Capítulo 9 para más detalles sobre los ejercicios.)

Si un paciente de edad avanzada no puede caminar, tal vez pueda hacer ejercicios de resistencia sentado en una silla. Estos ejercicios incrementan la fuerza física y reducen el nivel de glucosa en la sangre.

Cuando la dieta y los ejercicios no son suficientes para controlar la diabetes de un adulto mayor, hay que incorporar los medicamentos. Hablo sobre los fármacos para la diabetes en este capítulo, en la sección "Los Medicamentos", y también en el Capítulo 10.

Entender la Ley del Medicare

En 1998, el gobierno federal comenzó a ofrecer beneficios a los 4,2 millones de personas con diabetes que reúnen los requisitos para participar en el programa conocido como Medicare (más de 65 años de edad). Todos los diabéticos inscritos en el Medicare parte B o en el plan de servicios médicos administrados de Medicare pueden recibir monitores de glucosa, tiras de prueba y lancetas, como parte de la cobertura de esos planes, independientemente del método que usen para controlar la diabetes.

Si está inscrito en el Medicare, puede obtener estos beneficios pidiéndole a su médico que le recete los equipos y materiales, y que indique la frecuencia con que usted los usa.

La *Health Care Financing Administration,* que administra el Medicare, también ha aprobado regulaciones que permiten reembolsar a los diabéticos el costo de programas de orientación sobre la diabetes. Además, si tiene seguro del Medicare y padece de diabetes tipo 1, es posible que reúna los requisitos para que el Medicare le pague la bomba de insulina.

Para más detalles sobre el Medicare, llame a la línea gratuita del Medicare al 800-638-6833. Las personas con deficiencias auditivas pueden llamar al 800-820-1202.

Capítulo 15

Problemas Ocupacionales y de Seguros

Después que logramos controlarle la diabetes, uno de mis pacientes le escribió a su madre: "Querida mamá: No estoy trabajando, pero mi páncreas sí". La mayoría de la gente necesita trabajar, y algunos hasta lo anhelan.

A la hora de buscar un trabajo, los diabéticos pueden tropezar con diversas formas de discriminación. Parte del problema es el temor a que la compañía tenga que pagar un seguro más elevado si contrata a una persona con una enfermedad crónica. Otra parte es el desconocimiento de los grandes avances que se han logrado en el cuidado de la diabetes. Hoy, en muchos casos, una persona diabética falta menos al trabajo que un empleado que no padece de diabetes.

En este capítulo averiguará qué debe saber cuando solicita un empleo, un seguro de salud y un seguro de vida. Y descubrirá cómo obtener los mayores beneficios al costo más bajo.

Viajar con Diabetes

Si va de viaje de negocios o de placer y necesita jeringuillas y agujas para inyectarse insulina, tiene que seguir las reglas de la *Transportation Security Administration* (TSA) cuando vuela en los 50 estados de los Estados Unidos. Fuera de los Estados Unidos las aerolíneas pueden tener reglas diferentes; por lo tanto, verifique con su aerolínea antes de viajar al extranjero.

La TSA indica que usted debe "cerciorarse de que los medicamentos inyectables estén bien etiquetados (con etiquetas de impresión profesional que identifiquen el medicamento o el nombre del fabricante, o una etiqueta de la farmacia). Notifique al personal que revisa las maletas si en su equipaje de mano lleva un envase para desechos peligrosos, un envase para desechos o un envase para objetos punzantes, utilizados para transportar jeringuillas y lancetas usadas, etc." Para información reciente, visite el sitio en la Internet de la TSA, www.tsa.gov/public/display?theme=1.

Lugares Donde No Puede Trabajar

Quizá usted creció viendo a Eliot Ness en la televisión y soñaba con ser agente de la Dirección Federal de Investigaciones (FBI). Si necesita insulina, olvídese de ese sueño. El FBI tiene una norma llamada *prohibición general*, referente a la contratación de ciertos grupos de personas, entre ellas las personas diabéticas que necesitan insulina. Las prohibiciones generales no tienen en cuenta la condición de la persona, su historial de empleo, la forma en que la persona maneja su diabetes, ni las responsabilidades del puesto. Lo que dice sencillamente es: "Usted tiene la enfermedad, por lo tanto, no puede trabajar aquí". Esta norma es un rezago de la etapa anterior a 1980, cuando los diabéticos no podían saber con certeza cuál era su nivel de glucosa en la sangre.

Otra importante institución que tiene una prohibición general es el ejército de los Estados Unidos. Si usted padece de cualquier tipo de diabetes, no puede entrar en las fuerzas armadas. Si es militar y le diagnostican diabetes, probablemente le den la baja. Esta prohibición no tiene mucho sentido, ya que en muchos países hay diabéticos en las fuerzas armadas y no crean ninguna dificultad.

Pero afortunadamente las prohibiciones generales están desapareciendo rápidamente. Por ejemplo, el Departamento del Tesoro eliminó una prohibición general de trabajar en la Dirección de Alcohol, Tabaco y Armas de Fuego si el aspirante tiene diabetes y necesita insulina. Recientemente, varios estados eliminaron una prohibición a la contratación de diabéticos como choferes de autobuses escolares. Esta decisión se debió a las demandas contra varios distritos escolares que despidieron a conductores con historiales impecables sólo porque tenían diabetes. (Esto no significa que no existan medidas de protección contra los choferes peligrosos. Los conductores son evaluados caso por caso antes de que los acepten para transportar niños, lo cual es perfectamente justo.)

Sin embargo, la situación para los conductores no es color de rosa. Los diabéticos que toman insulina no pueden recibir una licencia de conducción comercial interestatal (conducción de camiones). No tiene mucho sentido que un conductor pueda llegar hasta el límite del estado y no pueda cruzarlo, pero así es la ley.

Manejar un avión no es fácil, pero vale la pena

Obtener la licencia de piloto no es fácil, pero el esfuerzo vale la pena si a la persona le gusta volar. Para lograrlo, no puede tener otras condiciones que lo descalifiquen, como enfermedad arteriosclerótica del corazón o del cerebro, enfermedad diabética de la vista o enfermedad renal grave (vea el Capítulo 5). No debe haber presentado más de un episodio hipoglucémico con pérdida de conocimiento en los últimos cinco años, y posteriormente debe haberse mantenido estable durante un año como mínimo. Después de recibir la licencia, un especialista debe evaluarlo cada tres meses y debe medirse el nivel de glucosa en la sangre varias veces al día. Cada vez que vaya a volar, debe llevar un medidor de glucosa y todo lo que necesita para realizarse las pruebas y tratar rápidamente la hipoglucemia. El nivel de glucosa en la sangre debe estar entre 100 y 300 mg/dl (5,5 a 16,6 mmol/L) media hora antes de despegar, durante todo el vuelo y media hora antes de aterrizar. Sin embargo, si medirse la glucosa en la sangre va a distraerlo de pilotar correctamente el avión, entonces no lo haga. Si Lindbergh hubiera sido diabético, nunca habría llegado a París.

Otra prohibición general que está desapareciendo es la de manejar aviones. Durante 37 años, a una persona que tomaba insulina no se le permitía pilotar un avión. En 1996, la *Federal Aviation Administration* (FAA) reconsideró su prohibición basándose en los grandes adelantos en el control de la diabetes. La FAA decidió permitir que las personas diabéticas piloteen aviones privados, pero no los de aerolíneas comerciales. Las solicitudes de licencias de piloto se evalúan caso por caso.

¿Hay alguna justificación para una prohibición general? La respuesta es no, y varios estudios lo han demostrado. En un estudio sobre accidentes de todo tipo, los diabéticos en realidad tuvieron menos accidentes, incluidos accidentes de automóvil, que grupos de personas sin diabetes. En otro estudio de personas de más de 65 años con diabetes, el índice de accidentes automovilísticos no fue mayor que el de los grupos de personas no diabéticas.

Familiarizarse con las Leyes Laborales

Varias leyes lo protegen en el centro de trabajo, pero tal vez la más importante es la Ley de Norteamericanos con Discapacidades (ADA por sus siglas en inglés) de 1990. Esta ley establece:

La determinación de que una persona constituye una 'amenaza directa' debe basarse en una evaluación individualizada de la capacidad actual de la persona de realizar de forma segura las funciones esenciales del trabajo.

En 1998, el Tribunal Federal de Apelaciones decretó que la ADA protege a los estadounidenses con diabetes. La ley se aplica a las empresas con 15 o más empleados. Lo que la ADA quiere decir es que usted reúne los requisitos para un trabajo en particular si puede realizar las funciones esenciales del trabajo que han sido determinadas por el empleador, con adaptaciones razonables o sin ellas. Eso significa que no lo pueden discriminar en aspectos tales como contratación, despido, promoción, capacitación, salario o cualquier otro asunto relacionado con el empleo, porque tenga diabetes. Su jefe no puede preguntarle si padece de diabetes, pero sí puede exigir que usted pase un examen físico para verificar que su salud es adecuada para realizar el trabajo.

La Ley Federal de Rehabilitación de 1973 es una ley importante que lo protege cuando aspira a un empleo del gobierno federal o a un empleo en una compañía que recibe ayuda federal. Las personas diabéticas están protegidas por esa ley. La cláusula más importante de la Ley Federal de Rehabilitación establece:

> *Ninguna persona discapacitada en los Estados Unidos que reúna las calificaciones requeridas deberá ser excluida, solamente debido a su discapacidad, de participar en cualquier programa o cualquier actividad realizados por la agencia ejecutiva, ni podrán negársele beneficios de dicho programa o actividad, ni ser sometida a discriminación en esos programas o actividades. . . .*

Las agencias federales tienen que probar que usted no podrá realizar el trabajo con seguridad si le dan el empleo. Eso es difícil de demostrar y son ellos los que tienen que hacer la tarea, no usted. Deben decidir caso por caso. Como señalo anteriormente en este capítulo, el FBI y las fuerzas armadas están exentos de esta ley.

¿Qué puede hacer si lo discriminan en el trabajo debido a su diabetes? Puede dirigirse a la Comisión para la Igualdad de Oportunidades de Empleo de los Estados Unidos (EEOC, por sus siglas en inglés). Puede buscar la oficina de la EEOC más cercana en la Web en www.eeoc.gov/offices.html o llamar al 800-669-4000. Es posible que para presentar la querella sólo tenga 180 días a partir de la fecha en que ocurrió el supuesto caso de discriminación.

Navegar en el Sistema de Seguros de Salud

Si usted o su hijo tiene diabetes, no se sorprenda de ciertos detalles del sistema de seguros médicos de los Estados Unidos. Aun cuando tenga seguro, usted tendrá que pagar más que las familias donde no hay pacientes diabéticos. Y tal vez le nieguen el seguro con más frecuencia.

Si usted es un adulto mayor con diabetes, es posible que gaste una vez y media más en cuidados de salud que una persona sin diabetes, aunque el Medicare cubra gran parte del gasto. Debe cerciorarse de que no le den una atención médica deficiente con la intención de ahorrar dinero.

La buena noticia es que tiene la misma posibilidad de conseguir un seguro de salud que cualquier persona que no tiene diabetes, aunque quizá lo rechacen más a menudo. Y las opciones de seguros son las mismas que las que están disponibles para la población en general: Blue Cross/Blue Shield, Organizaciones de Mantenimiento de la Salud (HMO), CHAMPUS, etc.

En la actualidad hay dos grandes formas de pago por cuidados médicos —pago por servicio y pago por persona—, además de varias alternativas híbridas. El viejo método de *pago por servicio* le paga al proveedor de atención médica —ya sea un galeno, un laboratorio o un hospital— de acuerdo con la cantidad de servicios proporcionados. Más servicios y procedimientos significan más ganancia para el proveedor. De manera que el incentivo radica en hacer más para ganar más dinero. (No quiere decir que todos los proveedores hagan más para ganar más dinero.)

El otro método principal de reembolso es el sistema de *pago por persona*. Aquí el proveedor recibe una cantidad fija de dinero por cada paciente. El riesgo se divide entre muchos pacientes, de manera que si uno cuesta más, otro, idealmente, costará menos. En eso se basan las Organizaciones de Mantenimiento de la Salud (HMO), que contratan médicos para ofrecer los cuidados de salud. Los HMO tratan de inscribir a personas cuya atención médica cueste lo menos posible. El incentivo radica en hacer menos para ahorrar dinero, y con ese dinero se queda el proveedor. (No quiere decir que todos los proveedores hagan menos para ganar más dinero.)

Como en general parecen costar menos, los planes de pago por persona están creciendo, mientras que los planes de pago por servicio disminuyen. El gobierno incluso alienta a los HMO a inscribir a los beneficiarios del Medicare, con el propósito de reducir costos. Al mismo tiempo, exige que los HMO inscriban a personas que cuestan más, como es el caso de la mayoría de los diabéticos.

Como consumidor de servicios de salud, busque un grupo grande, porque ese tipo de grupos puede repartir los gastos de usted entre muchas personas que no consumen tantos cuidados médicos. Antes de firmar un acuerdo, haga varias preguntas:

- ✔ ¿Cuál le va a costar al año y con qué frecuencia se hacen los pagos?

- ✔ ¿Hay un *deducible*, lo que significa que tiene que desembolsar una cantidad inicial antes de que el seguro empiece a pagar?

- ✔ ¿Hay un *copago*, lo que significa que cada vez que va a un proveedor, tiene que pagar cierta cantidad?

✔ ¿El plan que piensa elegir paga equipos médicos duraderos como una bomba de insulina (vea el Capítulo 10), que a veces son muy costosos? (Haga esta pregunta incluso si al momento de firmar no sabe si va a necesitar esos equipos.)

✔ ¿El plan pagará los medicamentos que toma para la diabetes y los suministros necesarios? ¿Hasta qué cantidad?

✔ ¿Su médico puede recetarle cualquier medicamento que necesite, o debe limitarse a ciertos medicamentos?

✔ ¿Con qué frecuencia deberá ir a la farmacia a recoger sus medicamentos? (Algunos planes le hacen ir cada 30 días.)

✔ ¿El plan paga por la visita a especialistas, sobre todo oculistas y podiatras?

✔ ¿Está limitado a ciertos hospitales, médicos y laboratorios? (Si es así, éste puede ser un gran inconveniente para usted, sobre todo si tiene que dejar de verse con un médico con el ya que se siente cómodo.)

✔ ¿El plan contempla atención médica en el hogar? ¿Hasta qué punto?

Cada estado tiene sus propias leyes sobre la forma en que se ofrecen los seguros médicos. Algunos permiten que las compañías de seguros de salud se nieguen a asegurar a las personas que padecen de ciertas enfermedades. Otros estados prohíben esa práctica. Para conocer cuáles son las regulaciones en el estado donde usted vive, visite el sitio en la Internet del *Health Policy Institute* de la Universidad de Georgetown `www.healthinsuranceinfo.net`, donde encontrará cuáles son las reglas en vigor en cada estado. También puede obtener un ejemplar de su publicación "A Consumer Guide For Getting and Keeping Health Insurance" (Guía del consumidor para obtener y mantener un seguro de salud). Ni tan siquiera piense en comprar un seguro de salud sin visitar antes este sitio en la Internet.

Una vez inscrito en un plan de salud, asegúrese de que cumplan con lo que le prometieron. En ocasiones usted y su médico tendrán que hacer muchas llamadas telefónicas para obtener lo que necesitan, pero si persisten, a menudo la respuesta será afirmativa. Incluso, si es persistente, la compañía aseguradora podría proporcionar productos y servicios que no están incluidos en su contrato original.

Cambio o Pérdida del Trabajo

Una de las principales razones por las que los diabéticos solían permanecer en un empleo que no les gustaba era el temor a quedarse sin seguro de salud. Esto no tiene que detenerlo en el mercado laboral de hoy. Varias leyes lo protegen de perder el seguro médico si cambia de trabajo o se queda sin empleo.

La ley conocida como COBRA *(Consolidated Omnibus Budget Reconciliation Act)* estipula que su empleador tiene que mantenerlo en su actual seguro de salud por un período máximo de 18 meses después que su empleo termina y por más tiempo si está incapacitado. Si, por su edad, su hijo ya no está cubierto por su póliza de salud, la cobertura de él o ella puede continuar por un período máximo de tres años. Usted, no su empleador, tendrá que pagar el total de las primas de esta continuación de cobertura médica.

Si no va a trabajar más porque ya cumplió 65 años, la edad de jubilación, no deje de inscribirse en el Medicare. Es un programa generoso (por el que usted pagó cuando trabajaba) que tiene en cuenta las necesidades específicas de las personas con diabetes. Desde 1998 el Medicare ha ampliado su cobertura y hoy paga por monitores del nivel de glucosa en la sangre y tiras de prueba siempre que el médico certifique que el paciente necesita esos equipos y materiales. También paga por ciertos programas de aprendizaje sobre la diabetes, si su médico los considera necesarios. Y recientemente ha comenzado a pagar por orientación nutricional y exámenes de la vista. Sin embargo, el programa no es perfecto, ya que aunque paga una bomba de insulina, todavía no cubre la insulina ni las jeringuillas. Para más detalles sobre el Medicare, llame al número gratis del Medicare al 800-638-6833. El gobierno tiene una línea directa para las personas con dificultades auditivas, 800-820-1202.

Algunos empleadores tienen normas de conversión que le permiten quedarse con su póliza de seguro si deja el trabajo, pero con cobertura individual y no de grupo. Estas pólizas pueden ser muy caras.

Algunos estados ofrecen seguro de salud de "Riesgo Compartido" para personas que llevan cierto número de meses viviendo en el estado pero no pueden obtener cobertura de grupo o individual. Comuníquese con la oficina de seguros de su estado para obtener información al respecto.

Pensar en un Seguro de Cuidados a Largo Plazo

Cada vez vivimos más, sobre todo los que padecemos de diabetes. Y vamos a tener que encontrar la forma de pagar por nuestro cuidado cuando las primas de un seguro médico estén fuera de nuestro alcance económico. A los 90 años, probablemente su cónyuge de 88 años no esté en condiciones de pagar por el seguro de usted, ni tampoco su hija de 65. El Medicare no cubre la mayor parte de sus gastos de cuidados a largo plazo. El Medicaid sí cubre algunos cuidados a largo plazo, pero no todo lo que tal vez necesite. Ahí es donde un seguro de cuidados a largo plazo puede resultar útil, cuando uno puede costearlo.

Si usted tiene mucho dinero y quiere protegerlo del impacto de una enfermedad prolongada, le conviene tener un seguro de cuidados a largo plazo. Si sus ingresos son limitados, pagar las primas durante muchos años agotará sus ahorros, y hasta quizá tenga que abandonar el seguro antes de usarlo.

Un gran problema es que muchas compañías que venden seguros de cuidados a largo plazo no aceptan a personas que padecen de diabetes. Sin embargo, mientras está trabajando tal vez pueda obtener este tipo de seguro como parte de un grupo grande, por lo que no van a reparar en su enfermedad particular. En ese caso las primas son relativamente más económicas, pero se mantendrá pagando por mucho más tiempo que si compra la póliza de seguro a una edad más avanzada.

Antes de decidirse a comprar una póliza de cuidados a largo plazo, tenga en consideración los siguientes elementos importantes:

- ¿Qué *factores activan los beneficios*? Es decir, ¿qué limitaciones físicas deben estar presentes para que el seguro comience a pagar? Para evaluar esto, las compañías de seguros tienen en cuenta si el individuo puede realizar por sí solo actividades cotidianas como bañarse, vestirse, comer, ir al baño y levantarse de la cama. Cuando la persona es incapaz de hacer una o más de estas actividades sin ayuda, la compañía de seguros inicia el pago de beneficios.

- ¿Qué parte del costo del cuidado pagará el seguro, una parte o todo?

- ¿Qué niveles de atención proporciona la póliza? Algunas pólizas cubren solamente los servicios de cuidado diurno, mientras que otras pagan incluso por los gastos de un hogar de ancianos.

- ¿La póliza contiene una cláusula de exoneración de primas, de manera que usted no tenga que seguir pagando si queda incapacitado?

- ¿La póliza tiene garantía de renovación, de manera que pueda renovarla, la haya usado o no, aunque las primas serán más altas?

Haga lo que haga, si compra uno de estas pólizas, cerciórese de cuidar bien su salud. Así vivirá el tiempo suficiente para sacarle algún provecho al seguro.

En Busca de un Seguro de Vida

Como es de esperar, la relación entre los seguros de vida y las personas con diabetes siempre está cambiando. A las compañías de seguros les gusta calcular las probabilidades que tiene la persona de morir en un período determinado y le cobran (o no la admiten) de acuerdo con esas expectativas. Muchas compañías siguen basando sus cálculos en estadísticas de la expectativa de vida de los diabéticos, que datan de 1980 o antes. Según esas estadísticas, era obvio que las personas diabéticas iban a morir primero que sus amigos no diabéticos. Así las cosas, el costo del seguro de vida es más alto para las personas con diabetes que para quienes no padecen de esta enfermedad.

Cuando se hagan nuevos estudios, estos indicarán que la expectativa de vida de los diabéticos y de los que no son diabéticos se está emparejando. En algunos casos las personas con diabetes, que se cuidan mejor que las personas que no padecen una enfermedad crónica, viven aún más. De modo que la situación está mejorando, y tarde o temprano las aseguradoras se darán cuenta. ¿Se imagina lo sorprendente que sería que las compañías de seguros cobraran a los diabéticos, debido a sus hábitos saludables, menos que a otras personas?

Utilizando la Internet, puede hallar y comparar rápidamente el costo de los seguros que ofrecen las distintas compañías, de acuerdo con su edad, sus hábitos (si fuma, pagará una fortuna), y la presencia de padecimientos como diabetes, presión arterial alta y colesterol alto. Entré a uno de esos sitios en la Internet e indagué cuál era la forma más popular de seguro de vida temporal con prima constante: el seguro por 20 años. Según ese sitio, padecer de diabetes encarece considerablemente las primas. Por supuesto, el costo de una póliza de vida depende de circunstancias específicas como, por ejemplo, a qué edad usted compra el seguro.

Capítulo 16

Qué Hay de Nuevo en el Cuidado de la Diabetes

En Este Capítulo

▶ Comprender mejor las actuales investigaciones relacionadas con medicamentos

▶ Nuevas formas de administrar insulina

▶ Trasplante de células productoras de insulina

▶ Relación entra la obesidad y la diabetes

▶ Tomar en cuenta algunos tratamientos inesperados

Cuando pienso en el paraíso, me viene a la mente un lugar magnífico, de increíble belleza, lleno de luz y felicidad. Espero que un día todos vayamos allí. Pero poco a poco usted descubrirá que en el planeta Tierra existe un estado mental al que denomino el "Paraíso de la Diabetes". Los productos, las pruebas y los tratamientos a los que me refiero en este capítulo pueden darle un empujoncito en su camino hacia ese paraíso en la tierra.

Entre 1921, cuando la insulina se aisló y se utilizó por primera vez, y 1980, cuando se pusieron a la venta los medidores de la glucosa en la sangre, se hicieron pocos hallazgos que mejoraran el cuidado de la diabetes. Lo mismo se puede decir del período transcurrido entre 1980 y 1995. Pero desde 1995, el ritmo de surgimiento de pruebas, tratamientos y otros productos para la diabetes ha sido asombroso.

Descubrimientos como el de la metformina y la pioglitazona (vea el Capítulo 10) se han convertido en parte integral del tratamiento de la diabetes. Los médicos y otros científicos están conscientes de la enorme necesidad de terapias nuevas que hagan frente al creciente problema de la diabetes. Su respuesta es verdaderamente extraordinaria.

La diabetes se consideraba como una enfermedad progresiva. Hoy en día, usted y sus médicos disponen de todas las herramientas necesarias para convertir la diabetes en una enfermedad no progresiva. Con las herramientas que menciono en este capítulo, le será mucho más fácil cumplir con esa tarea.

Comprender los Descubrimientos Farmacológicos

Después que salió a la luz la primera versión de este libro, el ritmo de los descubrimientos científicos ha sido vertiginoso. Se han descubierto tantas sustancias nuevas que no ha habido tiempo para entender cabalmente el papel de éstas en el cuidado de la diabetes. Sin embargo, mientras escribo este libro, los fabricantes de medicamentos tratan de encontrar la forma de utilizar esas sustancias. Las siguientes son algunas de las sustancias más prometedoras:

- **Péptido similar al glucagón-1 (GLP-1):** Esta sustancia, que es secretada por las células del páncreas y del intestino, pasa a la sangre junto con la insulina y realiza distintas funciones. El péptido similar al glucagón-1 incrementa la secreción de insulina, así como de glucosa (lo que previene la hipoglucemia). Al mismo tiempo, inhibe la producción de glucagón, el cual tiende a elevar el nivel de glucosa en la sangre. También hace que el intestino funcione más despacio, lo que significa que la glucosa presente en los alimentos se absorbe más lentamente, y el apetito (y la ingesta de alimentos) disminuye.

   Todas estas características serían muy útiles para el tratamiento de la diabetes si no fuera porque esta sustancia es descompuesta rápidamente por una enzima llamada DPP-IV. Novartis, un fabricante suizo de medicamentos, trabaja en dos formas innovadoras de usar el GLP-1. Primero, está creando un compuesto similar al GLP-1, que no se descompone rápidamente, y que se debe administrar por vía inyectable. Segundo, está trabajando en una pastilla que inhibe la enzima DPP-IV y permite que el GLP-1 producido naturalmente dure mucho más. Ambos productos han demostrado mejorar el control de la glucosa en pacientes diabéticos, especialmente en aquellos con diabetes tipo 2 moderada.

- **Pramlintida:** Esta es una versión sintética de la amilina, otra hormona que es secretada con la insulina. Las personas que padecen de diabetes tipo 1 no tienen esta hormona. La pramlintida suprime la producción de glucagón y hace más lento el transporte de los nutrientes desde el estómago hasta el intestino delgado, con lo cual la glucosa pasa más lentamente al torrente sanguíneo. La pramlintida, que se administra por vía inyectable, reduce el nivel de hemoglobina A1c (vea el Capítulo 7) y no provoca aumento de peso ni hipoglucemia en los pacientes con diabetes tipo 1. Los pacientes que han utilizado este medicamento no han presentado episodios agudos de glucosa alta o baja.

   Amylin Pharmaceuticals espera que este fármaco signifique un verdadero paso de avance en el control de la diabetes tipo 1. Durante la etapa de prueba han surgido algunos problemas, como el hecho de que la dosis más alta no produjo en todos los casos una disminución del nivel de glucosa. Sin embargo, a no ser por las náuseas, que no duran mucho, este medicamento tiene pocos efectos secundarios. Un beneficio potencial de la pramlintida es la tendencia a causar pérdida de peso. Debe administrarse en forma de inyección y no se puede mezclar con la insulina.

✔ **Adiponectina:** Esta sustancia se encuentra en el tejido adiposo y es liberada al torrente sanguíneo por las células adiposas. Curiosamente, a medida que aumenta el tejido adiposo en el organismo, disminuye la cantidad de adiponectina presente en la sangre. Los niveles bajos de adiponectina se relacionan con el incremento de la resistencia a la insulina. Cuando esta sustancia se administra a animales, se aprecia una disminución de la resistencia a la insulina. Si usted toma un medicamento como la rosiglitazona (vea el Capítulo 10), que reduce la resistencia a la insulina, su nivel de adiponectina aumenta. La enfermedad de la arteria coronaria y la presión arterial alta provocan que los niveles de adiponectina disminuyan aún más en pacientes diabéticos.

En pruebas realizadas en animales, la adiponectina ha mostrado poseer efectos curativos en las paredes de los vasos sanguíneos. Esta sustancia podría tener varios usos clínicos: devolver a los pacientes la sensibilidad a la insulina, disminuir la obesidad y evitar o reducir la enfermedad de la arteria coronaria.

✔ **Leptina:** En un inicio se pensaba que esta hormona se producía solamente en el tejido adiposo, pero los científicos saben ahora que también se produce en otras partes del organismo, entre ellas el cerebro. En 1994, un grupo de investigadores descubrió que la leptina estaba ausente en ciertas cepas anormales de ratas obesas. Sin embargo, al administrarles leptina, los roedores perdieron peso. A medida que el tejido adiposo aumenta en las ratas normales, el cuerpo de éstas produce más leptina, la cual bloquea el centro del apetito del cerebro y, como resultado, se produce la pérdida de peso. Sin embargo, la historia no es tan simple en los humanos. Aunque la producción de leptina aumenta cuando las personas tienen más grasa, en nosotros no se produce el bloqueo del apetito que ocurre en los animales. Por lo tanto, si a un individuo obeso se le administra leptina, no adelgaza. Probablemente éste sea un mecanismo natural del cuerpo humano para adaptarse a las etapas en que escasean los alimentos. Los científicos están intentando descubrir cómo utilizar la leptina para el tratamiento de la obesidad, pero hasta ahora no lo han logrado. La leptina también disminuye la secreción de insulina, lo que causa un incremento de la producción de insulina.

Administrar Insulina sin Agujas

Los investigadores están trabajando en varios adelantos en el campo de la administración de insulina, incluyendo la insulina inhalable, bombas implantables de insulina y pastillas de insulina. En esta sección abordo los posibles pros y contras de esas opciones.

Insulina inhalable

La actividad de la insulina inhalable es idéntica a la de la insulina de acción rápida inyectable. La insulina inhalable ha mejorado el control de la glucosa tanto en pacientes con diabetes tipo 1 como en individuos que padecen de diabetes tipo 2, y todos coinciden en que es mucho más fácil de administrar que las inyecciones. Si usted utiliza insulina inhalable de todos modos debe inyectarse una insulina basal una vez al día, antes de acostarse, preferiblemente insulina glargina (vea el Capítulo 10).

Las investigaciones han demostrado que los fumadores requieren mucha más insulina que los no fumadores, por lo que las dosis deben ser modificadas para ajustarse a los requerimientos de esas personas.

Dos compañías que están trayendo la insulina inhalable al mercado son:

- AeroGen, Inc., de Mountain View, California, que fabrica el inhalador de insulina conocido como Aerodose.
- Nektar, que en colaboración con Pfizer, ofrece un sistema llamado Exubera en el que la insulina inhalable viene en forma de polvo.

Por ahora no se sabe con certeza si la insulina inhalable es segura a largo plazo. Lo que preocupa es que pueda causar daños pulmonares. Y, por otra parte, se cuestiona si la dosis será lo suficientemente precisa como para controlar adecuadamente la diabetes tipo 1.

Bomba implantable de insulina

Otra forma de administrar la insulina sin necesidad de agujas es el páncreas artificial implantable. Los investigadores tienen la meta de crear un *sistema de asa cerrada* que consiste en:

- Un sensor que detecta el nivel de glucosa en la sangre.
- El sensor transmite la información de la glucosa a la bomba de insulina que se ha implantado.
- Por medio de un tubo que se aloja en la cavidad peritoneal, la bomba libera la dosis exacta de insulina para el nivel de glucosa que se ha detectado.

La bomba consta de un reservorio que se rellena de insulina mediante una inyección.

El sistema que existe hoy en día es un *sistema de asa abierta*. La bomba externa (vea el Capítulo 10) suministra la insulina pero el paciente es quien programa la dosis que se va a administrar. Incluso hay un sistema en el que un medidor de glucosa toma la lectura a partir de la sangre de la yema del dedo, y envía el resultado a la bomba, pero ésta solamente libera la insulina si el paciente da la orden.

Los investigadores han tropezado con dificultades para crear un sensor de glucosa que sea infalible; por lo tanto, habrá que esperar un poco más para que esta opción sea una realidad.

Pastillas de insulina

El tercer método sin agujas son las pastillas de insulina. Los científicos han hallado la forma de cubrir la insulina con un polímero, para evitar que se descomponga antes de pasar al torrente sanguíneo desde el intestino. El grosor de la capa protectora es aproximadamente la centésima parte de un cabello humano. Las partículas de insulina cubiertas se adhieren a la parte superior del intestino delgado, donde están menos expuestas a los jugos digestivos y donde se libera la insulina. La capa protectora sale del intestino después de un tiempo.

Hasta ahora este producto ha funcionado en animales, pero el principal problema radica en lograr que el paciente reciba la dosis correcta, teniendo en cuenta que la necesidad de insulina varía entre comida y comida. Además, el momento en que se libera la insulina es importante para contrarrestar la ingesta de alimentos.

Trasplante de Células Como una Cura para la Diabetes

La diabetes tipo 1 se puede curar si se sustituye el páncreas de la persona diabética por un páncreas sano, o simplemente trasplantando células beta productoras de insulina. En las siguientes secciones me refiero a esto.

Trasplante de páncreas

Uno de los tratamientos para la insuficiencia renal consiste en practicar un trasplante de riñón (vea el Capítulo 5). Si una persona que padece de diabetes necesita un trasplante de riñón, sería conveniente hacer al mismo tiempo un trasplante de páncreas, porque de todos modos este paciente va a necesitar *inmunosupresores* (sustancias químicas que previenen que el tejido extraño sea rechazado por el organismo).

Realizar ambos trasplantes simultáneamente ofrece muchas ventajas:

- El nuevo riñón se expone a niveles normales de glucosa.
- Cualquier complicación de la diabetes que ya esté presente, progresará más lentamente o incluso se detendrá.
- Mejora la calidad de vida de los pacientes que sufren de hipoglucemia, hiperglucemia o trastornos autonómicos (vea el Capítulo 5).

Para elegir al beneficiario de un trasplante es importante tener en cuenta algunos factores que pueden determinar el éxito o el fracaso del procedimiento. Los siguientes factores conspiran contra el éxito de un trasplante:

- Paciente de más de 45 años
- Endurecimiento de las arterias
- Insuficiencia cardiaca congestiva
- Obesidad
- Hepatitis C

Por lo tanto, un trasplante simultáneo de riñón y páncreas es una opción posible para una persona más joven que no tenga los factores de riesgo antes mencionados, o para un individuo que corre peligro de muerte por su incapacidad de detectar a tiempo la hipoglucemia, o cuya calidad de vida es precaria debido a que no puede controlar la diabetes. Los médicos realizan trasplantes de páncreas desde hace casi 40 años.

Inyectar células productoras de insulina

Los investigadores estudian dos métodos para evitar la destrucción de las células productoras de insulina inyectadas en el organismo. El primer método consiste en inyectar células productoras de insulina cubiertas por una capa protectora. El segundo consiste en inyectar simultáneamente fármacos que previenen la destrucción autoinmune de las células que se inyectaron.

Células encapsuladas

Los científicos están investigando el uso de *islotes pancreáticos microencapsulados* —células productoras de insulina contenidas dentro de una cápsula protectora— en personas que necesitan insulina. La cápsula protectora evita que las células de los islotes sean destruidas por otras células del organismo.

Hasta ahora este enfoque no ha tenido mucho éxito. Aunque las células inyectadas producen insulina, terminan cubiertas por una capa de otras células, en un proceso que se conoce como *fibrosis*. Por consiguiente, la glucosa no puede entrar a la célula para desencadenar la producción y secreción de insulina y, al mismo tiempo, la insulina no puede salir.

Algunos estudios de microencapsulación practicados en animales han tenido éxito. En estos animales no se requiere de inmunosupresión, y la glucosa en la sangre permanece normal. No obstante, raras veces las células microencapsuladas funcionan por más de un año.

Células no encapsuladas, con inmunosupresión

Los resultados más prometedores en cuanto al trasplante de células productoras de insulina se han logrado en la Universidad de Alberta, en Edmonton, Canadá. Los investigadores de esa institución están usando nuevos fármacos para bloquear la destrucción autoinmune de las células de los islotes trasplantadas del páncreas de un donante. Los resultados de estos estudios no son perfectos: algunos pacientes siguen necesitando insulina después del trasplante, aunque en dosis más bajas. Aun así, las noticias son tan alentadoras que el *National Institutes of Health* de los Estados Unidos está financiando un estudio, para determinar si los resultados de la Universidad de Alberta se pueden duplicar en otros programas sobre la diabetes.

Los investigadores de Edmonton ya han realizado más de 91 trasplantes de células de los islotes en 48 pacientes con diabetes tipo 1. Ellos descubrieron que cuando las células se inyectan en el hígado, éste deja de secretar glucagón, una sustancia que ayuda a evitar la hipoglucemia. Por lo tanto, están evaluando otros posibles sitios para administrar la inyección, entre ellos la cavidad abdominal. De los 48 pacientes, el 84 por ciento ya no necesita insulina, pero tiene que tomar inmunosupresores. Ninguno de los pacientes ha fallecido, aunque han presentado algunas complicaciones como hemorragias hepáticas que requirieron transfusiones de sangre (en el 11 por ciento de los pacientes), coágulos en las venas del hígado (2 por ciento), y aumento temporal de anomalías de la función hepática (49 por ciento).

Aún no se sabe si los demás centros de investigación lograrán repetir estos resultados, pero hasta el momento los trasplantes de las células de los islotes han requerido de más de una administración de células provenientes de más de un páncreas. Sin embargo, como el páncreas del donante se puede dividir en varios pedazos cuando se hace un trasplante de órgano, por el momento esta opción permite aprovechar mejor un páncreas disponible que el trasplante de las células de los islotes.

Cuando las células de los islotes funcionan bien, pueden ayudar a revertir complicaciones diabéticas como la enfermedad de los ojos y la enfermedad de la arteria coronaria. Al mismo tiempo, se reducen los altibajos en los niveles de glucosa. (Algunos especialistas consideran que incluso cuando la hemoglobina A1c se encuentra por debajo del 7 por ciento, las grandes fluctuaciones de los niveles de glucosa pueden provocar complicaciones.)

Otro enfoque en cuanto a la obtención de células para trasplantes es el uso de células madre. Estas son células que aún no se han convertido en un tipo de célula con funciones específicas, como una célula del hígado, del corazón o del cerebro. Tal vez sea posible "entrenar" células madre para que produzcan insulina, y luego multiplicarlas y utilizarlas en lugar de las células de los islotes pancreáticos.

Medir el Nivel de Hierro en el Organismo

Los pacientes que padecen de una enfermedad poco común conocida como *hemocromatosis*, que se caracteriza por la absorción y el almacenamiento de cantidades excesivas de hierro, tienden a desarrollar diabetes mellitus tipo 2. Cuando estos pacientes son sometidos a extracciones frecuentes de sangre, la diabetes mejora. Donar sangre frecuentemente puede ayudar a que la población en general presente menos riesgo de desarrollar diabetes tipo 2.

Recientemente, un grupo de investigadores demostró que los niveles excesivos de hierro en el organismo pueden predecir el desarrollo de la diabetes, incluso cuando el paciente no padece de hemocromatosis. En un estudio publicado en febrero del 2004 en el *Journal of the American Medical Association*, un grupo de la Universidad de Harvard demostró que los niveles de ferritina de mujeres que posteriormente desarrollaron diabetes eran mucho más elevados que los de aquellas que no presentaron la enfermedad. La *ferritina* es un indicador de niveles de hierro elevados en el organismo. Las mujeres con ferritina alta tuvieron tres veces más probabilidades de desarrollar diabetes. Los depósitos excesivos de hierro pueden dañar los tejidos y provocar resistencia a la insulina.

Los investigadores llegaron a la conclusión de que los depósitos de hierro en el organismo son un factor de riesgo para el desarrollo de la diabetes. Ellos sugieren que medir los niveles de ferritina y eliminar el exceso de hierro en una fase temprana, puede prevenir la diabetes en algunas mujeres.

Como la investigación todavía está en proceso de desarrollo, no creo que sea necesario que todas las personas se sometan a una prueba de ferritina a partir de determinada edad. Sin embargo, considero que esta prueba podría resultar útil para individuos que presentan otros factores de riesgo, como la obesidad, el sedentarismo y antecedentes de diabetes en la familia. De todos modos, esta es una razón más para donar sangre.

Tratamientos Inesperados

En la revista *Diabetes Care* de diciembre del 2003, apareció un informe inesperado procedente de Paquistán. Según el artículo, una cucharadita de canela diaria puede mejorar los niveles de grasa y de glucosa en la sangre de los pacientes con diabetes tipo 2. El estudio se realizó entre 60 personas, divididas en grupos que recibieron 1, 3 o 6 gramos de canela diarios, o un placebo que no contenía canela. Este proceso se repitió durante 40 días.

Los resultados mostraron una reducción considerable del nivel de glucosa en la sangre, los triglicéridos, el colesterol total y el colesterol LDL, incluso en dosis de 1 gramo, mientras que el grupo que tomó el placebo no presentó cambios. Ninguno de los participantes tuvo problemas para consumir la canela. El autor del estudio considera que incluso en cantidades más pequeñas, la canela puede ser útil para reducir tales niveles.

Este parece ser un tratamiento bastante benigno, que vale la pena probar.

En otro artículo publicado en *Diabetes Care*, esta vez en junio del 2003, se sugiere que el uso del *té oolong*, un tipo de té parcialmente fermentado, permite una reducción considerable de la glucosa plasmática. (En comparación, el té verde no se fermenta, y el té negro se fermenta completamente.) Como parte del estudio, 20 personas tomaron diariamente 1.500 mililitros de té *oolong* y su nivel de glucosa bajó de 229 a 162, como promedio. El grupo que no tomó el té no mostró cambios. El té que se usó en la prueba era procedente de China.

¿Recomiendo este tratamiento? Al igual que en el caso anterior, este tratamiento parece benigno y sus posibles efectos son magníficos. El principal problema es conseguir el té; si lo encuentra, asegúrese de que viene de China.

Relación entre Obesidad y Diabetes

¿A través de qué mecanismo la obesidad conduce a la diabetes? La obesidad aumenta la resistencia de las personas a su propia insulina. Cuando bajan de peso, estas personas recuperan la sensibilidad a la insulina. Durante mucho tiempo los científicos han considerado que algunas sustancias producidas por las grasas tienen que ver con esto. Y hace poco descubrieron un compuesto presente en el tejido adiposo que podría ser la respuesta a esa pregunta.

Dicho compuesto, la *resistina*, se aisló en roedores y se describió por primera vez en la revista *Nature* en enero del 2001. Esta hormona, secretada por las células adiposas, provoca resistencia a la insulina, lo cual explica por qué la resistencia a la insulina aumenta con la obesidad. El mismo fármaco que mejora la resistencia a la insulina, la rosiglitazona (vea el Capítulo 10), reduce los niveles de resistina. Los científicos también han comenzado a fabricar resistina. En los ratones, la resistina aumenta la resistencia a la insulina, mientras que cuando se les administran anticuerpos anti-resistina, la resistencia disminuye. Esto demuestra que otros agentes, además de las glitazonas, pueden ser útiles en el tratamiento de la diabetes tipo 2, ya que bloquean la acción de la resistina.

Esta correlación no se ha aclarado del todo puesto que algunos roedores obesos presentan niveles muy bajos de resistina. Además, la resistina no se ha detectado en las células adiposas y musculares de los humanos. Aunque en los primeros informes se decía que los niveles de resistina probablemente eran elevados en las personas obesas, esto no ha sido verificado en publicaciones recientes. El papel de la resistina en el metabolismo humano aún está por determinar.

Otra posible explicación del vínculo entre la diabetes y la obesidad tiene que ver con un descubrimiento publicado en diciembre del 2003 en el *Journal of Endocrinology*. Según se indica, una hormona del cerebro, la *hormona estimulante del melanocito* (MSH, por sus siglas en inglés), tiene que estar presente en los ratones obesos para que desarrollen la diabetes. Cuando se les administró más MSH a los ratones obesos, aumentó su resistencia a la insulina. Por otra parte, la evaluación de un grupo de personas reveló que aquellas con niveles más altos de MSH presentaban más probabilidades de padecer de diabetes. En el futuro, con el propósito de mejorar la sensibilidad a la insulina, los médicos podrían indicar medicamentos que reducen los niveles de MSH.

Atender la Obesidad Mórbida

A medida que se incrementa la prevalencia de diabetes relacionada con la obesidad, también aumenta la cantidad de personas con *obesidad mórbida* — individuos cuyo índice de masa corporal es igual o superior a 40 (vea el Capítulo 3). Los medicamentos no pueden controlar el nivel de glucosa en la sangre de estos pacientes. Ellos presentan gran tendencia a padecer de otras enfermedades como presión arterial alta, alto nivel de grasas nocivas y apnea del sueño, todo lo cual puede provocar ataque cardiaco y muerte. En los Estados Unidos más de 10 millones de personas padecen de obesidad mórbida, y esa cifra continúa creciendo.

La única salvación para ellos es la cirugía gástrica, si partimos del presupuesto de que no pueden bajar de peso con dieta y ejercicios. Las dos formas principales de cirugía gástrica que se practican hoy en día son el desvío gástrico y la banda gástrica. En el Capítulo 8 me refiero a ambas.

Después del procedimiento quirúrgico, los pacientes que se someten a estas cirugías pierden el interés en ingerir grandes cantidades de alimentos, y bajan de peso rápidamente. Sin embargo, la persona puede volver a comer en demasía, por lo que la dieta y los ejercicios continúan siendo esenciales. Los resultados son gratificantes. La mayoría de los pacientes pierden entre el 60 y el 80 por ciento del exceso de peso y se mantienen así durante los cinco años posteriores a la cirugía. Logran controlar la diabetes, el colesterol y otras grasas nocivas.

Teniendo en cuenta que la obesidad es un factor tan importante en la incidencia de diabetes tipo 2, ¿se debería recomendar la cirugía gástrica a todos los diabéticos obesos que no pueden adelgazar por sí solos, como una forma de controlar la enfermedad, independientemente de que tengan obesidad mórbida o no? Esta pregunta es difícil de responder, pero lo cierto es que en estos momentos la mayoría de los seguros médicos no cubren la cirugía gástrica para pacientes diabéticos. Cualquier cirugía tiene complicaciones potenciales, incluyendo la muerte, aunque sólo en casos raros. Pero si los médicos seguimos sin poder controlar la diabetes de nuestros pacientes mejor de lo que lo estamos haciendo ahora, quizá tengamos que remitirlos a los cirujanos.

Aprender del National Weight Control Registry

El *National Weight Control Registry* (NWCR), que usted puede visitar en la Internet en www.lifespan.org/services/bmed/wt_loss/nwcr/, es un estudio permanente sobre personas mayores de 18 años que cumplen con dos criterios: haber bajado 30 libras y haberse mantenido en el nuevo peso durante un año como mínimo. Como promedio, las más de 4.000 personas inscritas en este estudio bajaron 66 libras cada una y se han mantenido en su nuevo peso durante 5,5 años. Obviamente, adelgazar es posible, ¿pero cómo lo lograron?

Los participantes en el estudio del NWCR tienen las siguientes características:

- El 80 por ciento son mujeres.
- El 82 por ciento ha cursado estudios universitarios.
- El 97 por ciento son blancos.
- El 67 por ciento son personas casadas.
- Su índice de masa corporal (IMC) inicial era de 35,1, como promedio.
- Su IMC actual es de 24, como promedio.

La información de cada participante se obtiene a través de un cuestionario de seguimiento anual. De esta manera, el NWCR ha podido determinar que el 89 por ciento de los individuos inscritos bajaron de peso gracias a un régimen de dieta y ejercicios, mientras que el 10 por ciento lo logró solamente con dieta. El 44 por ciento bajó de peso por cuenta propia, y el 55 por ciento siguió un programa formal.

¿Qué los motivó a bajar de peso?

- ✔ El 32 por ciento bajó de peso debido a un problema médico.
- ✔ El 32 por ciento bajó de peso debido a un problema emocional.
- ✔ El 26 por ciento quería hacer un cambio en su estilo de vida.
- ✔ El 7,2 por ciento simplemente decidió bajar de peso.
- ✔ El 4,3 por ciento lo hizo porque alguien lo motivó.

No recuperar el peso es más difícil que adelgazar. Sin embargo, estas personas lo han logrado. Esto es lo que hacen:

- ✔ Siguen una dieta baja en grasas. Como promedio, consumen menos del 24 por ciento de las calorías diarias en forma de grasas, una cifra inferior a la recomendada por la mayoría de las autoridades médicas (30 por ciento).
- ✔ Observan cuidadosamente el total de calorías que consumen y, como promedio, ingieren 1.800 calorías diarias, en lugar de 2.000, que es la cantidad recomendada.
- ✔ Generalmente hacen muchos ejercicios físicos, lo que les permite quemar al menos 2.500 kilocalorías por semana.

La actividad física más popular entre los participantes es caminar. El 76 por ciento camina cuatro millas diarias. El 20 por ciento practica ciclismo y el 10 por ciento prefiere correr. Muchos también hacen algo de ejercicios con pesas.

Los participantes afirman que adelgazar y mantener el peso les reporta tres beneficios fundamentales:

- ✔ El 95 por ciento indica que su calidad de vida mejoró.
- ✔ El 92 por ciento indica que su nivel de energía mejoró.
- ✔ El 92 por ciento indica que su agilidad mejoró.

Si usted ha adelgazado 30 libras o más, y se ha mantenido en ese peso durante más de un año, inscríbase en el NWCR visitando su sitio en la Internet o llamando al 800-606-NWCR. Saber que cada año esta organización comprobará cómo va el control de su peso, puede motivarlo a no recuperar las libras que perdió.

Si le cuesta trabajo bajar de peso, estas estadísticas deben convencerlo de que es posible. Es muy probable que necesite hacer algún cambio en su estilo de vida. Primero, aproveche cada oportunidad para poner su cuerpo en movimiento. Compre un pedómetro, como recomendé en el Capítulo 9, y trate de caminar 10.000 pasos cada día. Luego, sepa exactamente qué contiene cada alimento que come (vea el Capítulo 8); así podrá asegurarse de que consume menos del 24 por ciento de las calorías en forma de grasa, y que su ingesta diaria de calorías es inferior a 1.800. Cuanto más disciplinado sea con la dieta y los ejercicios, logrará mejores resultados.

Mejorar la Educación de la Diabetes

La mayor parte de la educación sobre la diabetes se ofrece de forma individual o en grupos pequeños; un educador o el médico le explica al paciente lo que él o ella debe saber. Sin embargo, más de 18 millones de personas padecen de diabetes y muchas reciben muy poca o ninguna educación sobre este padecimiento. Para comenzar a rectificar este problema, algunos educadores de la diabetes están trabajando con grupos más grandes de pacientes.

Por ejemplo, recientemente me enteré de un grupo de 13 personas con diabetes tipo 1 que asistió a reuniones con un educador de la diabetes. En particular se abordó el tema de cómo intensificar el tratamiento de insulina. Las sesiones se extendieron por 35 horas repartidas en 2 semanas, y el resultado fue un mejoramiento del control de la glucosa que se mantuvo durante 18 meses después del curso. Los resultados de una pequeña encuesta entre los estudiantes revelaron que: se sentían capacitados y fortalecidos, su calidad de vida había mejorado, y consideraban que poseían más habilidades para ajustar las dosis de insulina, controlar el nivel de glucosa en la sangre, lidiar con situaciones especiales y monitorear la enfermedad.

Usted mismo puede encargarse de repetir estos resultados. Organice un grupo y contrate a un educador de la diabetes. Cuanto más específico sea el tema a tratar, más aprenderán. Tres tópicos que de seguro le reportarán grandes beneficios son:

- ✔ Reglas para el cuidado del paciente diabético
- ✔ La dieta del paciente diabético
- ✔ Los ejercicios y la diabetes

Capítulo 17

Tratamientos Que No Funcionan

En Este Capítulo

▶ Cómo darse cuenta de que un tratamiento no va a funcionar

▶ Cómo identificar fármacos, dietas y otros tratamientos que no funcionan

*T*odo el mundo quiere encontrar una solución rápida y fácil para sus problemas. Para cada problema, cinco personas ofrecen una respuesta rápida y fácil. Sólo tiene que enviarles el dinero. Quienes inventan estafas se las arreglan para quitarle lo que es de usted.

Dejarse engañar por esas afirmaciones puede tener consecuencias mucho más graves para usted que para el individuo que se acercó a un hombre que anunciaba refrescos disfrazado de oso polar y le preguntó: "¿No se siente tonto con ese traje?" Y el "oso" respondió: "¿Tonto yo? El que le está hablando a un oso es usted".

En este capítulo comparto todo lo que sé sobre pruebas y tratamientos para la diabetes que no funcionan. No espere que mencione aquí todas las "curas milagrosas" para la diabetes sobre las que ha oído o leído. En cuanto se publique este libro, aparecerán aseveraciones nuevas y más seductoras. Espero que se mantenga escéptico, use la información que ofrezco en este capítulo para descartar esas afirmaciones, y consulte a su médico antes de probar algo que podría provocarle más daños que beneficios.

Desarrollo de un Ojo Crítico

CONSEJO

Muchas pistas pueden indicarle que un tratamiento quizás no funcione. He aquí algunas:

> ✔ **Si una estrella de Hollywood, un jugador de baloncesto u otra figura de los deportes promueve un tratamiento, sea muy escéptico.** Cuestiónese siempre la fuente y cerciórese de que sea confiable. En este caso, la fama de la estrella se utiliza para convencerlo, no los conocimientos que esa persona posee sobre el tema.

✔ **Si el tratamiento se creó hace mucho tiempo pero no se usa con frecuencia, no confíe en el mismo.** Si un tratamiento se empezó a usar hace tiempo y realmente funciona, ya se habría probado en un estudio experimental en el que algunas personas lo reciben y otras no. Los médicos y los textos de medicina recomiendan medicamentos que pasan con éxito esa prueba.

✔ **Si parece demasiado bueno para ser verdad, por lo general no es verdad.** Un ejemplo serían las afirmaciones de que el cromo mejora el nivel de glucosa en la sangre. El estudio que lo "demostró" se hizo con personas que tenían deficiencia de cromo, una situación que no existe en los Estados Unidos.

✔ **Las anécdotas no demuestran el mérito de un tratamiento o de una prueba.** Las experiencias favorables de una o de varias personas no pueden sustituir a un estudio científico. Quizá esas personas respondieron al fármaco, pero tal vez fue por razones completamente distintas.

En la Internet hay mucha información sobre la diabetes. En el Apéndice C indico los mejores recursos informativos sobre la diabetes disponibles en la Internet. Las mismas reglas son también válidas a la hora de evaluar la exactitud de las afirmaciones que aparecen en la Internet en general, con algunas reglas adicionales:

✔ **No recurra a los motores de búsqueda para comprobar la validez de la información.** Los motores de búsqueda no pueden determinar la validez de las afirmaciones.

✔ **Visite el sitio donde se hace la afirmación y vea si la mayor parte de la información que publican tiene sentido.** Si encuentra mucha información absurda, póngase en guardia. Si aún cree que el tratamiento podría funcionar, pida referencias al administrador del sitio. Si no le responde, olvídese del tratamiento.

✔ **Visite sitios que usted sabe que son confiables, para ver si allí encuentra las mismas recomendaciones.** Los tratamientos que se exponen en sitios como la *American Diabetes Association* (ADA) y *The Diabetes Monitor* (vea el Apéndice C) son confiables. Cuando la utilidad de un tratamiento sea incierta, por lo general esos sitios le pueden informar al respecto.

✔ **Asista a conferencias médicas organizadas por expertos de renombre.** Ellos le proporcionarán direcciones en la Internet que son fiables. Otra fuente en la que puede confiar para obtener esas direcciones es el libro titulado *Cybermedicine: How Computing Empowers Doctors and Patients for Better Health Care*, de Warner V. Slack.

Cómo hallar sitios confiables en la Internet

La fundación *Health on the Net* ha establecido una serie de principios que cualquier sitio en la Internet puede adoptar. Desde su página en la Internet (`www.hon.ch`) puede buscar sitios de medicina que respetan este código de conducta (HONcode):

Principio 1: Cualquier consejo médico o de salud proporcionado y mantenido en este sitio será ofrecido por profesionales calificados con estudios médicos, a menos que se indique claramente que cierto consejo no proviene de una persona u organización con calificación médica.

Principio 2: La información proporcionada en este sitio tiene el propósito de apoyar, no sustituir, la relación que existe entre un paciente/ persona que visita el sitio y su médico.

Principio 3: Este sitio en la Internet respeta la confidencialidad de la información de los pacientes/personas que visitan un sitio en la Internet de salud y medicina, incluyendo su identidad. Los dueños del sitio en la Internet se comprometen a cumplir con o a exceder los requerimientos legales de la privacidad de la información médica y de salud que se aplican en el país y en el estado donde están situados el sitio principal y los sitios espejo.

Principio 4: La información está respaldada por referencias.

Principio 5: Las afirmaciones sobre los beneficios de tratamientos específicos están apoyadas por referencias.

Principio 6: Los creadores de este sitio en la Internet tratarán de ofrecer información de la manera más clara posible, y proporcionarán enlaces para aquellos visitantes que busquen más información o apoyo. La dirección de correo electrónico del administrador del sitio deberá aparecer de forma conspicua en las páginas del sitio.

Principio 7: Se deberá indicar claramente los nombres de las organizaciones comerciales y no comerciales que ofrezcan apoyo al sitio, ya sea en forma de fondos, servicios o textos.

Principio 8: Si la publicidad es una fuente de financiación, esto se especificará claramente. En el sitio se mostrará una breve descripción de las normas de publicidad adoptadas por los dueños del sitio. Los anuncios publicitarios y otros materiales promocionales se presentarán de una forma y en un contexto que facilite diferenciarlos del material original creado por la institución que administra el sitio.

Si un sitio respeta estos principios, se puede apostar a que su información es muy confiable. En el Apéndice C menciono muchos sitios que siguen el código de conducta para sitios de salud y medicina.

Cómo Identificar Fármacos Que No Funcionan

Fueron tantos los fármacos que en la década pasada se pregonaron como la cura para la diabetes, que cualquiera pensaría que todos los diabéticos iban a estar curados a estas alturas. La realidad, como no me canso de repetir, es que en la actualidad usted sí tiene las herramientas para controlar la diabetes, pero la solución no es tan simple como tomarse una píldora. Si lo fuera, este libro no sería necesario. En esta sección, me referiré a algunos fármacos que han disfrutado una publicidad inmerecida porque "funcionaron" en unas cuantas personas.

Si usted participa en un estudio de investigación clínica de un nuevo fármaco, hay un sistema establecido para protegerlo. Compruebe que el estudio haya sido aprobado por el comité de revisión de la institución que lo está llevando a cabo. Esas instituciones por lo general están acreditadas por una organización prestigiosa, como la *Association for the Accreditation of Human Research*.

Vea el recuadro "Cómo la ADA evalúa nuevos fármacos" para más información sobre la forma en que la *American Diabetes Association* evalúa tratamientos nuevos.

Cromo

En todo tipo de revistas y periódicos, y también en la Internet, encontrará artículos que elogian las bondades del cromo para controlar los síntomas de la diabetes. Pero, ¿debe tomar suplementos de cromo?

La defensa más vigorosa del cromo proviene de un estudio de personas con diabetes tipo 2 en China. A los participantes se les dio dosis altas de cromo y se determinó que éste mejoraba su hemoglobina A1c, el nivel de glucosa en la sangre y el colesterol, a la vez que reducía la cantidad de insulina que necesitaban. Sin embargo, estos individuos ya tenían deficiencia de cromo. Las personas que viven en los Estados Unidos y en otros países donde la dieta contiene suficiente cromo no padecen de esta deficiencia y no muestran mejoría en la tolerancia a la glucosa cuando toman cromo. Además, el cromo normalmente está presente en cantidades tan pequeñas que es difícil medirlo incluso en personas sin deficiencia de cromo.

No se sabe con certeza cuál es la cantidad exacta de cromo que se necesita en la dieta, pero se calcula que está entre 15 y 50 microgramos diarios. Las personas que toman cromo en exceso tienden a acumularlo en el hígado, donde puede resultar tóxico. Algunos estudios sugieren que el exceso de cromo puede causar cáncer.

Por ahora, las pruebas no apoyan el uso del cromo para la diabetes, excepto en el caso de individuos que presentan deficiencia de este elemento químico.

Cómo la ADA evalúa nuevos fármacos

La *American Diabetes Association* evalúa nuevas terapias y las coloca en una de cuatro categorías:

✔ Inequívocamente eficaz

✔ Algo eficaz, a veces eficaz o eficaz para ciertas categorías de pacientes

✔ Desconocida y sin probar, pero posiblemente prometedora

✔ Inequívocamente ineficaz

Si usted está a punto de probar un tratamiento nuevo que su médico no le ha recomendado y no aparece en este libro, póngase en contacto con la ADA e investigue cuál es la postura de la organización en cuanto a ese tratamiento. Por supuesto, si está participando en una prueba clínica que intenta determinar la eficacia del tratamiento, nadie sabe aún si funciona o no.

Aspirina

Las personas que utilizan sulfonilureas (vea el Capítulo 10) a veces experimentan un descenso mayor del nivel de glucosa en la sangre cuando toman aspirina. Eso se debe a que la aspirina compite con el otro fármaco por los sitios de unión a las proteínas que transportan las sulfonilureas en la sangre. Cuando se unen a las proteínas, las sulfonilureas no están activas; cuando se encuentran libres, sí. La aspirina desprende a las sulfonilureas de las proteínas, de manera que quedan libres. Por esa razón se ha recomendado el uso de la aspirina para reducir el nivel de glucosa en la sangre.

En sí misma, la aspirina tiene poco efecto sobre la glucosa. Su efecto con las sulfonilureas es tan inconstante que no se puede depender de ella para reducir el nivel de glucosa en la sangre.

Fórmula para el páncreas

La fórmula para el páncreas se vende en la Internet como una mezcla de hierbas, vitaminas y minerales que ayudan a combatir la diabetes. No hay pruebas clínicas ni experimentales que muestren que la fórmula para el páncreas tiene algún valor para el organismo humano. Las afirmaciones que se hacen sobre este "tratamiento" no están respaldadas por pruebas concretas.

La realidad sobre el aspartamo

Muchas fuentes noticiosas señalan que el aspartamo (vea el Capítulo 8) causa cáncer. Como hay tantas personas que comen y toman productos que contienen aspartamo, quiero hacer una aclaración.

El aspartamo es un edulcorante artificial aceptable, sin peligros conocidos para los seres humanos. No hay pruebas de que el aspartamo cause cáncer cuando se usa en cantidades normales. La *Food and Drug Administration* estima cuál es la ingesta diaria admisible para cada aditivo alimentario, y tiene en cuenta un margen de seguridad de 100 veces más. Por lo tanto, es inconcebible que alguien use más aspartamo que eso.

Quemador de grasas

Es posible que escuche y lea mucha publicidad sobre el producto Fat Burner (quemador de grasas) en periódicos y emisoras radiales confiables. La publicidad afirma que usted puede "quemar grasas sin hacer dieta ni ejercicios" y que le enviarán, ABSOLUTAMENTE GRATIS, un frasco de Spirulina para complementar su programa de control de peso Fat Burner. Si de verdad cree que esto es posible, entonces le diré que tengo un puente que me gustaría venderle. ¡Y se lo vendo barato! Para quemar grasas, debe hacer ejercicios y dejar de ingerir grandes cantidades de carbohidratos u otras fuentes de calorías.

Ki-Sweet

La publicidad del Ki-Sweet constituye otra lección de escepticismo. Los creadores de este edulcorante "milagroso" afirman que tiene una "designación especial de la *American Diabetes Association*". La ADA niega esto pero, ¿cuántas personas lo comprarán simplemente porque ven la aprobación de la ADA, sin molestarse en averiguar si es cierta? No hay pruebas de que el Ki-Sweet, que se fabrica a partir del jugo del kiwi, tenga muchas ventajas sobre otros edulcorantes (vea el Capítulo 8).

Gymnema silvestre

La gymnema silvestre es una planta que se halla en la India y en África. Esta planta se promueve como un agente que disminuye la glucosa, como parte de un tratamiento médico alternativo llamado *medicina ayurvédica*. La gymnema silvestre nunca se ha probado en un estudio controlado con seres humanos. En su publicidad se lee: "En la mayoría de las personas, el azúcar en la sangre baja a un nivel normal". Pero no hay pruebas de que sea así.

Evitar las Drogas Ilegales

Las drogas como la cocaína, la heroína, el *speed* y la marihuana no sólo son ilegales, son especialmente nocivas para los diabéticos por varias razones:

- Algunas provocan mucha hambre, y la persona consume demasiadas calorías.

- Todas causan que la persona pierda conciencia de la hipoglucemia, y no tome medidas al respecto.

- Todas causan una pérdida de la capacidad de razonar, que lleva a no tomar las medicinas, no comer bien y no hacer ejercicios.

- Algunas causan una respuesta reducida de la insulina a los alimentos, de modo que provocan hiperglucemia.

- Algunas causan pérdida del apetito, por lo que provocan hipoglucemia, desnutrición y deficiencias vitamínicas.

No hay gran cantidad de información válida sobre el impacto de cada droga ilegal en la diabetes porque no podemos hacer estudios en los que estas drogas se administren a un grupo de diabéticos y a otro no. Pero sabemos lo siguiente:

- La marihuana (conocida como hierba, pasto y maría, en español, y *grass*, *weed*, *bud*, *cannabis*, en inglés) provoca aumento del apetito, por lo que la persona ingiere demasiadas calorías.

- La anfetamina (*speed*, *Dex*, *crank* o arranque) y el éxtasis (un derivado de la anfetamina al que también se le conoce como Adán, frijoles, droga del abrazo y droga del amor, en español, y *DMA*, *E*, *X*, *adam*, *bean* y *roll*, en inglés) aceleran el metabolismo, lo que da lugar a episodios de hipoglucemia porque el individuo a menudo no come adecuadamente y no se da cuenta de los síntomas de hipoglucemia.

- La cocaína (talco, nieve y coca, en español, y *coke*, *snow*, *nose candy*, *dust* y *toot*, en inglés) y la cocaína de base libre (*crack*, piedra) llevan a la privación de alimentos, un incremento del metabolismo y las necesidades de calorías, y deficiencia vitamínica.

- La heroína (pasta, dama blanca, polvo blanco y lenguazo, en español, y *dope*, *junk* y *smack*, en inglés) es similar a la cocaína pero tiene riesgos adicionales asociados con las inyecciones, como la infección.

¿Necesita más razones para estimularse con el ejercicio y no con las drogas?

Los Peligros de Algunas Drogas Legales

El hecho de que una droga sea legal no significa que no tenga efectos secundarios indeseables. Varias clases de drogas deben usarse con cautela.

Antipsicóticos

En uno de los ejemplares de la revista *Diabetes Care* (febrero del 2004), cuatro importantes asociaciones médicas advirtieron que las drogas antipsicóticas de segunda generación, usadas para tratar diversas enfermedades mentales graves, pueden causar un rápido aumento de peso, grasa en su mayor parte, dando lugar a prediabetes, diabetes, resistencia a la insulina y grasas nocivas en la sangre.

Los riesgos de cada droga son distintos, pero la clozapina (Clozaril, de Novartis) y la olanzapina (Zyprexa, de Eli Lilly) parecen ser las más peligrosas. Otros fármacos mencionados son la risperadona (Risperdol, de Johnson & Johnson), quetiapina (Seroquel, de AstraZeneca), ziprasidona (Geodon, de Pfizer) y aripiprazola (Abilify, de Bristol-Myers Squibb).

Si está tomando uno de estos fármacos, pídale a su médico que le haga análisis y lo monitoree para detectar aumento de peso y resistencia a la insulina. Los beneficios de tomar el fármaco tal vez sean mayores que los riesgos. En el artículo de *Diabetes Care*, el panel de investigadores sugiere que antes de recetar el fármaco se haga una evaluación básica: revisar el historial médico, hacer un examen físico, e indicar análisis de glucosa en ayunas y de las grasas en la sangre.

Las personas con sobrepeso u obesidad deben recibir asesoramiento sobre nutrición y ejercicios si toman uno de estos fármacos. Y si hay razones para pensar que usted corre el riesgo de contraer diabetes, su médico debe recetarle el fármaco que esté menos relacionado con este problema.

Medicamentos para el SIDA

Ciertos fármacos que controlan el SIDA, llamados *inhibidores de la proteasa*, bloquean la capacidad del organismo de almacenar glucosa, de modo que las personas que los usan pueden desarrollar diabetes. Más del 80 por ciento de las personas que toman estos medicamentos desarrollan exceso de grasa en el área abdominal, y la mitad desarrolla intolerancia a la glucosa. Más del 10 por ciento desarrolla diabetes. La Tabla 17-1 muestra estos medicamentos con sus marcas y fabricantes.

Tabla 17-1	Inhibidores de la Proteasa Que Afectan el Metabolismo de la Glucosa	
Nombre Genérico	*Nombre Comercial*	*Fabricante*
Saquinavir (cápsula de gel duro)	Invirase	Hoffman y La Roche
Saquinavir (cápsula de gel suave)	Fortovase	Hoffman y La Roche
Ritonavir	Norvir	Abbott Laboratories
Indinavir	Crixivan	Merck & Co
Nelfinavir	Viracept	Pfizer
Amprenavir	Agenerase	GlaxoSmithKline
Lopinavir y ritonavir	Keletra	Abbott Laboratories
Atazanavir	Reyataz	Bristol-Myers Squibb
Fosamprenavir	Levixa	GlaxoSmithKline

Asegúrese de que le hagan análisis antes de tomar estos medicamentos. Además, su médico debe monitorear cuidadosamente si usted aumenta de peso o presenta intolerancia a la glucosa. Si desarrolla diabetes, los inhibidores de la proteasa se continúan tomando y se trata la diabetes. Hasta ahora, ningún inhibidor de la proteasa se destaca como el que más probabilidades tiene de causar diabetes.

Cómo Identificar las Dietas Que No Funcionan

Para la persona con sobrepeso y diabetes tipo 2, cualquier dieta que cause cierta pérdida de peso ayuda por un tiempo. Pero siempre debe hacerse estas preguntas:

- ✔ ¿Estoy preparado para hacer esta dieta por tiempo indefinido?

- ✔ ¿Esta dieta es saludable a largo plazo?

- ✔ ¿Combina todos los elementos que necesito —pérdida de peso, reducción del nivel de glucosa y de grasas en la sangre— con un buen sabor y un costo razonable?

Si puede responder afirmativamente todas estas preguntas, es muy probable que la dieta le funcione.

¿Y qué hay con la hipnosis?

Una fuente tan respetada como el *National Institutes of Health* (NIH) ha mencionado a la hipnosis como un tratamiento para "la estabilización del azúcar en la sangre en la diabetes". Aunque aclara que esa declaración no significa que respalda dicho tratamiento, el hecho de que la afirmación venga del NIH le da credibilidad a la hipnosis. El único problema es que no existe ninguna prueba experimental que confirme la utilidad de la hipnosis. De manera que debe ser cauteloso aun cuando el consejo provenga de las fuentes más respetadas.

Entonces, ¿cómo sabe cuáles dietas son saludables y eficaces, y cuáles no? Primero, lea atentamente el Capítulo 8, donde profundizo en el tema de las dietas. Después, aprenda a descubrir los defectos en las dietas de moda.

Cuando entre en una librería grande quizás lo abrumen tantos libros sobre dietas. Pero al parecer, cuantos más libros se escriben sobre ese tema, menos cosas sabemos con certeza. ¿Por qué los autores se molestarían en escribir decenas de libros sobre dietas cada año si la solución estuviera en algún libro ya publicado? Si fuese así, los comentarios de los lectores ya habrían convertido ese libro en el más vendido de todos.

En estos días hay demasiados libros sobre dietas para mencionarlos todos aquí, pero se pueden agrupar en varias categorías:

- **Dietas que consisten en ingerir gran cantidad de proteínas y pocos carbohidratos:** Estas dietas no son saludables ni balanceadas. A menos que use el tofu como fuente de proteínas, estará ingiriendo gran cantidad de grasas, fundamentalmente saturadas. Y eso no es bueno para la salud. Estas dietas carecen de las vitaminas que un suplemento vitamínico tal vez suministre o tal vez no. Son pocas las personas que pueden seguir estas dietas por mucho tiempo. ¿Cuántas personas se acostumbran a comer pollo en el desayuno, el almuerzo y la cena? Este tipo de dieta también es pobre en potasio, un mineral esencial.

Quienes siguen estas dietas por mucho tiempo presentan pérdida del cabello, uñas quebradizas y piel seca. Su aliento y su orina huelen a acetona, debido a la descomposición de las grasas. Se deshidratan y necesitan tomar gran cantidad de líquidos.

Esta dieta me parece adecuada como dieta inicial. Algunas personas con diabetes tipo 2 que presentan hiperglucemia muestran una rápida mejoría cuando comienzan una dieta como ésta. Cuando logran controlar la glucosa pueden iniciar una dieta más balanceada.

✔ **Dietas que consisten en consumir poca o ninguna grasa:** Una dieta con menos de 20 por ciento de grasa es muy difícil de preparar y quizá aún más difícil de comer, a menos que usted sea una ardilla. Para ingerir la cantidad necesaria de calorías, las personas que siguen esta dieta ingieren demasiados carbohidratos. En el Capítulo 8 explico por qué esto no es recomendable para los diabéticos.

Al igual que la dieta basada en las proteínas, esta dieta puede carecer de vitaminas y minerales esenciales, especialmente las vitaminas liposolubles. Rara vez las personas mantienen esa dieta después de irse de un spa o de otro lugar por el estilo donde se promueva ese tipo de dieta. Sin embargo, este concepto puede ser una buena forma de comenzar un plan nutricional para una persona con diabetes tipo 2, siempre que el total de calorías no supere las necesidades diarias de esa persona.

✔ **Dietas muy bajas en calorías:** Estas dietas requieren ingerir alimentos y bebidas que en total aporten menos de 800 kilocalorías al día (por lo general no saben muy bien). Carecen de muchos nutrientes esenciales y deben complementarse con vitaminas y minerales. Este concepto no puede constituir la base de una dieta permanente porque la persona adelgazaría demasiado. La mayoría de las personas que se someten a esta clase de programa lo abandonan pronto, recuperan cada onza que perdieron, y luego aumentan algunas más. (Por supuesto, siempre hay excepciones.)

No me gusta esta clase de dieta, ni siquiera como dieta inicial, porque es tan distinta de nuestros hábitos nutricionales que las personas no tardan en encontrarla intolerable. Comer es parte importante de nuestra existencia, y proporciona un gran placer a los seres humanos y a otros animales. Una dieta que suprime esta actividad fundamental no se puede sostener por mucho tiempo.

La transición de una dieta muy baja en calorías a una dieta balanceada es muy difícil y rara vez tiene éxito.

Parte V
La Parte de los Diez

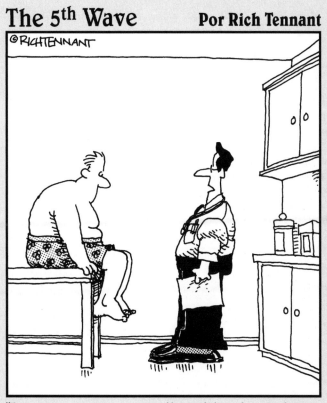

The 5th Wave **Por Rich Tennant**

"Le vamos a colocar un dispositivo de monitoreo que lo ayudará a reducir su glucosa en la sangre durante las comidas, pues le indicará automáticamente al cerebro que reduzca la absorción de alimentos. A este dispositivo le llaman cinto."

En esta parte . . .

En esta parte encontrará técnicas fundamentales para controlar la diabetes. Basándose en lo que aprendió en los capítulos anteriores, usted podrá utilizar esta sección para perfeccionar su plan de cuidado de la diabetes. Aquí hallará los diez mandamientos para el control excelente de la diabetes, y también los diez mitos que ya puede lanzar al olvido. Además, descubrirá cómo aprovechar las habilidades y los conocimientos de todos los que lo rodean, ya sean expertos en diabetes, su familia o sus amigos.

Capítulo 18

Diez Formas de Prevenir o Revertir los Efectos de la Diabetes

En Este Capítulo

▶ Monitoreo constante

▶ Dedicación a la dieta

▶ Tenacidad con las pruebas médicas

▶ Entusiasmo para seguir un plan de ejercicios

▶ Una vida de aprendizaje

▶ Medicación meticulosa

▶ Actitud apropiada

▶ Planificación preventiva

▶ Fastidioso cuidado de los pies

▶ Cuidado esencial de la vista

Si leyó todo el libro hasta este punto, ¡felicidades! Pero no esperaba que lo hiciera, así que por eso escribí este capítulo. Siga los consejos que le ofrece el líder (yo) en este capítulo y, como diabético, podrá estar en gran forma física.

Monitoreo Constante

Ya tiene su medidor de glucosa. ¿Y ahora qué hace con él? A la mayoría de las personas no les gusta pincharse y al principio se muestran renuentes a hacerlo. Sin embargo, usted puede medirse la glucosa de tantas maneras, casi sin dolor, que no tiene excusa para huir de las pruebas. Usted y su médico acordarán la frecuencia con la que debe medirse la glucosa, pero cuanto más frecuentemente lo haga, más fácil será controlar su diabetes. Las mediciones le indican cuál es la respuesta de su cuerpo a los alimentos, los ejercicios y los medicamentos. (Para más detalles sobre el monitoreo, vea el Capítulo 7.)

Las personas con diabetes tipo 1 deben hacerse la prueba por lo menos antes de cada comida y al acostarse, porque su nivel de glucosa en la sangre determina la dosis de insulina. Las personas que tienen diabetes tipo 2 estable pueden hacerse la prueba una vez al día a diferentes horas o dos veces al día. Si está enfermo o a punto de iniciar un largo viaje en automóvil, debe hacerse la prueba con más frecuencia para evitar la hipoglucemia, o quizá la hiperglucemia. La belleza del medidor radica en que usted puede determinar cuál es su nivel de glucosa en la sangre en menos de 30 segundos, cada vez que lo considere necesario.

Devoción a la Dieta

Usted tiene la opción de estar controlado o descontrolado, dependiendo de lo que se lleve a la boca. Si aumenta de peso, se incrementa su resistencia a la insulina, pero una pequeña pérdida de peso puede revertir la situación. El punto principal que debe entender es que una "dieta diabética" es saludable para cualquiera, tenga diabetes o no. No se sienta como un paria por estar comiendo los alimentos correctos. No hace falta que tome suplementos, pues la dieta es balanceada y contiene todas las vitaminas y minerales necesarios (aunque debe comprobar si está ingiriendo suficiente calcio).

La dieta diabética se puede seguir en todas partes, no sólo en la casa. En cada menú encontrará algo adecuado para usted. Si alguien lo invita a comer, explíquele que tiene diabetes y que la cantidad de carbohidratos y grasas que puede consumir es limitada. Si eso no funciona, coma solamente una porción pequeña. (Para más detalles sobre la dieta, vea el Capítulo 8.)

Tenacidad con las Pruebas Médicas

Los fabricantes de detectores de humo recomiendan que cambie las baterías cada vez que usted cumpla años, ¡sin falta! Utilice ese mismo recurso para acordarse de sus "detectores de complicaciones". Asegúrese de que anualmente, alrededor de la fecha de su cumpleaños, su médico le indique un análisis de orina para detectar la presencia de proteínas, y le revise los pies para ver si hay pérdida de la sensación. Las complicaciones de la diabetes tardan de cinco a diez años en desarrollarse, y cuando usted sabe que hay un problema, puede hacer mucho para reducirlo o incluso revertirlo. Nunca ha sido más cierto aquello de "más vale precaver que lamentar". (Para más detalles sobre las complicaciones de la diabetes, vea los Capítulos 4 y 5.)

Voy a facilitarle la tarea de hacerse las pruebas que necesita en el momento en que las necesita. La hoja de recordatorio que aparece al inicio de este libro incluye todas las recomendaciones actuales en materia de pruebas para diabéticos. Si su médico aún no tiene esa lista, llévele una copia. Pida que le indique las pruebas a su debido tiempo. A un médico muy ocupado se le puede olvidar si usted se ha hecho todas las pruebas requeridas, pero usted no tiene excusa.

Entusiasmo Para Seguir un Plan de Ejercicios

Si utiliza insulina (en vez de medicamentos orales), el control de la diabetes se hace un poco más difícil pues debe coordinar lo que come con la actividad de la insulina. Sin embargo, tengo pacientes que son diabéticos desde hace décadas y no presentan grandes dificultades para equilibrar los alimentos y la insulina. Son los entusiastas del ejercicio. Para quemar glucosa, se valen de la actividad física en lugar de la insulina. El resultado es una fluctuación mucho menor de los niveles de glucosa en la sangre que en el caso de las personas que se administran insulina y no hacen ejercicios. También tienen más margen en su dieta porque el ejercicio compensa los pequeños excesos.

No estoy hablando de correr una hora todos los días o de recorrer 50 millas en bicicleta. Un ejercicio moderado, como caminar a paso rápido, puede lograr el mismo efecto. La clave está en hacer ejercicios religiosamente. (Para más detalles sobre los ejercicios, vea el Capítulo 9.)

Mi consultorio médico se encuentra en una de las empinadas calles de San Francisco. Y mis pacientes pueden subir hasta allí con facilidad, una de las grandes ventajas de un programa de ejercicios para toda la vida.

Una Vida de Aprendizaje

Cuando me llega un paciente nuevo que tiene diabetes desde hace tiempo, me sorprendo de ver cuán poco conoce sobre muchos aspectos fundamentales de su enfermedad.

Hay tantos avances en el campo de la diabetes que a mí mismo me es difícil mantenerme al día, a pesar de que esa es mi especialidad. Entonces, ¿qué debe hacer para enterarse cuando los médicos encuentren una cura para la diabetes? La respuesta está en una vida entera de aprendizaje. Después que supere la conmoción del diagnóstico, estará listo para comenzar a aprender. Este libro contiene muchos elementos básicos que debe saber. También puede tomar un buen curso sobre la diabetes. Y después, debe seguir aprendiendo. Asista a reuniones de la asociación de diabetes de su localidad. Hágase miembro de la *American Diabetes Association* y reciba su magnífica revista, *Diabetes Forecast*, que generalmente aborda los últimos adelantos. Visite los sitios en la Internet que menciono en el Apéndice C.

Recuerde que hay mucha desinformación en la Internet, así que tenga cuidado y revise cualquier recomendación antes de seguirla (vea el Capítulo 17). Incluso es posible que ciertas informaciones que aparecen en sitios confiables no sean adecuadas para su circunstancia particular.

Y sobre todo, ¡nunca deje de aprender! Lo próximo que aprenda podría ser lo que lo cure.

Meticulosa Medicación

El *cumplimiento*, que significa tratar su enfermedad de acuerdo con las instrucciones de su médico, es un término especialmente importante para los pacientes que tienen una enfermedad crónica como la diabetes y necesitan medicamentos todos los días. Claro que es molesto (incluso si puede administrarse insulina por vía oral). El médico presupone que usted sigue al pie de la letra su plan de medicamentos y en eso basa todas sus decisiones. Pero si ese presupuesto es falso, se pueden cometer errores muy graves.

Cada vez que se hace un estudio para determinar por qué no mejora la salud de los pacientes, el cumplimiento aparece entre las primeras causas, y a veces es la primera. ¿Usted se salta los medicamentos a sabiendas o simplemente se le olvidan? Sea cual sea la razón, lo mejor es establecer un sistema que lo obligue a recordarse. Si guarda las pastillas en un envase con secciones para cada día de la semana, con apenas un vistazo sabrá si se las tomó o no. Incluso podría separar las píldoras según la hora en que le tocan.

Actitud Apropiada

Su actitud hacia la enfermedad puede ser decisiva para determinar si vivirá en el "paraíso de la diabetes" o en el "infierno de la diabetes". Si tiene una actitud positiva, si considera la diabetes como un reto y una oportunidad, no sólo le será más fácil controlar la enfermedad, sino que su cuerpo producirá sustancias que lo ayudarán a controlarla. Una actitud negativa, en cambio, resulta en un pesimismo que lo lleva a no seguir la dieta, no hacer ejercicios y no tomar las medicinas. Además, su cuerpo producirá sustancias nocivas.

La diabetes es un reto porque usted tiene que pensar en hacer ciertas cosas por las que otros no se preocupan jamás. Lo obliga a ser organizado, algo que le será muy útil en otras partes de su vida. Cuando uno se organiza, logra mucho más en menos tiempo.

La diabetes es una oportunidad porque lo obliga a tomar buenas decisiones en cuanto a la dieta y los ejercicios. Usted puede llegar a ser más saludable que su vecino que no es diabético. Cuanto más cuide su salud, sus análisis mostrarán mejores resultados y cada vez se sentirá menos como una persona diabética.

¿La diabetes significa que no puede hacer lo que quiere hacer en su vida? Los diabéticos sólo tienen algunas restricciones legales y éstas están desapareciendo rápidamente. (Para más detalles sobre tales restricciones, vea el Capítulo 15.)

Planificación Preventiva

La vida está llena de sorpresas. Uno nunca sabe cuándo va a recibir más de lo que esperaba. Por eso es tan importante contar con un plan para lidiar con lo inesperado. Digamos que lo invitan a comer y le sirven algo que usted ya sabe que le subirá demasiado su nivel de glucosa en la sangre. O va a un restaurante y el menú está lleno de platos suculentos, muchos de los cuales no son apropiados para usted. ¿Qué hacer en estos casos? Tiene mucho estrés en el trabajo o en la casa. ¿Permitirá que el estrés le altere la dieta, los ejercicios y su régimen de medicamentos?

La clave en estas situaciones es comprender que las cosas no siempre salen bien. Si sus amigos le sirvieron una comida que no es la más adecuada para usted, coma solamente una pequeña porción y así limitará el daño. Si va a un restaurante, piense de antemano qué puede pedir sin salirse de su dieta. Tal vez sea mejor que no vea el menú; simplemente pregúntele al camarero si tienen los platos que usted puede comer (a menos, por supuesto, que vaya a un restaurante donde sirvan deliciosos platos para diabéticos). Si permite que los problemas lo saquen de paso, las consecuencias de un mal control de la diabetes empeorarán su estrés.

Puede practicar situaciones hipotéticas con el fin de prepararse para circunstancias difíciles. Por ejemplo, si lo invitan a un restaurante al que nunca ha ido, visítelo antes y revise el menú. Seleccione cuidadosamente las comidas que podrá pedir sin salirse de su plan. Ensayar estas situaciones antes de que se produzcan le permitirá afrontarlas mejor.

El Fastidioso Cuidado de los Pies

Recientemente leí un titular que decía: "Médicos de 7 pies interponen demanda contra hospital". Para ser sincero, no me gustaría atender a un médico que tenga siete pies, ni tampoco a uno que mida 7 pies de estatura. Pero si usted tiene dos pies o siete, es lo mismo: debe cuidarlos con esmero. Los problemas se presentan cuando se pierde la sensación en los pies debido a la neuropatía (vea el Capítulo 5). La neuropatía se puede detectar fácilmente con un filamento de 10 gramos. Si los pies no sienten el filamento, tampoco sentirán el agua caliente, una piedra o un clavo en el zapato, ni una úlcera infectada.

Cuando se pierde la sensación en los pies, es preciso utilizar los ojos para hacer el trabajo que normalmente le corresponde a las fibras nerviosas: transmitir el dolor y alertar de los problemas. Revísese cuidadosamente los pies todos los días, mantenga las uñas bien cortadas y use zapatos cómodos. Su médico debe revisarle los pies cada vez que va a la consulta.

La diabetes es la causa principal de amputaciones de los pies, una situación extrema que se puede evitar perfectamente si se los cuida. Antes de bañarse, pruebe la temperatura del agua con la mano. Sacuda los zapatos antes de ponérselos. Cuando estrene un par de zapatos, úselos solamente un rato y luego revise los puntos donde le molestan. Compre un filamento de 10 gramos y compruebe si puede sentirlo. El futuro de sus pies está en sus manos.

Otro aspecto importante del fastidioso cuidado de los pies es comprobar que tiene buena circulación en los vasos sanguíneos. Esto lo hace su médico mediante la prueba del índice tobillo-brazo (vea el Capítulo 7). La prueba, que debe hacerse una vez al año, indica rápidamente si está padeciendo un problema circulatorio.

Cuidado Esencial de la Vista

Usted está leyendo este libro, lo que significa que puede verlo. Y como por el momento no hay planes de sacar una edición en Braille, será mejor que se cuide la vista para que no se pierda las maravillosas joyas de información que iluminan cada página.

El cuidado de la vista empieza con un examen minucioso a cargo de un oftalmólogo o de un optometrista. El examen debe hacerse por lo menos una vez al año (o con más frecuencia si fuese necesario). Si ha sido meticuloso en el cuidado de la diabetes, el médico encontrará dos ojos normales. De lo contrario, tal vez detecte señales de la enfermedad diabética de la vista (vea el Capítulo 5). En ese momento, tiene que poner su diabetes bajo control, lo que significa controlar su nivel de glucosa en la sangre. También recuerde que la presión arterial alta y los niveles elevados de colesterol empeoran la enfermedad de la vista.

Aunque aún no se ha dicho la última palabra sobre el efecto del hábito de fumar y del consumo excesivo de alcohol en la enfermedad diabética de la vista, le pregunto: ¿vale la pena arriesgar la visión por otro cigarrillo? Aun en una etapa avanzada, si usted deja de fumar ahora puede detener el avance de la enfermedad de la vista o revertir algunos daños.

Capítulo 19

Diez Mitos Que Puede Olvidar

*L*os mitos son muy divertidos. Nunca son absolutamente ciertos, pero casi siempre hay algo de verdad en ellos. Esa es una de las razones por las que tantos mitos son aceptados como verdades; la otra es que las personas necesitan encontrar explicaciones a lo que les ocurre, y no siempre hallan la respuesta en la ciencia.

Sin embargo, algunos mitos pueden hacerle daño si usted permite que se interpongan en su cuidado médico. Este capítulo está dedicado a ese tipo de mitos —los que hacen que usted no se tome los medicamentos o no siga su dieta, o los que, incluso, lo llevan a tomar cosas que no son buenas para su salud.

Los diez mitos a los que me refiero en este capítulo son sólo una pequeña muestra de todos los mitos que existen sobre la diabetes. Si conoce alguno, lo invito a que me lo envíe. Se podría escribir un libro entero sobre los mitos, pero los que menciono aquí son los más importantes. Al darse cuenta de que son falsos, usted evitará cometer errores serios en el cuidado de la diabetes.

Un Tratamiento Perfecto Redunda en una Glucosa Perfecta

Los médicos y los pacientes son igualmente culpables de que este mito se haya propagado. Durante décadas, los médicos medían la glucosa en la orina y les decían a sus pacientes que si eran fieles a su dieta, tomaban los medicamentos y hacían ejercicios, el resultado de la prueba de orina sería negativo. Evidentemente, los médicos obviaban las numerosas variables que pueden llevar a un resultado positivo de glucosa en la orina. Tampoco tenían en cuenta que aunque el análisis dé negativo, el paciente puede sufrir de trastornos ocasionados por la diabetes. (A casi todas las personas el resultado de la prueba de orina les da negativo cuando la glucosa se encuentra en 180 mg/dl [10 mmol/L], un nivel que de todos modos es nocivo.)

Lo mismo ocurre con la glucosa en la sangre. Si usted se cuida adecuadamente, su glucosa en la sangre se mantendrá normal la mayoría de las veces. Sin embargo, en ciertas ocasiones, sin razón aparente, su nivel de glucosa excederá los parámetros normales. Son tantos los factores que influyen en el nivel de glucosa en la sangre, que casos como éste no deberían sorprenderle. Entre estos factores se encuentran:

- ✔ Su dieta
- ✔ Su programa de ejercicios
- ✔ Sus medicamentos
- ✔ Su condición mental
- ✔ Otras enfermedades
- ✔ El día de su ciclo menstrual

Considere como un milagro que su nivel de glucosa en la sangre sea normal con tanta frecuencia. Por lo tanto, no permita que un resultado negativo lo saque de paso. Continúe haciendo lo que sabe que es correcto y su control general de la diabetes será excelente.

Un Trozo de Pastel Puede Llevarlo a la Tumba

Algunas personas se vuelven fanáticas cuando desarrollan diabetes. Piensan que deben ser perfectos en cada aspecto del cuidado de la enfermedad. A menudo enloquecen a sus familiares con la exigencia de que deben comer la comida precisa a la hora exacta.

Los médicos también son culpables de que este mito se haya perpetuado, pues durante años insistieron en que los pacientes diabéticos tenían que evitar el azúcar a toda costa. Hoy, como se indica en el Capítulo 8, los médicos entienden que una pequeña cantidad de azúcar en la dieta no es nociva y que algunas comidas que antes se consideraban inocuas por ser carbohidratos complejos, pueden elevar el nivel de glucosa tan rápidamente como el azúcar de mesa.

Una vez más, este mito se origina en el hecho de que la ciencia no posee todas las respuestas. El conocimiento aún está en evolución. En la película *Sleeper* (El Dormilón), el personaje que interpreta Woody Allen se despierta después de 100 años. Para su sorpresa, los científicos han descubierto que las malteadas y las comidas ricas en grasa son buenas para la salud. Tal vez nuestros conocimientos científicos nunca lleguen hasta ese punto, pero quién sabe.

Métodos No Ortodoxos Para Curar la Diabetes

En el Capítulo 17 hablo sobre algunos tratamientos que no funcionan. Esos tratamientos son sólo la punta del iceberg. Cada vez que un problema afecta a una gran masa de personas, siempre hay quienes están listos para explotar esta potencial mina de oro.

¿Cómo puede saber si lo que lee en su revista predilecta o en la Internet es realmente útil? Pregúntele a su médico, a su educador de la diabetes o a los otros integrantes de su equipo (vea el Capítulo 11). Ellos sabrán o podrán indagar al respecto. Hasta el presente, la diabetes no se resuelve con curas simples. Cualquier libro u organización que prometa una cura fácil no le hace un favor.

La Diabetes Es el Fin de la Espontaneidad

Tal vez piense que ha perdido la libertad de comer cuando quiere y de ir y venir a su antojo, como consecuencia de la diabetes. Si usted tiene diabetes tipo 1, es preciso que mantenga un equilibrio entre la insulina que se administra y los alimentos que ingiere. Pero con las nuevas insulinas usted puede comer casi a cualquier hora e inyectarse la insulina de acción rápida antes, durante o justo después de la comida. Si usted sigue un programa intenso de ejercicios, tal vez no necesite tanta cantidad de insulina. Tengo un paciente que padece de diabetes tipo 1 y sólo necesita una pequeña dosis de insulina gracias a que se mantiene muy activo.

Los nuevos medicamentos orales para la diabetes tipo 2 le permiten comer en el momento que usted lo desea sin que su nivel de glucosa se salga de los parámetros normales. El ejercicio también ayuda a los pacientes con diabetes tipo 2.

¿Puede viajar adonde lo desee a pesar de la diabetes? Claro que sí. Para asegurarse de que la diabetes no le cree molestias durante su viaje, tome estas tres medidas simples:

- ✔ Comience su viaje con un buen control de la glucosa.
- ✔ Lleve sus medicamentos con usted, por si se pierde su equipaje.
- ✔ Si va a viajar al extranjero, antes de partir localice a médicos que hablen su idioma.

¿Puede bailar durante toda la noche aunque padezca de diabetes? No veo ninguna razón para que no lo haga. Sin embargo, como bailar es un ejercicio, le recomiendo que disminuya la dosis de insulina y se mida la glucosa una o dos veces durante la noche. ¡Diviértase!

La Hipoglucemia Destruye las Células del Cerebro

La hipoglucemia (vea el Capítulo 4) a menudo se presenta rápidamente y deja al paciente con dolor de cabeza o con una sensación general de debilidad y, en ocasiones, de confusión. Por ese motivo muchas personas han llegado a creer que los niveles bajos de glucosa en la sangre, especialmente si ocurren repetidamente, pueden afectar el funcionamiento mental. Las personas que han tenido episodios frecuentes de hipoglucemia no muestran afectación de su funcionamiento mental. Cuando se trata de los niños, las consecuencias tal vez sean distintas, pues el cerebro de estos aún se está desarrollando.

Afortunadamente el organismo tiene hormonas para contrarrestar la hipoglucemia. Entre las cosas que puede hacer para prevenir la hipoglucemia está medirse la glucosa en la sangre antes de realizar ejercicios intensos, y tener siempre a mano algún tipo de glucosa de absorción rápida. Además, comuníqueles a sus compañeros de trabajo y a sus seres queridos que usted padece de diabetes y enséñeles cómo detectar los signos de hipoglucemia. Si tiene tendencia a presentar episodios de hipoglucemia, use un brazalete de identificación.

Si Necesita Insulina Tiene los Días Contados

Muchas personas que padecen de diabetes tipo 2 creen que a partir del momento en que necesitan insulina, su salud va cuesta abajo, rumbo a la muerte. Pero no es así. Si usted está usando insulina se debe probablemente a que su páncreas ya no produce la cantidad de insulina necesaria para controlar la glucosa en la sangre, aunque se le estimule con medicamentos orales. Pero inyectarse insulina no constituye una sentencia de muerte ni para usted ni tampoco para las personas que padecen de diabetes tipo 1.

En primer lugar, la insulina sirve muchas veces como una medida temporal cuando el paciente está pasando por una crisis de salud relacionada con otra enfermedad y los medicamentos orales no responden. En el momento en que la enfermedad cede, ya no se necesita la insulina.

En segundo lugar, probablemente usted se inyecta insulina porque los medicamentos orales no le dieron resultado. Conozco a muchas personas que estaban en esa misma situación y que con los medicamentos orales más modernos logran un mejor control de la glucosa sin necesidad de insulina. Recuerdo el caso de un paciente que cuando llegó a mi consulta pesaba 180 libras, se inyectaba 60 unidades de insulina y su hemoglobina A1c era de 7,4. Gradualmente fui reduciéndole la dosis de insulina e incorporando rosiglitazona (vea el Capítulo 10) a su tratamiento. El paciente adelgazó 22 libras, ya no necesita insulina y su hemoglobina A1c bajó a 6.

En tercer lugar, los adultos mayores que padecen de diabetes a veces necesitan la insulina para mantener la glucosa en la sangre a un nivel razonable, pero no requieren un control muy estricto porque su expectativa de vida es más corta que el tiempo que toman las complicaciones para desarrollarse. El tratamiento de estos pacientes debe ser muy simple. La insulina se utiliza en este caso para que no presenten problemas inmediatos, pero no para prevenir complicaciones.

Finalmente, las personas que padecen de diabetes tipo 2 y que necesitan tratamiento intensivo con insulina, deben medirse la glucosa en la sangre más a menudo, y llevar un régimen similar al de una persona con diabetes tipo 1. Aún así, es indiscutible que hoy en día la calidad de vida de los pacientes diabéticos es muy superior a la de antes.

Las Personas con Diabetes No Deben Hacer Ejercicios

Si hay un mito realmente nocivo para las personas con diabetes, ese mito es este: los diabéticos no deben hacer ejercicios. La verdad es justamente lo contrario. El ejercicio es un componente clave del buen cuidado de la diabetes —aunque desafortunadamente a menudo se le dedica muy poco tiempo y esfuerzo.

Por supuesto, si usted tiene determinadas complicaciones, como una hemorragia en un ojo o una neuropatía aguda, debe tomar precauciones o no hacer ejercicios de ningún tipo durante cierto tiempo. Pero con excepción de esas y algunas razones más (vea el Capítulo 9), todas las personas diabéticas deben hacer ejercicios regularmente.

Y no me refiero solamente al ejercicio aeróbico en el que su corazón late aceleradamente. Es preciso que usted incorpore a su rutina cotidiana algún ejercicio para fortalecer los músculos. (En el Capítulo 9 explico la importancia de fortalecer los músculos.) Si puede mover un solo músculo, ¡muévalo!

No Conseguirá Seguro de Vida ni de Salud

Dedico el Capítulo 15 a demostrar que usted *sí puede* obtener seguro de vida y de salud. A medida que la industria de los seguros se percata de que las personas con diabetes cuidan de su salud mejor que el resto de la población, cada vez está más dispuesta a asegurar a individuos diabéticos. Algunas compañías aún ignoran este factor, pero los cambios favorables en las estadísticas de vida de la población diabética están modificando la actitud de la mayoría.

El viejo problema de las *condiciones preexistentes* también parece ir desapareciendo. A las compañías de seguro no se les está permitiendo utilizar esta excusa para impedir que usted obtenga una póliza de seguro nueva cuando cambia de empleo.

Algo que sí es cierto es que el costo del cuidado médico es sustancial, y no se abarata. Usted no debe estar sin seguro médico. Tal vez le cueste un poco más de tiempo conseguirlo que a una persona que no padece de diabetes, pero finalmente lo logrará, y el precio no será más alto que el que paga cualquier otro individuo.

Casi Siempre la Diabetes Es Hereditaria

Aunque la diabetes tipo 2 se hereda, la diabetes tipo 1 ocurre fundamentalmente como un caso único dentro de una familia. (En el Capítulo 3 explico por qué.) Incluso la diabetes tipo 2 no se presenta en todos los integrantes de la familia. Depende de factores como el peso corporal y el nivel de actividad física.

Los padres no deben sentirse culpables si sus hijos pequeños desarrollan diabetes. Ese tipo de sentimiento hace más difícil realizar las tareas que los padres tienen que acometer para que sus hijos se mantengan saludables.

La Diabetes Destruye Su Sentido del Humor

Cuando usted logra rebasar la etapa inicial y finalmente acepta la diabetes, su sentido del humor regresa. (Vea el Capítulo 1 para información sobre cómo lidiar con la diabetes.) De lo contrario, estamos ante algo más serio.

El Dr. Joel Goodman, director de _The HUMOR Project,_ dijo en una conferencia a la que asistí: "Haz bromas, porque es saludable". Numerosos estudios científicos han demostrado que la risa es buena para la salud.

En una entrevista que Goodman le hizo al comediante Steve Allen, éste afirmó que en cada aspecto de la vida hay humor, sólo basta que uno se decida a descubrirlo. "Un día nos vamos a reír de todo esto." La pregunta entonces es: "¿Por qué esperar?"

Mis pacientes diabéticos me han contado muchas historias simpáticas y algunas de ellas las incluyo en este libro. Quiero asignarle a usted la tarea de recordar _por lo menos_ una anécdota graciosa que le haya ocurrido como diabético. Envíemela a través de un mensaje electrónico a `mellital@ix.netcom.com`, o por correo regular. Recuerde que lo que para usted es simpático tal vez no lo sea para otra persona. Esto se evidencia claramente en nuestra preferencia por uno u otro comediante. Pregúntele a diez de sus amigos quién es su comediante favorito y verá cómo le dan doce respuestas diferentes.

Capítulo 20

Diez Formas de Lograr Que Otros Lo Ayuden

L a diabetes es una enfermedad social. No quiero decir que es contagiosa como el herpes. A lo que me refiero es a que nadie puede estar mucho tiempo con diabetes sin necesitar la ayuda y los conocimientos de otras personas. Pedir ayuda no es tan malo. Al parecer, las personas que interactúan constantemente con otras viven más y tienen mejor calidad de vida.

En este capítulo descubrirá cómo puede usar los formidables recursos a disposición de los diabéticos. Hay tanta gente bien informada que sería una pena no utilizar lo que saben. (¡Hasta yo aprovecho el conocimiento de mis colegas!)

Explicar la Hipoglucemia

Si usted utiliza insulina o sulfonilureas (vea el Capítulo 10), puede presentar episodios de hipoglucemia. En ocasiones la hipoglucemia puede ser tan intensa que usted ni tan siquiera se da cuenta del problema. En ese momento, alguien cercano a usted debe reconocer los síntomas de la hipoglucemia y saber cómo tratarla. El Capítulo 4 contiene información al respecto.

Le recomiendo que haga una lista de las señales y los síntomas de la hipoglucemia y se la entregue a familiares y amigos. Guarde una copia de esa lista en su casa y otra en el trabajo. También puede usar un brazalete de alerta médica para que los demás se den cuenta de su problema, si no está cerca de familiares ni amigos.

Siga las Normas de Cuidado

Décadas de estudio de pacientes diabéticos, junto con los adelantos en el conocimiento científico, han permitido establecer "normas de cuidado" para la persona con diabetes. Estas recomendaciones usualmente aparecen en el suplemento del número de enero de *Diabetes Care*, una revista de la *American Diabetes Association*. Me refiero a esas normas en el Capítulo 7 y en la hoja titulada ¡A la Vista!, que aparece al inicio de este libro. Si las sigue, tendrá grandes probabilidades de evitar las complicaciones de la diabetes a corto y a largo plazo, o de que se las diagnostiquen a tiempo.

A usted le corresponde estar al tanto de que le hagan un examen anual de la vista, un análisis de orina para detectar microalbuminuria, una prueba para determinar la capacidad de sensación de sus fibras nerviosas, y todas las demás pruebas que precisa realizarse de forma periódica y rutinaria. (Vea el Capítulo 7 para más detalles sobre estas pruebas.) Pero usted mismo no puede hacérselas. Necesita que su médico se las indique, y que lo envíe al oculista. No cuente con que su médico recuerde todos estos detalles. Del mismo modo que usted tiene dificultades para seguir un programa de cuidado a largo plazo, su médico responde mucho mejor a enfermedades graves que a enfermedades crónicas.

Prepare una tabla con las pruebas y los estudios importantes en una columna, y columnas individuales para indicar las fechas en las que se realizaron o se deben realizar. Los espacios en blanco saltarán a la vista.

Las normas de cuidado contemplan objetivos de tratamiento. Si se siguen las normas, los objetivos se pueden alcanzar. Los objetivos permiten comparar su tratamiento con lo que es posible (aunque no necesariamente seguro) lograr.

Busque un Compañero Para Hacer Ejercicios

Pocas personas (y me incluyo en ese grupo) siguen por su cuenta un programa regular de ejercicios. Sin embargo, si usted sabe que hay alguien esperando por usted, será más constante. Tengo muchos pacientes que hacen ejercicios de forma habitual porque les insisto constantemente en las bondades de practicar actividades físicas. Todos ellos hacen ejercicios con un amigo.

Si pertenece a un club, le será fácil encontrar un compañero. Primero, seleccione el deporte, y después frecuente el lugar donde se practica. Si es un deporte de raqueta, no tardará en hallar a otras personas que tengan su nivel. Si le gusta correr, tendrá que ser un poco más decidido y preguntar si puede unirse a alguien o a un grupo.

Si no pertenece a un club, es más difícil buscar a un compañero de ejercicios. Tendrá que acercarse a personas con las que trabaja, o quizá deberá convencer a su pareja para que haga ejercicios con usted. La mayoría de las personas aceptarán con gusto salir a caminar con usted, y algunos lo acompañarán a correr o montar bicicleta. A los ciclistas parece gustarles la actividad en grupo, así que, por lo general, no le será difícil unirse a un grupo de ciclistas. Pregunte en una tienda de bicicletas de su localidad o revise la sección de actividades del periódico dominical.

Si no encuentra al compañero adecuado en el primer intento, siga insistiendo hasta hallarlo.

Cuente con a Su Podiatra

Su podiatra es su primera línea de defensa contra las lesiones de los pies. El podiatra sabe exactamente cómo luce un pie sano y, por lo tanto, puede detectar los problemas con mucha antelación, cuando aún son reversibles.

Es muy fácil lastimarse la piel accidentalmente cuando uno mismo se corta las uñas. Y si usted padece de diabetes, las consecuencias pueden ser graves. Por lo tanto, asígnele esa tarea a su podiatra.

Si advierte una anormalidad, debe ir inmediatamente a la consulta del podiatra. En esta situación es preferible equivocarse por exceso que por carencia de atención médica. Cada vez que un paciente llega a mi consulta le pregunto por sus pies y, si ya se le detectó neuropatía (vea el Capítulo 5) procedo a revisárselos. Cuando descubro algún problema, el podiatra lo atiende ese mismo día.

Recientemente se realizó el primer trasplante de mano, que parece haber sido todo un éxito, pero que yo sepa aún no hay planes para hacer un trasplante de pie. Cuide bien sus pies, porque deben durarle toda la vida. Su podiatra puede ser su mejor aliado en esa tarea.

Busque Ayuda Para Vencer la Tentación de Comer en Exceso

Desde los tiempos de Adán y Eva, la tentación siempre ha estado presente. Para un diabético es una tentación constante consumir alimentos que lo apartan de su principal objetivo como diabético: controlar el nivel de glucosa en la sangre. Las probabilidades de arruinar su dieta son innumerables. Al igual que su compañero para hacer ejercicios, su "compañero para comer" — su pareja— puede hacerle más fácil la tarea de ceñirse a una dieta.

Si su pareja es quien cocina en su casa, en sus manos está la responsabilidad de preparar los platos adecuados. Para lograrlo, él o ella debe saber qué hacer y qué evitar (vea el Capítulo 8). Por lo tanto, si va al dietista, lleve a su media naranja con usted.

Hay numerosos libros de cocina escritos específicamente para diabéticos. El primer libro de recetas que debe consultar es *Diabetes Cookbook For Dummies*, publicado por Wiley, que escribí con Fran Stach. Lo escribimos porque ofrece algo diferente: reúne recetas de algunos de los mejores chefs de los Estados Unidos y Canadá. También puede ir a la Internet para buscar buenas recetas; en el Apéndice C hallará una lista de magníficos sitios Web.

Saber cuánto cocinar es tan importante como saber qué cocinar. Esa información se encuentra en los libros, especialmente los publicados por la *American Diabetes Association.*

Creo que el gran problema en la diabetes (así como entre la población obesa que no es diabética) son las grandes porciones de comida. Una de las dietas más simples consiste en comer los mismos alimentos, pero reduciendo su cantidad a la mitad. Cuando compartí con los chefs de los restaurantes que menciono en el Apéndice A, me mencionaban constantemente que los norteamericanos comen porciones mucho mayores que los europeos. Los norteamericanos han aprendido a evitar las grasas, pero ingieren demasiados carbohidratos.

Cuando coma fuera, su pareja puede animarlo a visitar restaurantes donde encuentre platos apropiados para su condición. Y también puede indicarle las opciones más saludables. La mejor forma de orientarlo es con el ejemplo.

Si alguien lo invita a comer a su casa, su pareja puede avisarle al anfitrión que usted tiene diabetes y debe evitar ciertas comidas. Pero no convierta a su media naranja en alguien fastidioso. No le pida que le avise cada vez que usted esté apartándose de su dieta; pues hacerlo podría desencadenar hostilidad.

Amplíe Sus Conocimientos

Su educador de la diabetes es la fuente de una gran cantidad de información necesaria y a veces fundamental. Todo diabético debe pasar por un programa de orientación después que supere el impacto inicial del diagnóstico (vea el Capítulo 1). Nunca dude en hacer una pregunta, por simple que parezca. Le sorprenderá saber cuántas personas están interesadas en esa misma información.

Por supuesto, todos los involucrados en su atención médica también pueden ser educadores de la diabetes. Cuando haya dejado atrás el programa de orientación sobre la diabetes, si tiene preguntas, no vacile en consultar a su médico, su dietista u otro integrante de su equipo (vea el Capítulo 11).

El conocimiento sobre la diabetes se amplía tan rápidamente que casi a diario se produce un adelanto. Algunos de ellos quizá sean exactamente lo que usted necesita.

Incorpore Sus Comidas Preferidas a Su Dieta

Hace años, cuando alguien se enfermaba de diabetes, tenía que hacer cambios radicales en la dieta. Esto era bastante difícil para las personas acostumbradas a la dieta norteamericana, y aún más para la gente de otras culturas y costumbres alimentarias. Pero esa situación ha cambiado considerablemente.

El trabajo del dietista consiste en trazar un plan de dieta para diabéticos basado en las comidas que *usted* prefiere. Si tiene necesidades dietéticas especiales debido a su cultura, el dietista debe tener en cuenta esas necesidades, siempre que sean razonables.

No se conforme con una hoja impresa con el título "Dieta para diabéticos". La palabra clave en las dietas para diabéticos es *individualización*. Si a usted no le gusta su dieta, es muy probable que no la siga.

Busque un Especialista

El especialista que más sabe de la diabetes es el *diabetólogo*, un médico que ha profundizado en el tema y se mantiene al tanto de los últimos adelantos asistiendo periódicamente a conferencias y leyendo las revistas clínicas más importantes sobre la materia. Además, en estos tiempos los especialistas deben estar al corriente de lo que se publica en la Internet y saber distinguir entre la realidad y la exageración. El diabetólogo puede informarle acerca de los más recientes avances en la diabetes.

El ritmo de los avances en la diabetes es asombroso. Un médico de medicina general no puede mantenerse al día. El especialista en diabetes se concentra en la diabetes, y eso significa una ventaja para usted.

Entienda Sus Medicamentos

Uno de los recursos más valiosos y menos utilizados es su farmacéutico, quien posee gran cantidad de información sobre la actividad de los fármacos, interacciones, efectos secundarios, dosis y administración adecuadas, contraindicaciones y medidas a tomar en caso de sobredosis. Cada vez que le receten un nuevo medicamento, pídale al farmacéutico que lo compare con los medicamentos que ya está tomando para determinar si puede presentarse algún problema. Gracias a las computadoras, esta comparación sólo toma unos minutos. Si compra sus medicamentos en una sola farmacia, solicite que le proporcionen una lista de lo que toma, y llévela siempre encima por si en algún momento necesita atención médica.

La información en la computadora suele ser completa. Si un fármaco ha tenido un efecto secundario, por raro que sea, probablemente aparecerá allí. Al fabricante del fármaco le interesa poder decir que le advirtió sobre todas las posibilidades. Si un determinado efecto secundario o interacción es grave, consulte a su médico antes de empezar a tomar el nuevo medicamento.

Comparta Este Libro

Si de verdad quiere que sus familiares y amigos entiendan lo que usted está pasando, ¿por qué no les regala un ejemplar de este libro y les pide que lo lean? Indíqueles los capítulos que son más importantes para usted. Ellos probablemente estarán encantados de contar con un recurso que pueden entender, y usted seguramente recibirá más ayuda.

Comencé a escribir este libro porque noté la necesidad de textos que la mayoría de las personas pudieran entender sin tener que asistir a la escuela de medicina. Al mismo tiempo, me propuse hacerlo de forma amena, porque como dice una famosa canción: "con un poco de azúcar esa píldora que le dan pasará mejor". Pero no quería trivializar la diabetes, y espero no haberlo hecho. Si piensa que he triunfado en la misión que me propuse, comparta este libro con otras personas.

Parte VI
Apéndices

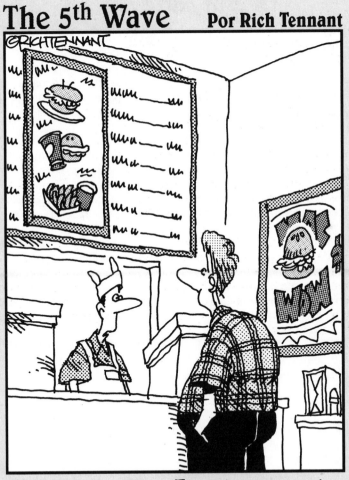

The 5th Wave   Por Rich Tennant

"Lo siento, señor. En estos momentos no ofrecemos un 'Happy Meal de Hemoglobina.'"

En esta parte . . .

El Apéndice A es el Minilibro de Cocina de *Diabetes Para Dummies*. Aquí encontrará algunas de las recetas más deliciosas que usted pueda preparar, y que lo dejarán muy satisfecho. Pero si no quiere cocinar, le proporciono los nombres de varios restaurantes que se han preocupado por ofrecer excelentes platos para personas diabéticas.

En el Apéndice B aprenderá a usar los intercambios de alimentos para elaborar una dieta apropiada para personas con diabetes. Este apéndice se basa en la información que presento en el Capítulo 8. Usted descubrirá qué y cuánto comer para que su nivel de glucosa en la sangre y su peso se mantengan dentro de los parámetros normales, la clave para evitar complicaciones.

El Apéndice C se refiere a los recursos prácticamente infinitos disponibles en la Internet. Le sorprenderá todo lo que se ofrece gratis. Parte de esa información, sin embargo, vale sólo lo que cuesta.

El Apéndice D es un glosario de las palabras con las que constantemente se tropieza cuando lee y escucha sobre la diabetes. En este glosario probablemente hallará todos esos términos que le provocan duda.

Apéndice A
Minilibro de Cocina

Después de leer este apéndice usted debe quedar convencido de que puede disfrutar comidas deliciosas de cualquier parte del mundo sin exceder los requerimientos de una dieta para personas diabéticas. Aunque en un apéndice breve como éste, no puedo abarcar todos los tipos posibles de alimentos, al menos intenté seleccionar aquellos que la mayoría de las personas disfruta, tanto en casa como en un restaurante. Elegí algunos de los mejores restaurantes de todo el país, con énfasis especial en San Francisco, la ciudad donde vivo y tengo la suerte de poder disfrutarlos. En mi libro *Diabetes Cookbook For Dummies*, publicado por Wiley, encontrará mucha más variedad.

Modifiqué ligeramente algunos de los platos, con el fin de que resulten apropiados para personas que padecen de diabetes. Los ajustes se hicieron con el consentimiento de los chefs. Fue muy grato trabajar con ellos, y creo que merecen un reconocimiento muy especial por la buena voluntad con la que aceptaron acomodar sus recetas a las necesidades de los pacientes diabéticos.

Aunque algunas de estas recetas toman más tiempo que otras, puedo asegurarle que todas valen la pena. Y si decide ir al restaurante que nos proporcionó la receta, pida ese mismo plato y siéntase confiado de que está siéndole fiel a su dieta.

Las siguientes son algunas de las convenciones que empleo en este capítulo:

- ✔ Recuerde que las temperaturas que menciono están en grados Fahrenheit.
- ☁ Si necesita o desea encontrar recetas vegetarianas, busque el ícono en forma de tomate que aparece junto a los nombres de algunas de las recetas de este apéndice. El ícono indica las recetas vegetarianas. (Vea un ejemplo a la izquierda.)

Aqua

Ubicado en California Street, en un majestuoso edificio que se construyó después del terremoto de 1906, Aqua está en el mismo centro del animado Distrito Financiero de San Francisco. En Aqua, su dueño Charles Condy y su chef ejecutivo Michael Mina, rinden un elegante tributo a los sabores del mar.

El diseño contemporáneo, que se caracteriza por un entorno elegante y a la vez relajado, es el escenario ideal para el imaginativo menú del chef Mina.

Sus creativos platos de mariscos han hecho que se le reconozca como uno de los chefs más influyentes y respetados de los Estados Unidos. Combinando los sabores frescos e intensos de los productos californianos de temporada, este joven chef sigue conquistando los corazones y los paladares de comensales y críticos. Sus habilidades culinarias le merecieron el premio Rising Chef Award en 1997, de la Fundación James Beard, al que le han seguido otros prestigiosos galardones.

Aqua, 252 California Street, San Francisco, California. 415-956-9662.

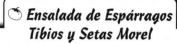

Ensalada de Espárragos Tibios y Setas Morel

Esta ensalada es perfecta como primer o segundo plato de cualquier comida.

Tiempo de preparación: *1 hora*

Tiempo de cocción: *30 minutos*

Rendimiento: *Para 8 personas*

48 espárragos	*Sal y pimienta a gusto*
1 taza de vinagre balsámico	*2 lechugas tipo frisee*
8 onzas de setas morel	*1 a 2 cucharadas de agua*
1 cucharada de mantequilla, más	*¼ de taza de aceite de oliva*
1 cucharadita para calentar los espárragos	

1 Pele los espárragos comenzando dos pulgadas más abajo del tope (esto no es necesario si son espárragos delgados y tiernos). Córtelos de manera que queden puntas de 3 a 4 pulgadas de largo. Rebane el resto en ruedas de ¼ de pulgada. Deseche la parte leñosa. Separe las puntas de las ruedas.

2 Ponga agua a hervir con sal a gusto. Sumerja los espárragos en el agua hirviendo. Cuando estén blandos, pero firmes (aproximadamente 2 minutos), colóquelos en agua con hielo. Proceda a escaldar las ruedas de espárragos durante dos o tres minutos. Utilice el mismo proceso para enfriarlas. Saque las puntas y las ruedas del agua con hielo, y manténgalas en vasijas separadas.

3 Vierta el vinagre en una cazuela de fondo grueso y cocínelo por espacio de 20 a 30 minutos, asegurándose de que no hierva. Cuando el vinagre balsámico adquiera una consistencia acaramelada, retírelo del fuego. Este proceso requiere que usted se mantenga muy atento. Es muy fácil pasarse de temperatura y que el vinagre balsámico se queme.

4 Rebane las setas morel en rueditas de ¼ de pulgada y sumérjalas en agua tibia para eliminar cualquier resto de tierra. Séquelas. En una sartén mediana, caliente la mantequilla a fuego medio. Cuando comience a formar burbujas, agregue las setas. Cocine por espacio de 4 a 5 minutos, revolviendo de vez en cuando. Condimente con sal y pimienta a gusto.

5 Deseche todas las hojas externas de la lechuga y deje solamente las interiores, que tienen un color más claro. Elimine los tallos, lave las hojas y séquelas.

6 Para servir: Con la reducción de vinagre balsámico, trace líneas en el plato a modo de decoración. Caliente las puntas de espárragos en una sartén, utilizando el resto de la mantequilla mezclada con 1 o 2 cucharadas de agua. Cuando estén listos, colóquelos en los platos de manera que las puntas queden hacia el borde. En la misma sartén, caliente las ruedas de espárragos junto con las setas morel. Sírvalas sobre los espárragos, formando un montoncito. En una vasija mediana, mezcle la lechuga *frisee* con el aceite de oliva. Finalmente, coloque la lechuga sobre las setas y los espárragos.

Información nutricional por ración: 133 calorías; 3 gramos de proteínas, 13 gramos de carbohidratos, 9 gramos de grasa, 2 gramos de grasa saturada, 4 miligramos de colesterol, 3 gramos de fibra, 37 miligramos de sodio.

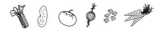

Emperador a la Plancha, con Vinagreta de Salsa Worcestershire y Vegetales Asados

Este plato ofrece una forma deliciosa de agregar sabor tanto al pescado como a los vegetales. Aunque es una comida completa, contiene pocos carbohidratos y, por lo tanto, puede acompañarla con dos rebanadas de pan francés.

Tiempo de preparación: *40 minutos*

Tiempo de cocción: *1 hora, 10 minutos*

Rendimiento: *Para 8 personas*

Vinagreta

½ taza de salsa Worcestershire

1 ramita de romero picadito (solamente las hojas)

⅛ de taza de cebollino picadito

1 diente de ajo, picadito

1 cucharada de vinagre balsámico

Zumo de ¼ de limón

1 taza de aceite de oliva extra virgen

Vegetales asados

8 papas pequeñas, cortadas a la mitad

16 remolachas pequeñas, bien lavadas y sin los tallos

24 zanahorias pequeñas, peladas

16 setas shiitake, sin los tallos

16 chalotas (cebolletas), sin pelar y cortadas a la mitad

2 libras de tomates cereza amarillos y rojos

3 cucharadas de aceite de oliva

8 filetes de emperador de aproximadamente 6 onzas cada uno

Sal y pimienta a gusto

1 libra de rúcula

(continúa)

1 *Para la vinagreta:* Mezcle todos los ingredientes. Esta vinagreta se debe preparar con 24 horas de anticipación. El análisis nutricional refleja solamente 2 cucharadas de la vinagreta.

2 *Para los vegetales asados:* Caliente el horno a 375°. Coloque una sartén de hierro dentro del horno para que se caliente. En una vasija grande, combine las papas, las remolachas, las zanahorias, las setas, las chalotas y los tomates con 2 cucharadas de aceite de oliva, de sal y pimienta. Colóquelos en la sartén caliente. Hornee los vegetales durante aproximadamente 45 minutos, hasta que estén suaves. Esto lo puede hacer por adelantado y luego recalentar los vegetales cuando esté listo para cocinar el pescado.

3 *Para servir:* Caliente los vegetales en el horno si los preparó con anticipación. Ponga la parrilla a calentar. Sazone los filetes de emperador por ambos lados y cocínelos aproximadamente 3 minutos por cada lado.

4 En una sartén grande, caliente el resto del aceite de oliva a fuego vivo. Agregue la rúcula y cocínela, moviéndola con unas pinzas hasta que comience a verse marchita. Mezcle la rúcula con los vegetales calientes y sírvalos en el centro del plato, en porciones iguales.

5 Coloque los filetes de emperador sobre los vegetales. Aliñe cada porción con dos cucharadas de la vinagreta.

__Información nutricional por ración:__ 519 calorías; 48 gramos de proteínas, 36 gramos de carbohidratos, 22 gramos de grasa, 3 gramos de grasa saturada, 126 miligramos de colesterol, 3 gramos de fibra, 544 miligramos de sodio.

Corvina Marinada con Miso

Esta inigualable marinada añade muchísimo sabor sin necesidad de usar grasa. La corvina va muy bien con una ensalada de vegetales aliñada con su vinagreta preferida. Este plato contiene pocos carbohidratos, por lo que puede acompañarlo con una taza de arroz.

Tiempo de preparación: *45 minutos*

Tiempo de cocción: *5 minutos*

Rendimiento: *Para 8 personas*

¼ de libra de azúcar moreno

¼ de libra de azúcar

½ libra de pasta de miso

¼ de taza de salsa de soya

1 taza de sake

1 taza de vinagre de vino de arroz

8 filetes de corvina, de 6 onzas cada uno

Aceite vegetal

1 taza de caldo de pollo

1 taza de guisantes (snow peas)

1 taza de zanahorias, finamente rebanadas y hervidas en agua con sal por espacio de 3 a 4 minutos

½ libra de repollo chino (bok choy), hervido en agua con sal por espacio de 1 a 2 minutos

5 rábanos finamente rebanados

1 taza de setas shiitake, rebanadas

1 envase de 8 onzas de setas enoki

1 *Para la marinada:* En una vasija grande, mezcle los dos tipos de azúcar, el miso, la salsa de soya, el sake y el vinagre de vino de arroz. Sumerja el pescado en la marinada y cubra la vasija. Refrigere durante 24 horas.

2 Precaliente el *broiler.* Unte con aceite vegetal el fondo de una bandeja para asar (lo suficientemente grande como para disponer el pescado en 1 sola capa). Saque los filetes de corvina de la marinada, colóquelos en la bandeja para asar y póngalos en el *broiler.* Cocine hasta que el pescado comience a dorarse, de 2 a 3 minutos. Pase la bandeja al horno y cocine durante unos 5 minutos, dependiendo del grueso de los filetes.

3 En una sartén mediana, combine el caldo de pollo con los guisantes, las zanahorias, el repollo chino (*bok choy*), los rábanos y las setas shiitake y enoki. Cocine a fuego lento, con la vasija tapada, hasta que los vegetales estén tibios. Condimente a gusto. Sirva un montecito de vegetales en el centro de cada plato y, encima, coloque el filete de corvina. Vierta un poco del caldo alrededor del plato.

Información nutricional por ración: 295 calorías; 37 gramos de proteínas, 26 gramos de carbohidratos, 4 gramos de grasa, 0,5 gramos de grasa saturada, 82 miligramos de colesterol, 2 gramos de fibra, 1.295 miligramos de sodio.

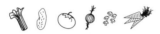

Pechuga de Pato a la Parrilla

Aunque el pato contiene más grasa que otras aves de corral, se puede servir para una ocasión especial. Acompañe este plato con una taza de arroz salvaje y vegetales salteados.

Tiempo de preparación: *30 minutos*

Tiempo de cocción: *1 hora*

Rendimiento: *Para 4 personas*

1 taza de vinagre balsámico	*½ ramito de perejil*
½ taza de salsa Worcestershire	*½ ramito de romero*
¼ de taza de miel	*½ ramito de cebollino*
1 taza de aceite de oliva extra virgen	*4 pechugas de pato*
1 cucharada de ajo picadito	*Sal y pimienta a gusto*
½ cucharada de zumo de limón	

1 *Para la marinada:* Ponga todos los ingredientes, con excepción del pato, en una vasija grande, y mézclelos bien. Con la punta de un cuchillo filoso, haga marcas en las pechugas de pato por el lado de la piel. Sumerja el pato en la marinada y cubra la vasija. Refrigere durante 24 horas.

(continúa)

2 Caliente la parrilla. Saque el pato de la marinada y séquelo con una toalla limpia. Condiméntelo con sal y pimienta. Cocine durante 10 minutos por el lado de la piel; voltee las pechugas y colóquelas en el lado menos caliente de la parrilla durante 5 minutos más o hasta que esté a punto. (Para cocinar el pato a alta temperatura, en lugar de a la parrilla, ponga dos sartenes antiadherentes a fuego medio-alto. Cuando estén calientes, coloque las pechugas de pato, con la piel hacia abajo. Cocine durante 10 minutos. Baje el fuego, vire las pechugas y cocine durante 5 minutos más o hasta que el centro esté rojizo y el borde rosado.) Lasquee justo antes de servir.

Información nutricional por ración: 507 calorías; 47 gramos de proteínas, 6 gramos de carbohidratos, 32 gramos de grasa, 8 gramos de grasa saturada, 177 miligramos de colesterol, 0 gramos de fibra, 300 miligramos de sodio.

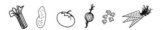

Border Grill

Ubicado en Santa Monica, California, el reconocido Border Grill ofrece los intensos sabores de la comida de México. Al restaurante original se ha unido otro Border Grill en Las Vegas, y el restaurante Ciudad, en el centro de Los Ángeles, que se especializa en platos de la gastronomía centroamericana, sudamericana y caribeña.

Estos restaurantes surgieron de la inspiración de dos mujeres que son chefs, propietarias de restaurantes, autoras de libros de cocina y personalidades de la radio y la televisión: Mary Sue Milliken y Susan Feniger. Ambas son presentadoras de las populares series *Two Hot Tamales* y *Tamales World Tour*, de la cadena televisiva Food Network. Son profesoras natas que disfrutan compartir su pasión por los sabores intensos. Si le gustan estas recetas, como me ocurrió a mí, encuentre muchas más en su libro *Mexican Cooking For Dummies* (Wiley).

Border Grill, 1445 4th St., Santa Monica, California. 310-451-1655.

Pollo al Brandy y Canela

¿En busca de una forma diferente de preparar el pollo? Aquí tiene una magnífica receta rebosante de sabor y fácil de hacer. Sírvala con las recetas de arroz pilaf y vegetales asados, que encontrará más adelante.

Tiempo de preparación: *30 minutos*

Tiempo de cocción: *40 minutos*

Rendimiento: *Para 6 personas*

½ taza de brandy

1 cucharada de canela

¼ de taza de miel

½ taza de zumo de limón

½ taza de zumo de naranja

4 dientes de ajo, picaditos

1 cucharadita de sal

½ cucharadita de pimienta molida

1 pollo entero para freír de 2½ a 3 libras, cortado en pedazos

2 cucharadas de aceite vegetal

1 En una vasija mediana, mezcle el *brandy*, la canela, la miel, el limón, la naranja, el ajo, sal y pimienta. Coloque el pollo condimentado y cúbralo todo completamente. Refrigere durante 8 horas o de un día para otro.

2 Caliente el horno a 350°. Saque el pollo de la vasija y elimine el exceso de marinada. Vierta la marinada en una cazuela pequeña y deje hervir hasta que comience a espesarse y tan sólo quede una taza de líquido (de 5 a 10 minutos).

3 Caliente el aceite a fuego medio-alto en una sartén resistente al horno. Sofría el pollo hasta que esté dorado por ambos lados. Cúbralo con la reducción de la marinada y póngalo al horno durante aproximadamente 20 minutos. Sírvalo.

Información nutricional por ración: 506 calorías; 42 gramos de proteínas, 16 gramos de carbohidratos, 25 gramos de grasa, 7 gramos de grasa saturada, 134 miligramos de colesterol, 0 gramos de fibra, 502 miligramos de sodio.

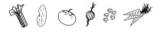

🍠 Arroz Pilaf Verde

Este plato puede acompañar la receta de pollo anterior, así como cualquier carne o pescado.

Tiempo de preparación: *40 minutos*

Tiempo de cocción: *25 minutos*

Rendimiento: *Para 6 personas*

1½ cucharadas de aceite vegetal

1 cebolla pequeña, finamente picada

1 taza de arroz blanco de grano largo

2 tazas de caldo caliente de vegetales o pollo, preferiblemente hecho en casa

½ cucharadita de sal

3 chiles poblanos medianos, asados, pelados, sin las semillas y cortados en tiritas

1 taza de guisantes frescos o congelados

½ taza de queso mexicano o queso feta desmenuzado

½ ramito de perejil, finamente picado

½ ramito de cilantro, finamente picado

(continúa)

1 Caliente el aceite en una cazuela gruesa, a fuego medio. Añada el arroz y la cebolla, y cocine, revolviendo frecuentemente, durante unos 7 minutos, hasta que la cebolla se ablande, pero sin dorarse.

2 Agregue el caldo caliente, la sal y los chiles, y deje hervir. Baje la temperatura a fuego lento y cocine durante unos 10 minutos con la cazuela tapada.

3 Agregue los guisantes y cocine a fuego lento por 5 minutos más. Retire del fuego y deje reposar tapado, durante 10 minutos.

4 Añada el queso, el perejil y el cilantro, mezcle y revuelva el arroz con un tenedor para que quede desgranado. Sirva inmediatamente.

Información nutricional por ración: 202 calorías; 12 gramos de proteínas, 28 gramos de carbohidratos, 7 gramos de grasa, 3 gramos de grasa saturada, 1 miligramo de colesterol, 2 gramos de fibra, 948 miligramos de sodio.

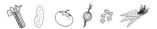

Tubérculos Rojos Asados

Usted puede sustituir los vegetales de esta receta por sus tubérculos preferidos. Es un magnífico acompañante para pollo, pescado o carne.

Tiempo de preparación: *35 minutos*

Tiempo de cocción: *40 minutos*

Rendimiento: *Para 6 personas*

½ libra de nabos, pelados y cortados en trozos de 1 pulgada

½ libra de remolachas, peladas y cortadas en trozos de 1 pulgada

½ libra de zanahorias, peladas y cortadas en trozos de 1 pulgada

½ libra de calabaza cidra u otro tipo de calabaza, pelada y cortada en trozos de 1 pulgada

1 cebolla cortada en trozos

2 dientes de ajo, finamente picados

½ ramito de hojas de orégano fresco, picadas

⅓ de taza de aceite de oliva

1 cucharadita de sal

½ cucharadita de pimienta molida

1 Caliente el horno a 450°. En una vasija grande, mezcle bien todos los vegetales con el aceite de oliva y demás ingredientes.

2 Colóquelos en una sola capa en una cazuela de hierro fundido, con el interior esmaltado, o en una bandeja para hornear. Cúbralos y hornee por espacio de 30 a 40 minutos, moviendo cada 10 minutos. Los vegetales estarán listos cuando se vean dorados y ligeramente acaramelados en los bordes. Además, deben ceder cuando se pinchen con la punta de un cuchillo.

Información nutricional por ración: 171 calorías; 2 gramos de proteínas, 15 gramos de carbohidratos, 11 gramos de grasa, 2 gramos de grasa saturada, 0 miligramos de colesterol, 4 gramos de fibra, 432 miligramos de sodio.

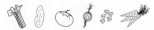

🍎 Manzanas al Horno

Este postre es una magnífica forma de ponerle el broche de oro a cualquier comida. Es ligero, saludable y bajo en calorías.

Tiempo de preparación: *35 minutos*

Tiempo de cocción: *1 hora*

Rendimiento: *Para 6 personas*

1 taza más 2 cucharadas de jugo de manzana

¼ de taza de uvas pasas

¼ de taza de conserva de manzana

¼ de taza de nueces tostadas y picaditas

2 cucharadas de jarabe de arce

2 cucharadas de brandy

6 manzanas medianas, sin el corazón. Pele solamente la parte superior.

2 cucharadas de mantequilla sin sal

1 En una cacerola pequeña mezcle las 2 cucharadas de jugo de manzana y las uvas pasas y cocínelas a fuego lento. Retire del fuego y deje reposar por 10 minutos.

2 Caliente el horno a 350°. En una vasija, mezcle la conserva de manzana, las nueces, el jarabe de arce, el *brandy*, las uvas pasas y el jugo.

3 Rellene las manzanas con la mezcla y colóquelas en una bandeja para hornear. Ponga un poco de mantequilla encima de cada una. Vierta el resto del jugo de manzana en la bandeja y hornee de 50 a 60 minutos, o hasta que estén suaves pero no al punto de que se partan o queden demasiado blandas.

Información nutricional por ración: 218 calorías; 2 gramos de proteínas, 38 gramos de carbohidratos, 8 gramos de grasa, 3 gramos de grasa saturada, 11 miligramos de colesterol, 4 gramos de fibra, 2 miligramos de sodio.

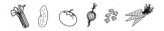

Charlie Trotter's

Charlie Trotter's es uno de los restaurantes más innovadores del país. Se especializa en cocina creativa americana con toques de la gastronomía francesa y asiática. Enfatiza el uso de productos saludables y frescos. Aves de presa, carnes, frutas y vegetales orgánicos constituyen la esencia misma de la cocina de Trotter's.

Charlie Trotter's ha ganado numerosos premios y reconocimientos por la calidad de su comida, su servicio y la decoración del restaurante. La guía *Mobil Travel* le otorgó cinco estrellas; aparece en la lista de restaurantes de la prestigiosa organización *Relais and Chateaux*, y recibió el Gran Premio de la revista *Wine Spectator* como el Mejor Restaurante del Mundo para Vinos y Comida (1998).

Su dueño y chef, Charlie Trotter, inició su carrera en 1982. Estudió en Europa y Estados Unidos con Norman Van Aken, Bradley Ogden y Gordon Sinclair.

Las recetas de Charlie Trotter requieren más de tiempo de preparación que las de otros restaurantes, pero el resultado compensa el tiempo invertido. (Si le gustan, échele un vistazo al libro de Charlie Trotter *Gourmet Cooking For Dummies*, publicado por Wiley.)

Charlie Trotter's, 816 West Armitage, Chicago, Illinois. 773-248-6228.

Vieiras con Cebada, Ragú de Setas y Reducción de Caldo de Pollo

Esta receta contiene pocos carbohidratos, por lo que puede acompañarla con dos rebanadas de pan o una ración de helado con base de agua (sorbete).

Tiempo de preparación: *1 hora*

Tiempo de cocción: *45 minutos*

Rendimiento: *Para 4 personas*

3 cucharadas de hinojo picadito

3 cucharadas de aceite de canola

½ taza de vino tinto

¼ de taza de tomate pelado, sin semillas y cortado en dados

3 tazas de caldo de pollo

1¼ libras de setas mixtas (shiitake, boleto, portobello y otras)

6 cucharadas de vino de Madeira

Sal y pimienta

1 cucharadita de perejil picadito

1 cucharadita de hojas de estragón

20 vieiras medianas

2 tazas de cebada cocida

1 *Para la reducción:* En una sartén mediana cocine el hinojo en 1 cucharada de aceite de canola durante 5 minutos o hasta que se ablande completamente. Añada el vino tinto y revuelva constantemente hasta tome una apariencia acaramelada y brillosa. Agregue el tomate y el caldo de pollo, y cocine a fuego medio durante 30 minutos o hasta que sólo quede 1 taza de líquido.

2 *Para las setas:* Corte las setas en pedazos grandes (las setas más pequeñas pueden usarse enteras). Caliente una cucharada de aceite de canola a fuego medio-bajo en una sartén mediana antiadherente. Incorpore las setas y cocine, revolviendo ocasionalmente, durante 10 minutos, o hasta que las setas se ablanden y todo el líquido se evapore. Añada el vino de Madeira y cocine hasta que se reduzca completamente. Condimente las setas con sal y pimienta a gusto. Incorpore el perejil y el estragón. Aparte.

3 *Para las vieiras:* Caliente a fuego medio-alto 1 cucharada de aceite de canola, en una sartén antiadherente. Añada las vieiras y cocine durante 2 minutos o hasta que estén doradas. Condimente las vieiras con sal y pimienta. Cocine las vieiras durante 1 minuto por el otro lado.

4 *Para servir:* Sirva la cebada cocida en cada plato. Vierta un poco de salsa de hinojo en cada plato y sobre ésta, disponga un montoncito de setas. Alrededor, coloque 5 vieiras por persona, apoyándolas sobre las setas.

Información nutricional por ración: 398 calorías; 27 gramos de proteínas, 36 gramos de carbohidratos, 20 gramos de grasa, 5 gramos de grasa saturada, 42 miligramos de colesterol, 2 gramos de fibra, 1.084 miligramos de sodio.

Pescado Blanco al Vapor con Arvejas Verdes y Puré de Papas, Manzana y Apio

Acompañe este plato con una ración de algún tipo de almidón o fruta, y 1 cucharada de grasa. Y ¿qué tal si pide un postre y lo comparte con su acompañante?

Tiempo de preparación: *1 hora*

Tiempo de cocción: *1 hora*

Rendimiento: *Para 4 personas*

1 taza de apio picadito

2 tazas de manzanas picaditas, preferiblemente tipo Granny Smith

1½ tazas de papas troceadas y hervidas

Sal y pimienta a gusto

2 tazas de jugo de apio

3 cucharadas más 2 cucharaditas de mantequilla

1½ tazas de arvejas verdes

6 cucharadas de cebollino fresco picadito

2 cucharadas de perifollo fresco

Aceite de canola

4 filetes de pescado blanco, de 3 onzas cada uno

1½ tazas de cebolla picada a la juliana

1 *Para el puré:* Ponga el apio y 1 taza de manzana picadita en una cazuela mediana, cubra con agua y cocine a fuego lento por espacio de 5 a 7 minutos, o hasta que el apio esté ligeramente suave. Elimine el líquido y haga un puré junto con las papas cocidas, agregando agua si fuera necesario, para que quede suave. Ponga el puré en una cazuela antiadherente y cocínelo a fuego medio, revolviendo constantemente por espacio de 10 minutos, hasta que espese. Condimente con sal y pimienta a gusto. Retírelo del fuego y cúbralo, para que se mantenga caliente.

(continúa)

2 *Para la salsa:* Vierta el jugo de apio en una cazuela pequeña, junto con 1 taza de manzana picadita, y cocine a fuego medio durante aproximadamente 15 minutos. Cuele y condimente con sal y pimienta a gusto.

3 *Para la cebolla:* En una sartén pequeña, caliente 2 cucharaditas de mantequilla a fuego medio-alto, y cocine la cebolla por espacio de 12 minutos, revolviendo a menudo hasta que se dore.

4 *Para las arvejas verdes:* Escalde las arvejas verdes en agua hirviendo con sal durante 2 minutos, cuele y condimente con sal y pimienta a gusto.

5 *Para terminar la salsa:* Ponga a calentar la salsa. Saque del fuego y agregue 3 cucharadas de mantequilla, 3 cucharadas de cebollino y 1½ cucharadas de perifollo, batiendo hasta que adquiera una consistencia espumosa. Mantenga tibia.

6 *Para el pescado:* Unte ligeramente el pescado con aceite de canola. Condimente por ambos lados con sal y pimienta. Cubra con 3 cucharadas de cebollinos y ½ cucharada de perifollo. Coloque el pescado sobre una parrilla dentro de la vaporera y cocine durante 3 minutos o hasta que esté listo.

7 *Para servir:* Sirva el puré en el centro de cada plato hondo y coloque el pescado encima. Añada las arvejas verdes y las cebollas cortadas a la juliana. Vierta salsa alrededor del plato.

Información nutricional por ración: 350 calorías; 22 gramos de proteínas, 44 gramos de carbohidratos, 11 gramos de grasa, 6 gramos de grasa saturada, 56 miligramos de colesterol, 5 gramos de fibra, 768 miligramos de sodio.

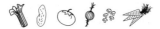

Fringale

De Fringale se ha dicho que es el perfecto *bistro* francés. Sus dueños, Gerald Hirigoyen y J. B. Lorda, lo consideran un restaurante californiano/vasco. Pero llámenlo como lo llamen, la comida es descomplicada y sabrosa, y el ambiente desborda personalidad y energía. La gran calidad de la comida que se sirve en Fringale contrasta con los precios moderados. Casi todos sus platos se pueden disfrutar tanto por su sabor exquisito como porque, sin dudas, se trata de comida saludable.

Además de socio, Gerald Hirigoyen es también el chef de Fringale. Se entrenó en la región vasca de Francia y en París, con algunos de los grandes chefs de la cocina francesa. Llegó a San Francisco en 1980 y estuvo al frente de las cocinas de varios restaurantes de lujo, hasta que en 1991 decidió independizarse y crear su propio restaurante. Ha recibido numerosos premios y reconocimientos por la calidad de su comida. En 1994 la revista *Food and Wine* lo nombró como uno de los "Mejores Chefs Nuevos de Estados Unidos".

Fringale Restaurant, 570 Fourth Street, San Francisco, California, 415-543-0573.

Empanada de Cebolla con Queso Roquefort y Nueces

Este plato es un festín para la vista y también para el paladar. Sírvalo como plato principal en el almuerzo. Una ensalada de frutas frescas y un panecillo francés serán los acompañantes perfectos.

Tiempo de preparación: *1 hora*

Tiempo de cocción: *15 minutos*

Rendimiento: *Para 4 personas*

2 cucharadas de aceite de oliva

2 cebollas blancas, finamente rebanadas

¼ de taza de agua

3 onzas de queso desmenuzado en pedazos pequeños

Sal y pimienta molida a gusto

½ taza de nueces, trituradas en pedazos grandes

1 cucharada de mantequilla derretida

2 hojas de masa de hojaldre (hojas de 11 x 15 pulgadas), recién preparadas o descongeladas

1 huevo, ligeramente batido

8 tiras de jamón tipo prosciutto (aproximadamente 0,5 onzas cada una)

Verduras mixtas para adornar

1 Coloque una bandeja para hornear dentro del congelador.

2 Caliente el aceite de oliva a fuego medio-alto en una sartén. Incorpore las cebollas y sofría hasta que se doren (aproximadamente 10 minutos). Agregue el agua y siga sofriendo hasta que todo el líquido se evapore, aproximadamente 5 minutos o más. Baje la temperatura a fuego medio-bajo. Añada el queso Roquefort y siga cocinando, revolviendo de cuando en cuando por aproximadamente 5 minutos más, hasta que se derrita. Condimente con sal, si fuera necesario, y pimienta. Incorpore las nueces revolviendo y luego extienda la mezcla en la bandeja fría. Coloque en el congelador hasta que las cebollas se enfríen completamente (aproximadamente 10 minutos).

3 Caliente el horno a 450° y unte una bandeja con un poco de mantequilla derretida.

4 Coloque la masa de hojaldre sobre la tabla de cortar. Utilizando como guía un plato pequeño, de aproximadamente 5 pulgadas de diámetro, corte la masa en 8 círculos. Deseche la masa sobrante.

5 Coloque los círculos en la bandeja de hornear. Unte los bordes con el huevo batido. En el centro de cada uno de los 8 círculos, sirva un poco de la mezcla de cebolla. Coloque una tira de jamón *prosciutto* sobre la cebolla. Doble la masa para formar una medialuna. Presione los bordes, de modo que el relleno no se escape. Unte las tapas de las empanadas con huevo batido y hágales una pequeña hendidura utilizando un cuchillo filoso.

6 Hornee hasta que las empanadas adquieran un ligero color dorado y la masa haya crecido completamente (entre 20 y 25 minutos aproximadamente).

Información nutricional por ración: 454 calorías; 13 gramos de proteínas, 26 gramos de carbohidratos, 34 gramos de grasa, 7 gramos de grasa saturada, 47 miligramos de colesterol, 1 gramo de fibra, 562 miligramos de sodio.

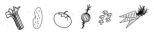

Mero Braseado al Limón con Anís Estrellado y Espinacas

Este plato contiene pocos carbohidratos y grasas, por lo que puede acompañarlo con dos raciones de carbohidratos (como pan francés o arroz) y una ensalada de verduras con su vinagreta preferida.

Tiempo de preparación: *30 minutos*

Tiempo de cocción: *15 minutos*

Rendimiento: *Para 4 personas*

4 filetes de mero (aproximadamente 4 onzas cada uno)

Sal y pimienta fresca a gusto

1 cucharadita de aceite de oliva

¼ de taza de apio-nabo finamente picado

⅓ de taza de hinojo finamente picado

¼ de taza de zanahoria troceada

3 dientes de ajo, pelados y picaditos

4 unidades de anís estrellado

¼ de taza de zumo de limón recién exprimido

1½ tazas de agua

⅓ de taza de pepino cortado en cuadritos pequeños

⅓ de taza de tomate cortado en cuadritos pequeños

⅛ de taza de manzana cortada en cuadritos pequeños

4 tazas de espinaca

2 cucharaditas de aceite de oliva extra virgen

Pizca de pimienta cayena

2 cucharadas de cebollino picadito

2 cucharadas de perejil picadito

1 Caliente el horno a 475°. Condimente ambos lados de los filetes de mero con sal y pimienta.

2 Caliente 1 cucharadita de aceite de oliva en una sartén grande (preferiblemente antiadherente), a fuego vivo. Agregue el apio-nabo, el hinojo, la zanahoria, el ajo y el anís estrellado y sofría hasta caramelizar ligeramente, durante 4 o 5 minutos. Agregue el zumo de limón y cocine durante 1 minuto.

3 Coloque los filetes de mero sobre los vegetales salteados, agregue el agua y tape la sartén. Coloque la sartén dentro del horno caliente hasta que el pescado esté completamente cocinado (entre 5 y 6 minutos). Retire la sartén del horno y saque los filetes de pescado. Cúbralos para que se mantengan calientes.

4 Ponga el pepino, el tomate y la manzana en la sartén. Deje hervir y cocine durante 1 o 2 minutos. Agregue la espinaca, el aceite de oliva extra virgen, la pimienta cayena, sal y pimienta a gusto. Cocine hasta que las espinacas se marchiten (entre 30 segundos y 1 minuto).

5 *Para servir:* Reparta los vegetales entre 4 platos para sopa que no sean muy profundos. Vierta un poco de los jugos de la sartén en cada uno. Coloque los filetes sobre los vegetales y adorne con una estrella de anís. Espolvoree el cebollino y el perejil sobre cada ración. Sirva inmediatamente.

Información nutricional por ración: 236 calorías; 31 gramos de proteínas, 17 gramos de carbohidratos, 6 gramos de grasa, 1 gramo de grasa saturada, 77 miligramos de colesterol, 3 gramos de fibra, 240 miligramos de sodio.

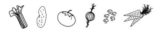

Pollo Marinado en Vino Tinto con Vegetales Braseados, Chirivías y Cebollas Cippolini

Este plato se puede acompañar con dos raciones de alimentos que contengan almidón. ¿Mi sugerencia? Dos rebanadas de pan para aprovechar la deliciosa salsa.

Tiempo de preparación: *30 minutos*

Tiempo de cocción: *1 hora, 20 minutos*

Rendimiento: *Para 4 personas*

4 muslos de pollo, sin piel	1 taza de caldo de ternera
4 pechugas de pollo, divididas, sin piel	8 cebollas cippolini, peladas
2 tazas de vino tinto	8 zanahorias, peladas
1 cebolla pequeña, picadita	2 chirivías medianas, peladas y cortadas en tiras
2 dientes de ajo, picaditos	
6 ramitas de tomillo	3 cucharadas de mantequilla sin sal
1 cucharada de granos enteros de pimienta negra	2 libras de un vegetal apropiado para brasear como la acelga. Cortar los tallos y trocear las hojas en pedazos grandes
Sal gruesa (kosher) y pimienta molida a gusto	2 cucharadas de perejil picadito
2 cucharadas de aceite de oliva	

1 En una vasija grande, combine los muslos y las pechugas de pollo, el vino tinto, la cebolla, el ajo, el tomillo, la pimienta en grano, sal y pimienta a gusto. Tape con papel plástico y refrigere durante 6 horas, o preferiblemente de un día para el otro.

2 Caliente el horno a 450°. Saque el pollo de la marinada y reserve.

3 Caliente 1 cucharada de aceite de oliva en una cacerola grande. Añada los 4 muslos de pollo y cocínelos hasta que estén dorados (aproximadamente 5 minutos). Agregue la marinada y el caldo de ternera, y deje hervir. Cuando rompa a hervir, reduzca la temperatura y deje que los ingredientes se cocinen a fuego lento por espacio de 25 a 30 minutos.

(continúa)

4 Caliente una cucharada de aceite de oliva en una sartén grande, a fuego vivo. Añada las pechugas y cocínelas hasta que estén doradas (entre 3 y 4 minutos aproximadamente). Condimente con sal y pimienta a gusto y colóquelas en el horno hasta que se cocinen (aproximadamente 10 minutos).

5 Coloque las cebollas *cippolini* en una cazuela pequeña con suficiente agua para cubrirlas; hierva hasta que estén blandas y tiernas (aproximadamente 20 minutos). Cuélelas. Ponga agua a hervir en una cazuela, agregue las zanahorias y cocine hasta que estén blandas (entre 6 y 8 minutos). Cuélelas. Ponga las chirivías en una cazuela con suficiente agua para cubrirlas, hierva hasta que estén blandas (entre 10 y 12 minutos). Cuélelas.

6 Cuando los muslos de pollo estén listos, sáquelos de la marinada y cuélela con un colador fino.

7 Vierta la marinada en una cazuela y déjela hervir hasta que se reduzca a la mitad. Apague la candela y agregue 1 cucharada de mantequilla sin dejar de revolver, hasta que se mezcle completamente. Condimente con sal y pimienta a gusto.

8 Para preparar los vegetales, combine en una cazuela grande ⅓ de taza de agua, 1 cucharada de mantequilla, los vegetales y sal y pimienta a gusto. Tape y cocine a fuego vivo por aproximadamente 5 minutos, hasta que los vegetales se marchiten.

9 En una sartén limpia caliente 1 cucharada de mantequilla y añada la cebolla, sal y pimienta a gusto. Sofría durante unos 6 minutos, hasta que se dore. Agregue el perejil.

10 Para servir, utilice una espumadera. Coloque una pequeña cantidad de los vegetales en el centro de cada plato y, encima, ponga un muslo de pollo y una pechuga. Adorne con las cebollas *cippolini*, las zanahorias y las chirivías. Vierta salsa sobre los vegetales y el pollo, y también alrededor del plato.

Información nutricional por ración: 596 calorías; 49 gramos de proteínas, 30 gramos de carbohidratos, 25 gramos de grasa, 9 gramos de grasa saturada, 195 miligramos de colesterol, 5 gramos de fibra, 936 miligramos de sodio.

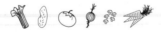

Gaylord India Restaurant

Gaylord es un pedazo de la India en San Francisco, sinónimo de comida india deliciosa y auténtica. Ubicado en los altos de la famosa Plaza Ghirardelli, en San Francisco, el lugar se caracteriza por su reposada elegancia y las fabulosas vistas de la Bahía de San Francisco y los hermosos paisajes del Condado de Marin. En Gaylord, sus chefs principales se especializan en la cocina del norte de la India, incluyendo la centenaria técnica de los *tandooris*, platos preparados en un horno de barro conocido como *tandoor*.

Desde hace más de 20 años su chef principal, Santok Kaler, ha hecho las delicias de quienes visitan Gaylord. Kaler aprendió el arte de la cocina en la región de Punyab, la cuna de la gastronomía del norte de la India.

Gaylord India Restaurant, Ghirardelli Square, 900 North Point, San Francisco, California. 415-771-8822.

Seekh Kabab (Brochetas de Cordero a la Barbacoa)

Las especias proporcionan una magnífica forma de darle sabor a la comida sin necesidad de usar grasa. Este plato se puede servir como el plato principal o como un entrante. Acompáñelo con 1 taza de arroz, para proporcionar la cantidad necesaria de carbohidratos. También puede disfrutarlo con dos porciones de vegetales, una de las cuales puede ser el Saag, la última receta de esta sección.

Tiempo de preparación: *30 minutos*

Tiempo de cocción: *10 minutos*

Rendimiento: *Para 6 personas*

1 cebolla mediana

1 trozo de jengibre de 1 pulgada

2 dientes de ajo

2 cucharaditas de agua

1 cucharadita de sal

¼ de cucharadita de pimienta cayena

½ cucharadita de culantro en polvo

½ cucharadita de comino en polvo

¾ de cucharadita de garam masala (puede encontrarlo en tiendas donde venden productos de la India)

1 libra de carne de cordero magra molida

1 En una mezcladora o en un procesador de alimentos, muela la cebolla, el jengibre y el ajo con 2 cucharaditas de agua. Transfiera la mezcla a una vasija mediana e incorpore la sal, la pimienta cayena, el culantro en polvo, el comino en polvo y el *garam masala*.

2 Añada el cordero molido y amase hasta que todo quede bien combinado. Deje reposar en el refrigerador durante unos 20 o 30 minutos.

3 Caliente el horno a 375°. Divida la mezcla en seis partes iguales. Engrase ligeramente los pinchos. Moldee la pasta de carne de cordero alrededor de los pinchos, formando una salchicha de aproximadamente 1 pulgada de grueso. Coloque los pinchos sobre una rejilla montada en una bandeja, y hornéelos por espacio de 15 a 20 minutos, hasta que la carne esté bien cocinada. Si va a utilizar el asador (*broiler*), coloque los pinchos de 3 a 4 pulgadas de distancia del calor y cocine aproximadamente 7 minutos por cada lado. Sírvalos calientes con rodajas de limón.

Consejo: Si va a usar pinchos de madera o de bambú, póngalos en agua durante toda la noche y úntelos ligeramente con aceite. Con esto se evita que los pinchos se quemen durante el proceso de cocción.

Información nutricional por ración: *144 calorías; 12,6 gramos de proteínas, 2 gramos de carbohidratos, 9 gramos de grasa, 42 miligramos de colesterol, 0,2 gramos de fibra, 419 miligramos de sodio.*

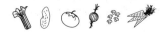

Tikka Kabab de Pollo
(Kabab de Pollo a la Barbacoa)

Las marinadas pueden darle un excelente sabor a los alimentos sin incorporar grasa ni sodio. Prepare este plato temprano y póngalo a la parrilla justo antes de servir. Acompáñelo con 1 taza de arroz, para proporcionar la cantidad necesaria de carbohidratos. Esta comida se puede redondear con dos raciones de vegetales, una de las cuales puede ser el Saag, la última receta que presento en esta sección.

Tiempo de preparación: *30 minutos*

Tiempo de cocción: *10 minutos*

Rendimiento: *Para 6 personas*

2 cucharadas de jengibre picadito

2 cucharadas de ajo picadito

¼ de taza de yogur descremado

½ cucharadita de pimienta blanca molida

½ cucharadita de comino molido

¼ de cucharadita de nuez moscada molida

¼ de cucharadita de cardamomo

½ cucharadita de pimienta roja

½ cucharadita de cúrcuma molida

¼ de taza de zumo de limón

2 cucharaditas de aceite vegetal

Sal a gusto

3 pechugas de pollo, deshuesadas, sin piel, y cortadas en 18 pedazos

1 Combine el jengibre, el ajo, el yogur, la pimienta blanca, el comino, la nuez moscada, el cardamomo, la pimienta roja, la cúrcuma y el zumo de limón en una mezcladora o en un procesador de alimentos. Con el equipo funcionando, agregue el aceite lentamente.

2 Sumerja los pedazos de pollo en la marinada. Asegúrese de que todos queden cubiertos. Tape y deje refrigerar durante 3 o 4 horas.

3 Caliente el horno a 375°. Coloque los pedazos de pechuga en los pinchos, dejando aproximadamente una pulgada de separación entre cada uno. Ponga los pinchos sobre una rejilla montada en una bandeja, y hornéelos por espacio de 10 a 12 minutos, o hasta que el pollo esté cocinado. Si va a utilizar el asador *(broiler)*, coloque los pinchos de 3 a 4 pulgadas de distancia del calor y cocine aproximadamente 5 minutos por cada lado. Sírvalos calientes con rodajas de limón.

Información nutricional por ración: 197 calorías; 31,6 gramos de proteínas, 2,2 gramos de carbohidratos, 6 gramos de grasa, 1,52 gramos de grasa saturada, 14 miligramos de colesterol, 0,1 gramos de fibra, 8 miligramos de sodio.

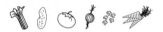

Saag (Espinaca)

He aquí una excelente manera de ponerle un toque diferente a un vegetal insípido. Este plato puede acompañar a las anteriores recetas de cordero y pollo.

Tiempo de preparación: *15 minutos*

Tiempo de cocción: *15 minutos*

Rendimiento: *Para 6 personas*

2 bolsas de 10 onzas de espinacas, cortadas y lavadas

2 cucharaditas de aceite vegetal

½ cucharadita de comino en grano

10 dientes de ajo rebanados en láminas de ¼ de pulgada

2 chiles rojos secos

Sal a gusto

1 Escalde poco a poco las espinacas en una cazuela con abundante agua hirviendo con sal. Cocine durante 30 segundos o hasta que se vean marchitas. Cuele y deje refrescar. Escúrralas bien, apretándolas con las manos, para eliminar el exceso de agua, y córtelas finamente.

2 Caliente el aceite vegetal a fuego medio en una cazuela antiadherente. Agregue el comino y revuelva durante 5 segundos. Añada el ajo y sofría hasta que se ablande (entre 2 y 3 minutos). Incorpore los chiles y cocine un minuto más. Agregue las espinacas, revuelva bien y sofría hasta que estén completamente calientes y todo el líquido se haya evaporado (aproximadamente entre 2 y 3 minutos). Condimente con sal. Sirva caliente.

Información nutricional por ración: 34,2 calorías; 2,7 gramos de proteínas, 3,4 gramos de carbohidratos, 1,5 gramos de grasa, 0,2 gramos de grasa saturada, 0 miligramos de colesterol, 2 gramos de fibra, 63 miligramos de sodio.

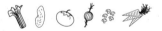

Greens

Cuando los residentes del área de la Bahía de San Francisco piensan en buena comida vegetariana, Greens es el primer lugar que les viene a la mente. Greens utiliza los ingredientes más frescos, muchos de los cuales son cultivados en la granja Green Gulch, del Centro Zen de San Francisco, que queda del otro lado del puente Golden Gate, en el condado de Marin. El viaje desde la granja hasta el restaurante es tan corto que estos productos orgánicos no pierden ni una gota de frescura.

Chef Annie Somerville llegó a Greens en 1981 y en 1985 pasó a ser su chef principal. Desde entonces viene creando excepcionales platos que equilibran a la perfección los colores, los sabores y las texturas. Además de los productos de la granja Green Gulch y Start Route, ubicadas en el condado de Marin, Annie utiliza quesos hechos a mano en los condados de West Marin y Sonoma. Es la autora de *Field of Greens: New Vegetarian Recipes from the Celebrated Greens Restaurant*, un libro que ha ganado premios.

Greens, Fort Mason, San Francisco, California. 415-771-6222.

Corazones de Lechuga Romana con Cubitos de Pan Horneados y Queso Parmesano

Este es un magnífico plato para comenzar cualquier comida. Acompáñelo con la receta de minestrone que ofrezco más adelante y una taza de frutas frescas, y se sentirá como en un paraíso vegetariano.

Tiempo de preparación: *10 minutos*

Tiempo de cocción: *10 minutos*

Rendimiento: *Para 4 personas*

4 lechugas romanas pequeñas

2 dientes de ajo picaditos

6 cucharadas de aceite de oliva extra virgen, divididas

4 rebanadas gruesas de pan sourdough cortado en cubos de ½ pulgada (aproximadamente 1½ tazas)

1¼ de cucharadita de cáscara de limón finamente picada

¼ de cucharadita de sal

1½ cucharadas de vinagre o zumo de limón

8 aceitunas tipo gaeta o negras (niçoise), deshuesadas y picadas gruesas

1 onza de queso parmesano rallado (aproximadamente ⅓ de taza)

Pimienta molida, a gusto

1 Elimine las hojas exteriores de la lechuga romana y utilice las hojas enteras y los corazones, que deben tener un color verde claro o amarillo. Lave las hojas, séquelas, envuélvelas en una toalla húmeda y colóquelas en el refrigerador.

2 Caliente el horno a 375°. Combine 1 cucharada de aceite de oliva con 1 diente de ajo y bañe los cubos de pan con esa mezcla. Coloque los cubos de pan en una bandeja para hornear y hornee por espacio de 7 u 8 minutos, hasta que se doren. Sáquelos del horno para que se enfríen.

3 Prepare la vinagreta. Combine la cáscara de limón finamente picada con la sal, el ajo y el vinagre. Incorpore poco a poco las 5 cucharadas de aceite de oliva, batiendo constantemente.

4 Cuando esté listo para servir la ensalada, coloque la lechuga en una vasija grande. Añada las aceitunas y la vinagreta, y mezcle hasta cubrir todas las hojas. Agregue los panecitos y el queso parmesano. Revuelva nuevamente. Espolvoree con pimienta molida y sirva la ensalada.

Información nutricional por ración: 355 calorías; 9 gramos de proteínas, 31 gramos de carbohidratos, 23 gramos de grasa, 4 gramos de grasa saturada, 6 miligramos de colesterol, 3 gramos de fibra, 696 miligramos de sodio.

◉ *Sopa Minestrone de Verano*

Esta sopa equivale a una comida completa. Sírvala con pan francés fresco, la ensalada anterior y una taza de fresas con una onza de crema de leche.

Tiempo de preparación: *30 minutos*

Tiempo de cocción: *1 hora*

Rendimiento: *Para 6 personas*

½ taza de frijoles rojos, escogidos y puestos en remojo durante toda la noche (aproximadamente 3 onzas)

6 tazas de agua fría

2 hojas de laurel

2 hojas de salvia fresca

1 ramita de orégano fresco

1 cucharada de aceite de oliva extra virgen

1 cebolla roja mediana, cortada en cubitos (aproximadamente 2 tazas)

½ cucharadita de sal

¼ de cucharadita de albahaca seca

Pimienta a gusto

6 dientes de ajo, finamente picados

1 zanahoria pequeña, troceada (aproximadamente ¼ de taza)

1 pimiento rojo pequeño, picado en cuadritos (aproximadamente ¾ de taza)

1 calabacín pequeño, picado en cuadritos (aproximadamente ¾ de taza)

¼ de taza de vino tinto

2 libras de tomates frescos, pelados, sin semillas y picados en trozos (aproximadamente 3 tazas), o una lata de 28 onzas de tomates en su jugo, picados en trozos

¼ de taza de una pasta pequeña, cocinada "al dente", colada y enjuagada

½ manojo de espinacas frescas o acelga, cortadas en tiras y lavadas (aproximadamente 2 tazas apretadas)

2 cucharadas de albahaca fresca picadita

Queso parmesano rallado

(continúa)

1 Cuele y enjuague los frijoles. Colóquelos en una olla con capacidad para 2 cuartos de galón, con el agua, 1 hoja de laurel, la salvia y el orégano. Ponga a hervir; reduzca la temperatura y deje cocinar a fuego lento, sin tapar, hasta que los frijoles estén blandos (aproximadamente 30 minutos). Saque las especias.

2 Mientras cocina los frijoles, caliente el aceite en una olla para sopa. Agregue la cebolla, ½ cucharada de sal, las especias secas y unas cuantas pizcas de pimienta molida. Sofría la cebolla a fuego medio, hasta que se ablande, por espacio de 5 a 7 minutos. Añada el ajo, las zanahorias, los pimientos y el calabacín, y sofría durante unos 7 u 8 minutos, revolviendo a menudo. Agregue el vino y cocine durante 1 o 2 minutos más, hasta que la olla esté casi seca. Incorpore los tomates y luego la pasta, la espinaca o la acelga, y los frijoles con el caldo. Condimente con sal y pimienta a gusto. Incorpore la albahaca antes de servir. Espolvoree una generosa cucharada de queso parmesano sobre cada plato.

Información nutricional por ración: 98 calorías; 4 gramos de proteínas, 17 gramos de carbohidratos, 2 gramos de grasa, 0 gramos de grasa saturada, 1 miligramo de colesterol, 2 gramos de fibra, 652 miligramos de sodio.

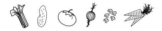

🍅 *Frittata de Pimientos y Albahaca*

Puede disfrutar esta *frittata* acabada de salir del horno, como un plato principal, o dejarla enfriar y servirla a modo de almuerzo ligero. También puede ponerla en el refrigerador y cortarla en cuadrados pequeños para ofrecerla como aperitivo.

Tiempo de preparación: *30 minutos*

Tiempo de cocción: *25 minutos*

Rendimiento: *Para 10 personas*

2 cucharadas de aceite de oliva bajo en grasa

1 cebolla amarilla mediana, finamente rebanada (aproximadamente 2 tazas)

¾ de cucharadita de sal y pimienta

4 pimientos medianos, preferiblemente una combinación de pimientos rojos y amarillos, rebanados finamente (aproximadamente 4 tazas)

4 dientes de ajo picaditos

1 hoja de laurel

6 huevos

3 onzas de queso Fontina rallado (aproximadamente 1½ tazas)

2 onzas de queso parmesano rallado (aproximadamente ¾ de taza)

¼ de taza de hojas de albahaca fresca, enrolladas y cortadas en tiras finas

3 cucharadas de vinagre balsámico

1 Caliente el horno a 475°. En una sartén grande, caliente 1 cucharada de aceite de oliva; incorpore la cebolla, ½ cucharadita de sal y unas cuantas pizcas de pimienta. Sofría la cebolla a fuego medio por espacio de 4 a 5 minutos, hasta que se comience a ablandar. Agregue los pimientos, el ajo y la hoja de laurel; cocine la cebolla y los pimientos por aproximadamente 15 minutos, hasta que los pimientos estén blandos. Retire los vegetales del fuego y déjelos refrescar. Deseche la hoja de laurel.

2 Bata los huevos y agregue la mezcla de cebolla y pimiento, los quesos y la albahaca. Condimente con ¼ de cucharadita de sal y ⅛ de cucharadita de pimienta.

3 En una sartén antiadherente de 9 pulgadas, con cabo resistente al horno, caliente la restante cucharada de aceite de oliva hasta que casi comience a salir humo. Incline la sartén para que el aceite cubra toda la superficie. Reduzca la temperatura a fuego lento y vierta inmediatamente la mezcla de *frittata* en la sartén. Cocine la *frittata* a fuego lento por espacio de 2 o 3 minutos, hasta que los lados comiencen a separarse de la sartén. Colóquela en el horno sin tapar, durante unos 6 u 8 minutos, hasta que esté firme y los huevos se hayan cocinado completamente.

4 Utilizando una espátula, separe la *fritatta* de la sartén. Tenga en cuenta que la parte de abajo tiende a pegarse. Coloque un plato sobre la sartén y sosteniéndolo firmemente, dele vuelta a la sartén para que la *frittata* quede en el plato. Unte la base y los lados con vinagre y corte la *frittata* en cuñas. Sírvala tibia o a temperatura ambiente.

Información nutricional por ración: 149 calorías; 9,6 gramos de proteínas, 45 gramos de carbohidratos, 10 gramos de grasa, 4 gramos de grasa saturada, 159 miligramos de colesterol, 1 gramo de fibra, 349 miligramos de sodio.

🍎 Tarta de Ruibarbo y Fresas

Este delicioso postre es muy fácil de hacer. Lo puede preparar con menos azúcar (⅛ de taza) si sólo utiliza fresas. En ese caso necesitará tres cestas de fresas (aproximadamente 5 tazas), lavadas, sin las hojas y cortadas a la mitad, o enteras sin son pequeñas. La tarta se puede servir tibia, con un toque de crema batida.

Tiempo de preparación: *40 minutos*

Tiempo de cocción: *40 minutos*

Rendimiento: *Para 6 personas*

Para el relleno de la tarta

1¼ libras de ruibarbo

1 cesta de fresas, aproximadamente 1½ tazas

¼ de taza de azúcar

2½ cucharadas de harina sin blanquear

Ralladura de una naranja pequeña

Para cubrir la tarta

1½ tazas de harina sin blanquear

¼ cucharadita de sal

1 cucharada de polvo de hornear

2 cucharadas de azúcar

4 cucharadas de mantequilla sin sal

1 taza de crema doble

(continúa)

1 Precaliente el horno a 375°. Lave bien el ruibarbo y elimine todos los puntos oscuros o las hojas que queden en los tallos. Si los tallos son muy gruesos, córtelos por la mitad a lo largo antes de rebanarlos en ruedas de aproximadamente ½ pulgada. Todas las ruedas deben quedar más o menos del mismo tamaño.

2 Lave las fresas, séquelas ligeramente y quíteles las hojas. Córtelas a la mitad o utilícelas enteras si son pequeñas.

3 Mezcle las frutas con el azúcar, la harina y la ralladura de naranja; coloque esta mezcla en un molde para hornear cuadrado, de 8 pulgadas, un molde redondo de 9 pulgadas, o moldes individuales de material refractario (entre 6 y 8 moldes).

4 Prepare la cubierta de la tarta combinando primero los ingredientes secos. Utilizando un procesador de alimentos o una mezcladora eléctrica, incorpore la mantequilla hasta que se formen grumos; también puede hacerlo con dos cuchillos. Añada la crema y mezcle ligeramente, justo lo necesario para que los ingredientes secos se humedezcan.

5 Cubra las frutas con esta mezcla. Hornee de 25 a 30 minutos, hasta que la parte superior esté dorada y completamente cocinada, y la fruta haga burbujas. Las tartas individuales estarán listas en unos 20 minutos.

__Información nutricional por ración:__ 328 calorías; 5 gramos de proteínas, 60 gramos de carbohidratos, 8 gramos de grasa, 5 gramos de grasa saturada, 21 miligramos de colesterol, 2 gramos de fibra, 425 miligramos de sodio.

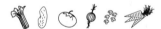

Harbor Village

Elogiado por la revista *Gourmet* como "un restaurante que goza del respeto de los expertos en comida china", Harbor Village ya contaba con muchos años de éxitos culinarios en Hong Kong cuando llegó a San Francisco y más tarde a Los Ángeles. En un ambiente que recuerda a los restaurantes de lujo de Hong Kong, los chefs chinos preparan un *dim sum* que ha sido calificado como el mejor de los Estados Unidos. Los platos se elaboran con mariscos frescos, sacados de las peceras del restaurante. Se utilizan ingredientes locales, pero el resultado son delicias exóticas como el abalón (oreja marina), la aleta de tiburón y la sopa de nido de golondrinas. El servicio es tan excelente como la comida.

Su chef ejecutivo, Andy Wai, dirige un equipo de cocina integrado por 40 personas. Wai aprendió el arte culinario en los más refinados restaurantes de Hong Kong, entre ellos el Tsui Hang Village, de donde nació Harbor Village. Desde Hong Kong llegó a San Francisco en 1989, donde ha logrado numerosos premios como reconocimiento a su creatividad.

Harbor Village, Four Embarcadero Center, en el área de recepción, San Francisco, California. 415-781-8833.

Sopa de Pollo con Berro y Tofu

Puede servir esta sopa como el plato principal. Pruebe acompañarlo con cualquiera de las recetas que incluimos más adelante en esta sección.

Tiempo de preparación: *20 minutos*

Tiempo de cocción: *45 minutos*

Rendimiento: *Para 8 personas*

1 cucharadita de aceite vegetal

Los huesos de 1 pollo, cortados en cuartos

Piezas de 1 pollo, cortadas en pedazos pequeños

1 onza de jengibre

4 onzas de paleta de cerdo deshuesada, cortada en tiras

8 dátiles rojos, picados en cuatro

8 setas shiitake

1 zanahoria pequeña, cortada en dados

½ cucharadita de pollo en polvo, o ½ cubito de caldo de pollo deshidratado

3 litros de agua

1 ramito de berro, limpio y sin los tallos

1 envase de tofu, escurrido, y cortado en dados de ½ pulgada

½ cucharadita de sal

Pizca de pimienta blanca

1 Caliente el aceite en una sartén tipo *wok*, a fuego vivo. Añada los huesos de pollo y el jengibre. Sofría durante unos 2 minutos.

2 En una cazuela grande, añada el pollo, el cerdo, los dátiles rojos, las setas shiitake, las zanahorias, el pollo en polvo o el caldo deshidratado y agua.

3 Deje que la sopa rompa a hervir, baje la candela y cocine a fuego lento durante 30 minutos, eliminando la espuma que se forma en la superficie. Utilizando un colador, saque cuidadosamente todos los huesos de pollo. Añada el berro y el tofu y cocine a fuego lento durante 10 minutos más. Condimente con sal y pimienta.

Información nutricional por ración: 103 calorías; 8,4 gramos de proteínas, 6,6 gramos de carbohidratos, 5 gramos de grasa, 0,7 gramos de grasa saturada, 9 miligramos de colesterol, 1,4 gramos de fibra, 176 miligramos de sodio.

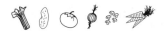

Setas Shiitake
con Repollo Chino (Bok Choy)

Este es un excelente acompañante para muchos platos, como el mero al vapor, cuya receta ofreaco seguidamente.

Tiempo de preparación: *30 minutos*

Tiempo de cocción: *15 minutos*

Rendimiento: *Para 4 personas*

½ pedazo de jengibre, pelado y finamente picado

Pizca de azúcar

Pizca de sal

1 cucharada más 1 cucharadita de aceite vegetal

4 tazas de agua

2 repollos chinos (bok choy)

1 cucharadita de jengibre molido

Sal a gusto

1 taza de caldo de pollo

1 cucharada de salsa de ostra

1 cucharada de salsa de soya con sabor a hongos

1 cucharada de jerez

1 cucharadita de azúcar

½ libra de setas shiitake, lavadas, sin los tallos y cocidas hasta que estén suaves

1 cucharada de fécula de maíz (maicena) mezclada con ½ taza de agua fría

1 En una olla grande, coloque el jengibre, una pizca de azúcar y de sal, 1 cucharadita de aceite vegetal y el agua, y póngalos a hervir. Cuando haya pasado 1 minuto, saque el jengibre con un colador. Déjelo enfriar y píquelo finamente.

2 Agregue el repollo chino y cocine por espacio de 1 minuto. Cuele el caldo y resérvelo.

3 En una sartén tipo *wok*, caliente el aceite vegetal que queda e incorpore el repollo chino y el jengibre picadito. Condimente con sal y saltee durante 1 minuto. Coloque el repollo chino en un plato.

4 Ponga el caldo de pollo, la salsa de ostra y la de soya, el jerez y 1 cucharadita de azúcar en el *wok* caliente. Incorpore las setas shiitake y cocine hasta que estén completamente calientes. Incorpore la mezcla de fécula de maíz y agua, y cocine a fuego lento durante 2 o 3 minutos, hasta que espese.

5 Vierta la salsa sobre el repollo chino y sirva inmediatamente.

Información nutricional por ración: 98 calorías; 7,3 gramos de proteínas, 22 gramos de carbohidratos, 4,7 gramos de grasa, 2,5 gramos de grasa saturada, 0 miligramos de colesterol, 4 gramos de fibra, 1.294 miligramos de sodio.

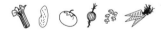

Mero al Vapor

Este plato es el complemento perfecto para la receta de vegetales y la de sopa, que ofrecí antes. Puede redondear esta comida con una ración de arroz o de fideos.

Tiempo de preparación: *15 minutos*

Tiempo de cocción: *15 minutos*

Rendimiento: *6 raciones*

½ taza de agua

2 cucharadas de salsa de soya con bajo contenido de sodio

4 cucharaditas de aceite vegetal

1 cucharadita de salsa de ostras

½ cucharadita de azúcar

½ cucharadita de caldo de pollo en polvo

Aceite de ajonjolí a gusto

Pizca de pimienta blanca

3½ libras de mero entero

1 litro de agua (para cocinar al vapor)

1 lámina de jengibre fresco

Sal y pimienta a gusto

2 onzas de cebollino, finamente picado

¼ de taza de cilantro fresco picado

1 En una cacerola mediana, mezcle ½ taza de agua, la salsa de soya, 2 cucharaditas de aceite vegetal, la salsa de ostras, el caldo de pollo en polvo, el aceite de ajonjolí y la pimienta blanca. Caliente la salsa, sin que hierva, y manténgala tibia, a fuego lento.

2 En una vaporera china o en una olla grande con un colador y una tapa que cierre herméticamente, ponga a hervir un cuarto de galón de agua. Unte el mero con el resto del aceite vegetal y condimente con sal y pimienta. Ponga el pescado en la vaporera o en el colador. Encima del pescado, coloque una lasca de jengibre. Cocine por espacio de 12 a 15 minutos, hasta que el mero se vea firme y adquiera un color opaco en el centro.

3 Utilizando una espátula grande, saque cuidadosamente el pescado de la vaporera. Espolvoree el cebollino y el cilantro picaditos, vierta un poco de la salsa sobre el pescado y sirva inmediatamente.

Información nutricional por ración: 340 calorías; 55 gramos de proteínas, 2 gramos de carbohidratos, 11 gramos de grasa, 2 gramos de grasa saturada, 154 miligramos de colesterol, 0,5 gramos de fibra, 285 miligramos de sodio.

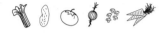

Il Fornaio

En italiano Il Fornaio significa "el panadero". La compañía se inició como una escuela de panadería fundada en las afueras de Milán, Italia, en 1972, para revivir el centenario arte panadero italiano. En 1981, Il Fornaio llegó a los Estados Unidos y desde entonces se ha abierto paso para incluir algunos de los más exitosos restaurantes y reposterías de América. Hoy se puede disfrutar la auténtica comida italiana, los panes y la pastelería de Il Fornaio en sus 21 restaurantes y panaderías en California, Portland, Seattle, Las Vegas, Denver y Atlanta. Si desea más información, puede visitar su sitio en la Internet: www.ilfornaio.com.

Su chef principal, Edmondo Sarti, proviene de la región italiana de Emilia-Romaña, que abarca la excelente cocina de Bolonia. Aprendió a cocinar en el restaurante de su tío Salvatore, y más tarde fue a la escuela de cocina en Cervia, Italia. Fue aprendiz en los más finos restaurantes italianos y le ofrecieron la oportunidad de trabajar en el restaurante Valentino, de Los Ángeles, donde conoció a su esposa. Lo que perdió Italia lo ganó San Francisco, cuando Edmondo Sarti se convirtió en el chef principal de Il Fornaio.

Il Fornaio, 1265 Battery Street, San Francisco, California. 415-986-0100.

Scallopine Al Funghi (Ternera con Setas)

Esta deliciosa receta utiliza carne de ternera aunque si lo prefiere puede utilizar pechugas de pollo. Ponga el pollo a marinar con salvia y romero. Pruebe con diferentes tipos de setas que le cambian el sabor a la receta: shiitake, chanterelle o porcini, entre otras. Media taza de cualquier tipo de pasta (o una rebanada de pan y un cuarto de taza de pasta) aporta la cantidad necesaria de carbohidratos.

Tiempo de preparación: *25 minutos*

Tiempo de cocción: *15 minutos*

Rendimiento: *Para 4 personas*

8 escalopes de ternera de 2 a 3 onzas cada uno	*1 diente de ajo picadito*
Sal y pimienta a gusto	*1 taza de setas*
1 cucharada de harina	*½ taza de vino blanco*
2 cucharadas de mantequilla	*10 hojas de perejil*
2 cucharadas de aceite de oliva	*¼ de taza de caldo vegetal*

1 Envuelva los escalopes de ternera, de dos en dos, en papel plástico y aplástelos con un mazo hasta que tengan ¼ de pulgada de grueso. Condiméntelos con sal y pimienta. Pase los escalopes por harina y elimine el exceso. Caliente la mantequilla en una sartén. Incorpore la ternera y cocine durante 2 minutos por cada lado. Coloque los escalopes en un plato.

2 En la misma sartén agregue el aceite, el ajo, las setas, el vino blanco y el perejil. Sofría durante unos cuantos minutos y luego añada la ternera y el caldo vegetal. Cocine a fuego lento por espacio de 5 minutos aproximadamente.

3 Sirva los escalopes de ternera y cúbralos con la salsa de setas.

Información nutricional por ración: 442 calorías; 49 gramos de proteínas, 2 gramos de carbohidratos, 22 gramos de grasa, 7 gramos de grasa saturada, 179 miligramos de colesterol, 0,5 gramos de fibra, 175 miligramos de sodio.

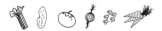

Maniche Al Pollo (Coditos con Pollo)

Esta receta contiene muchas calorías, pero es una forma deliciosa de preparar el pollo con un toque italiano. Constituye una comida completa, aunque si reduce la cantidad de pasta, puede acompañarla con una rebanada de pan, si lo prefiere.

Tiempo de preparación: *10 minutos*

Tiempo de cocción: *20 minutos*

Rendimiento: *Para 4 personas*

2 cucharadas de aceite de oliva

12 onzas de pechugas de pollo sin piel, cortadas en cubitos

Sal y pimienta a gusto

4 dientes de ajo, lasqueados

½ taza de vino blanco

10 onzas de coditos

4 tomates secados al sol

4 tazas de brócoli fresco

4 cucharadas de queso parmesano

1 Caliente el aceite en una sartén grande a fuego vivo. Incorpore el pollo cortado en cubitos, sal y pimienta. Sofría por espacio de 2 a 3 minutos, o hasta que el pollo se cocine completamente. Agregue el ajo y dórelo ligeramente. Añada el vino y cocine hasta que sólo queden 1 o 2 cucharadas de salsa.

2 Cocine la pasta de acuerdo con las instrucciones. Tres minutos antes de que esté lista, agreguue los tomates secados al sol y el brócoli. Escurra y mezcle la pasta con el pollo, la salsa y el queso parmesano.

Información nutricional por ración: 561 calorías; 41 gramos de proteínas, 66 gramos de carbohidratos, 24 gramos de grasa, 3 gramos de grasa saturada, 70 miligramos de colesterol, 2,5 gramos de fibra, 283 miligramos de sodio.

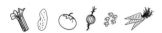

🍅 Risotto Ai Vegetali (Arroz Italiano con Vegetales)

Una ración de esta receta proporciona todos los carbohidratos de una comida completa. También contiene los vegetales que usted necesita. Faltan las proteínas, por lo que debe agregar unas cuantas onzas de pollo o pescado. Utilice cualquier vegetal que esté en temporada, como calabacín, alcachofas, espárragos o setas. Tenga en cuenta que este plato es para 10 personas. ¡Si no presta atención comerá más de lo aconsejable!

Tiempo de preparación: *10 minutos*

Tiempo de cocción: *1 hora*

Rendimiento: *Para 10 personas*

3 cucharadas de mantequilla

1 chalota (cebolleta) grande, picada en cuadritos

3 tazas de vegetales de estación, cortados en cuadritos

2 tazas de arroz arborio italiano

½ taza de vino blanco

8 tazas de caldo vegetal

½ cucharada de queso parmesano rallado

Sal y pimienta a gusto

1 En una cazuela de fondo grueso, con capacidad para 1 galón, caliente 1 cucharada de mantequilla a fuego medio. Agregue las chalotas y cocine a fuego lento durante 4 minutos o hasta que las cebollas estén suaves y transparentes, sin llegar a dorarse. Suba la temperatura a fuego medio, agregue todos los vegetales y cocine, revolviendo, durante 1 o 2 minutos. Añada el arroz y cocine, revolviendo lentamente por 1 o 2 minutos. Incorpore el vino blanco y cocine hasta que se reduzca casi completamente. Añada la primera taza de caldo y cocine a fuego lento hasta que se absorba. Antes de agregar la siguiente, asegúrese de que la anterior ya se absorbió. Después de 15 minutos, pruebe un grano de arroz —debe estar ligeramente duro. Si está demasiado duro, incorpore un poco más de caldo y continúe cocinando el arroz durante dos minutos más.

2 Cuando esté listo el arroz, quítelo del fuego. Añada el resto de la mantequilla y el queso parmesano. Agregue sal y pimienta a gusto. Mezcle con una cuchara de madera hasta que quede cremoso.

Información nutricional por ración: 204 calorías; 4,6 gramos de proteínas, 34 gramos de carbohidratos, 5 gramos de grasa, 2,3 gramos de grasa saturada, 9 miligramos de colesterol, 1,6 gramos de fibra, 625 miligramos de sodio.

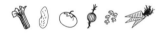

Bavarese Bianca con Frutta
(Gelatina Blanca con Frutas)

Esta es la receta de un postre que no debe comer muy a menudo, pero que ejemplifica cómo se puede disfrutar este tipo de golosinas con moderación, sin dejar de serle fiel a la dieta para la diabetes. Como la gelatina blanca con frutas contiene fundamentalmente carbohidratos y grasa, su plato principal debe estar conformado solamente por unas onzas de carne, pescado o ave, y dos porciones de vegetales.

Tiempo de preparación: *20 minutos*

Tiempo de cocción: *Ninguno*

Rendimiento: *Para 4 personas*

1 sobre de gelatina sin sabor

1½ tazas de leche al 1 por ciento

½ taza de crema de leche

¼ de taza de azúcar

1 taza de moras mixtas

4 hojas de hierbabuena

1 Mezcle la gelatina y la leche en una vasija pequeña, y déjelas reposar durante 5 minutos para que la gelatina se disuelva. Cocine la leche, la crema de leche y el azúcar a baño de María, hasta que rompan a hervir, revolviendo constantemente para disolver el azúcar. Retire del fuego y deje que la mezcla se enfríe ligeramente.

2 Forre 4 tazas de café expreso (de 3 onzas) con papel plástico transparente. Vierta la mezcla en las tazas y refrigere durante toda la noche o por 6 horas como mínimo.

3 Desmolde las gelatinas sobre un plato. Quite el papel plástico transparente y decore con las moras y las hojas de menta.

Información nutricional por ración: 259 calorías; 6 gramos de proteínas, 28 gramos de carbohidratos, 13 gramos de grasa, 9 gramos de grasa saturada, 56 miligramos de colesterol, 1,3 gramos de fibra, 64 miligramos de sodio.

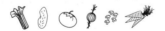

Apéndice B

Listas de Porciones

*E*n este apéndice, descubrirá el método que los dietistas usan desde hace muchos años para ayudar a sus clientes a consumir la cantidad correcta de calorías procedentes de las fuentes energéticas correctas y, al mismo tiempo, variar sus alimentos.

Lista de Alimentos

Cada tipo de alimento se puede descomponer basándose en la fuente de energía predominante (carbohidratos, proteínas o grasas). Afortunadamente, el contenido alimenticio de un tipo de pescado —el salmón, por ejemplo— es más o menos igual al de otro tipo de pescado, como el halibut. Por lo tanto, una dieta que requiera *una porción de pescado* puede usar diversas opciones. Trate de variar los alimentos para que su dieta nunca se vuelva aburrida.

Sería imposible indicar aquí todas las fuentes de alimentos existentes. Pero para consultar una lista que contiene prácticamente todos los alimentos que puede comer, compre "The Official Pocket Guide to Diabetic Exchanges" (Guía de Bolsillo Oficial de Intercambios Diabéticos), de la American Diabetes Association, llamando al número 800-232-6733 o en el sitio en la Internet de la ADA indicado en el Apéndice C.

Lista de almidones

Los intercambios de almidón se relacionan en las Tablas B-1 y B-2. Cada intercambio contiene 15 gramos de carbohidratos más 3 gramos de proteínas y de 0 a 1 gramo de grasa, lo que equivale a 80 kilocalorías por intercambio. Si el alimento contiene granos integrales, tiene aproximadamente 2 gramos de fibra.

Tabla B-1 — Intercambios de Alimentos con Almidón

Cereales, Granos, Pastas	Pan	Frijoles Secos, Arvejas, Lentejas (con Más Contenido de Fibra)
Arroz (cocido), ⅓ de taza	Bagel, ½	Arvejas, verdes, ½ taza
Cereal de trigo (Shredded Wheat), ½ taza	English muffin, ½	Frijoles preparados en salsa dulce (baked beans), ¼ de taza
Cereal Grape-Nuts, 3 cucharadas	Palitos de pan, 2	Frijoles y arvejas (cocidos), ⅓ de taza
Cereal inflado, 1½ taza	Pan blanco, 1 rebanada	Habas limas, ½ taza
Cereales cocidos, ½ taza	Pan de pasas, 1 rebanada	Lentejas (cocidas), ⅓ de taza (⅔ de onza)
Cereales con salvado, ½ taza	Pan de trigo integral, 1 rebanada	
Pasta (cocida), ½ taza	Pan para perro caliente, ½	
Sémola de maíz (cocida), ½ taza	Pan redondo para hamburguesa, ½	
	Pita, 6 pulgadas de ancho, ½	
	Tortilla, 6 pulgadas, 1	

Tabla B-2 — Más Intercambios de Alimentos con Almidón

Galletas/Bocadillos	Vegetales Amiláceos	Alimentos Amiláceos con Grasas
Galleta de soda, 6	Boniato o batata, ⅓ de taza	Fideos chow mein, ½ taza
Galleta de trigo integral, 4	Calabaza, ¾ de taza	Pan de maíz, 2 onzas
Galletas de animales, 8	Maíz, ½ taza	Panecillo, 1
Galletas Graham, 3	Mazorca de maíz, 1	Panqueque, 4 pulgadas, 2
Matzoh, ¾ de onza	Papa, asada, 1	Papas fritas, 10 (3 onzas)
Palomitas de maíz (sin grasa), 3 tazas	Papa, en puré, ½ taza (añadir una porción de grasa)	Waffle, 4½ pulgadas, 1
Pretzels, ¾ de onza		
Tostada Melba, 5		

Lista de carnes y sustitutos de la carne

Un intercambio contiene cero carbohidratos, 7 gramos de proteínas y de 1 a 8 gramos de grasa. Por lo tanto, las kilocalorías varían de 35 a 100 por intercambio.

Carne y sustitutos magros:

- Carne de res: Magra, como boliche, solomillo, sobrebarriga, filete, 1 onza
- Cerdo: Magro, como jamón fresco, enlatado, curado o cocido, 1 onza
- Ternera: Todos los cortes excepto chuletas de ternera, 1 onza
- Aves de corral: Pollo, pavo y codorniz (sin piel), 1 onza
- Pescado:
    - Todos los pescados frescos y congelados, 1 onza
    - Cangrejo, langosta, vieiras, camarones y almejas, 2 onzas
    - Ostras, 6 medianas
    - Atún (enlatado en agua), 1 taza
    - Sardinas (enlatadas), 2 medianas
- Carne de animales de caza:
    - Carne de venado, conejo y ardilla, 1 onza
    - Faisán, pato y ganso, 1 onza
- Queso:
    - Cualquier requesón, ¼ de taza
    - Queso parmesano rallado, 2 cucharadas
    - Quesos de dieta, 1 onza
- Otros:
    - Claras de huevo, 3 claras
    - Sustitutos del huevo, ¼ de taza

Carne y sustitutos con contenido moderado de grasa:

- Carne de res: Picadillo, carnes para asados, filete y carne enrollada (*meatloaf*), 1 onza
- Cerdo: Chuletas y lomo, 1 onza
- Cordero: Chuletas, pierna y carnes para asados, 1 onza
- Ternera: Chuleta, 1 onza
- Aves de corral: Pollo con piel, picadillo de pavo, 1 onza

> ✔ Pescado: Atún en aceite, salmón (enlatado), ¼ de taza
>
> ✔ Queso: Queso de leche descremada o parcialmente descremada como el ricotta, ¼ de taza, y mozzarella, y quesos dietéticos, 1 onza

Carne y sustitutos con alto contenido de grasa:

> ✔ Carne de res: Cortes de primera como costillas y *corn beef*, 1 onza
>
> ✔ Cerdo: Costillas, carne de cerdo molida y salchicha, 1 onza
>
> ✔ Cordero: Carne de cordero molida, 1 onza
>
> ✔ Pescado: Cualquier pescado frito, 1 onza
>
> ✔ Queso: Todos los quesos con contenido regular de grasa, como suizo, americano, Cheddar y Monterey, 1 onza
>
> ✔ Otros: Embutidos como mortadela y salami, 1 onza; salchicha, *knockwurst* y *bratwurst*, 1 onza; perro caliente, 1, y mantequilla de maní, 1 cucharada

Lista de frutas

Cada intercambio en la Tabla B-3 contiene carbohidratos (60 kilocalorías) pero no contiene proteínas ni grasas. En la lista también hay jugos y frutas frescas, congeladas, enlatadas y secas.

Tabla B-3	Intercambios de Fruta	
Fruta	*Fruta Seca*	*Jugo de Fruta*
Albaricoques (enlatados) ½ taza	Albaricoques, 7 mitades	Manzana, ½ taza
Albaricoques, 4	Ciruelas pasas, 3	Arándano *(cranberry)*, ⅓ de taza
Arándanos, ¾ de taza	Dátiles, 2½	Ciruelas pasas, ⅓ de taza
Banano (9 pulgadas), ½	Higos, 1½	Naranja, ½ taza
Caqui, 2	Manzana, 4 aros	Piña, ½ taza
Cerezas (enlatadas), ½ taza	Uvas pasas, 2 cucharadas	Toronja, ½ taza
Cerezas, 12		Uva, ⅓ de taza
Ciruela, 2		
Coctel de frutas, ½ taza		

Fruta	Fruta Seca	Jugo de Fruta
Compota de manzana, ½ taza		
Frambuesas, 1 taza		
Fresas, 1¼ de taza		
Higos, 2		
Kiwi, 1		
Mandarina, 2		
Mango, ½		
Manzana, 4 onzas		
Melocotón, 1		
Melocotones (enlatados), ½ taza		
Melón *(cantaloupe)*, ⅓ de melón (5 pulgadas de diámetro)		
Melón dulce, ⅛ de melón		
Naranja, 1		
Nectarina, 1		
Papaya, 1 taza		
Pera, 1 pequeña		
Peras (enlatadas), ½ taza		
Piña (enlatada), ⅓ de taza		
Piña, ½ taza		
Sandía, 1¼ de taza		
Toronja, ½		
Uvas, 15		
Zarzamoras, ¾ de taza		

Lista de leche/lácteos

Cada intercambio tiene 12 gramos de carbohidratos y 8 gramos de proteínas. Cada intercambio puede tener de 0 a 8 gramos de grasa, de manera que el conteo de kilocalorías se encuentra entre 90 y 150.

Lista de leche descremada y con bajo contenido de grasa: Añada 0 kilocalorías por contenido de grasa

- Leche descremada, 1 taza
- Leche con ½ por ciento de grasa, 1 taza
- Leche con 1 por ciento de grasa, 1 taza
- Suero de leche *(buttermilk)*, descremado o con bajo contenido de grasa, 1 taza
- Leche evaporada, descremada, ½ taza
- Leche en polvo, descremada, ⅓ de taza de polvo
- Yogur sin sabor, descremado, ¾ de taza
- Yogur con sabor de fruta, descremado o con bajo contenido de grasa, endulzado con aspartamo, ¾ de taza

Lista de leche con contenido reducido de grasa: Añada 45 kilocalorías por contenido de grasa

- Leche con 2 por ciento de grasa, 1 taza
- Yogur sin sabor, con bajo contenido de grasa, ¾ de taza
- Leche acidófila dulce, 1 taza

Lista de leche entera: Añada 72 kilocalorías por contenido de grasa

- Leche entera, 1 taza
- Leche entera evaporada, ½ taza
- Leche de cabra, 1 taza
- Kéfir

Lista de vegetales

Cada intercambio tiene 5 gramos de carbohidratos y 2 gramos de proteínas, que equivalen a 25 kilocalorías. Los vegetales tienen de 2 a 3 gramos de fibra. Recuerde que los vegetales amiláceos como las lentejas, el maíz y las papas están en la lista de almidones. La ración para todos es de ½ taza de vegetales cocidos y 1 taza de vegetales crudos.

- Alcachofa (½ mediana)
- Arvejas en vaina
- Berenjena
- Brotes de soya

- ✔ Calabacín
- ✔ Calabaza
- ✔ Castañas de agua
- ✔ Cebollas
- ✔ Coliflor
- ✔ Colinabo
- ✔ Espárragos
- ✔ Judías (verdes, amarillas, italianas)
- ✔ Nabo sueco
- ✔ Nabos
- ✔ Pimientos (verdes)
- ✔ Quimbombó
- ✔ Repollo o col
- ✔ *Sauerkraut*
- ✔ Verduras (berza, mostaza)
- ✔ Zanahorias

Lista de grasas

Los alimentos relacionados en la Tabla B-4 tienen 5 gramos de grasa y ninguno o muy pocos carbohidratos y proteínas por porción. El conteo de calorías, por lo tanto, es de 45 kilocalorías. Lo importante en esta categoría es darse cuenta de cuáles son los alimentos con un alto contenido de colesterol y grasas saturadas, y evitarlos.

Tabla B-4	Intercambios de Grasa
Grasas No Saturadas	*Grasas Saturadas*
Aceite (maíz, oliva, soya, girasol, maní), 1 cucharadita	Mantequilla, 1 cucharadita
Aceitunas, 10 pequeñas	Panceta ahumada, 1 lasca
Aguacate, ⅛, mediano	Coco, 2 cucharadas
Aderezo de ensalada, 1 cucharada	Crema de leche, 2 cucharadas

(continúa)

Tabla B-4 *(continuación)*

Grasas No Saturadas	*Grasas Saturadas*
Aderezo de ensalada, con bajo contenido de grasa, 2 cucharadas	Crema agria, 2 cucharadas
Almendras, 6	Crema espesa, 1 cucharada
Cacahuates, 10 grandes	Queso crema, 1 cucharada
Margarina, 1 cucharadita	Tocino, ¼ de onza
Margarina, dieta, 1 cucharada	
Mayonesa, 1 cucharadita	
Castañas de cajú/anacardos, 1 cucharada	
Nueces, 2 enteras	
Pacanas, 2 enteras	
Semillas (de calabaza), 2 cucharaditas	
Semillas (piñón, girasol), 1 cucharada	

Otros carbohidratos

Esta nueva lista (de 1997) contiene tortas, pasteles, natillas y otros alimentos con un alto contenido de carbohidratos (y muchas veces de grasa). Se considera que tienen 15 gramos de carbohidratos y una cantidad variable de grasa, y se les da el valor en kilocalorías de 60 por porción. Los ejemplos son demasiado numerosos, pero entre ellos están:

✔ Helado, ½ taza

✔ *Brownie*, cuadrado de 2 pulgadas

Alimentos sin restricción

Estos alimentos contienen menos de 20 calorías por porción, así que puede consumirlos en la cantidad que desee, sin preocuparse por comer en exceso ni por el tamaño de las porciones que se sirva.

✔ **Bebidas:** Consomé *(bouillon)*, bebidas sin azúcar, club soda, café y té

✔ **Verduras para ensaladas:** Endibia, cualquier tipo de lechuga, lechuga romana y espinaca

✔ **Aerosol de aceite para cocinar**

✔ **Sustitutos de dulces:** Caramelos sin azúcar, goma de mascar sin azúcar, mermelada o jalea sin azúcar, y sustitutos del azúcar como la sacarina y el aspartamo

✔ **Fruta:** Arándanos (sin endulzar) y ruibarbo

✔ **Verduras:** Repollo, apio, pepino, cebolla verde, pimientos picantes, setas y rábano

✔ **Aderezos:** Salsa de tomate catsup (1 cucharada), rábano picante *(horse-radish)*, mostaza, pepinillos encurtidos (sin endulzar), aderezo de ensalada bajo en calorías, salsa para tacos y vinagre

✔ **Condimentos:** Albahaca, zumo de limón, semillas de apio, lima, canela, menta, chile en polvo, cebolla en polvo, cebollinos, orégano, curry, páprika, eneldo, pimienta, extractos saborizantes (vainilla, por ejemplo), pimiento, ajo, especias, ajo en polvo, salsa de soya, hierbas aromáticas, vino (para cocinar), limón y salsa Worcestershire

Cómo Usar los Intercambios Para Crear una Dieta

Las listas de intercambios facilitan crear una dieta con gran variedad. Puede hallar dietas típicas en el folleto de la ADA, pero recuerde que generalmente admiten más carbohidratos que los que yo sugiero. Los siguientes menús se han ajustado para reflejar la menor cantidad de carbohidratos y la mayor cantidad de proteínas que recomiendo. La Tabla B-5 relaciona las cantidades para una dieta de 1.500 kilocalorías, y la Tabla B-7 muestra cantidades para una dieta de 1.800 kilocalorías.

Tabla B-5	1.500 Kilocalorías
Desayuno	*Almuerzo*
1 porción de fruta	3 porciones de carne magra
1 porción de almidón	1 porción de verduras
1 porción de carne con contenido moderado de grasa	2 porciones de grasa
1 porción de grasa	1 porción de almidón
1 porción de leche con bajo contenido de grasa	2 porciones de fruta

(continúa)

Tabla B-5 *(continuación)*

Cena	Merienda
4 porciones de carne magra	1 porción de pan
2 porciones de almidón	½ porción de leche con bajo contenido de grasa
2 porciones de vegetales	1 porción de carne magra
1 porción de fruta	
2 porciones de grasa	
½ porción de leche baja en grasa	

Esta dieta proporciona 150 gramos de carbohidratos, 125 gramos de proteínas y 45 gramos de grasa, que concuerda con el programa de 40 por ciento de carbohidratos, 30 por ciento de proteínas y 30 por ciento de grasa.

Traduciendo esto a alimentos, veamos una muestra de menú para un día, en la Tabla B-6.

Tabla B-6   Una Muestra de Menú

Desayuno	Almuerzo
½ taza de jugo de manzana	3 onzas de pollo sin piel
1 tostada	½ taza de judías verdes cocidas
1 cucharadita de margarina	4 nueces
1 huevo	1 rebanada de pan
1 taza de leche descremada	1 taza de compota de manzana
Cena	**Merienda**
4 onzas de carne de res magra	¼ taza de requesón
1 pedazo de pan	½ *English muffin*
½ taza de arvejas	½ taza de leche descremada
1 taza de brócoli	
⅓ de melón *(cantaloupe)*	

Cena	Merienda
2 cucharadas de aderezo de ensalada	
Ensalada de alimentos sin restricciones	
4 onzas de yogur con bajo contenido de grasa	

Para una dieta de 1.800 kilocalorías, usaría el menú de la Tabla B-7.

Tabla B-7 — 1.800 Kilocalorías

Desayuno	Almuerzo
1 porción de fruta	3 porciones de carne magra
1 porción de almidón	1 porción de verduras
1 porción de carne con contenido moderado de grasa	2 porciones de grasa
2 porciones de grasa	2 porciones de almidón
1 porción de leche con bajo contenido de grasa	2 porciones de fruta
	½ porción de leche baja en grasa
Cena	Merienda
4 porciones de carne magra	2 porciones de pan
2 porciones de almidón	2 porciones de carne magra
2 porciones de verduras	½ porción de leche con bajo contenido de grasa
1 porción de fruta	
3 porciones de grasa	

Esta dieta proporciona 180 gramos de carbohidratos, 135 gramos de proteínas y 60 gramos de grasa, manteniendo de nuevo la relación de 40:30:30 que menciono anteriormente.

Usando el ejemplo de la dieta de 1.500 kilocalorías como punto de partida, puede añadir sencillamente las porciones adicionales para crear su propio menú.

Apéndice C

Dr. Internet

*E*n tan sólo unos años, la Internet ha pasado de contener muy poca o ninguna información a ofrecer más de lo que cualquiera puede digerir. En este apéndice presento los sitios que mejor abordan el tema de la diabetes. En la Internet posiblemente encuentre respuestas a casi todas sus preguntas, pero debe ser cuidadoso en cuanto a la fuente de la información. No haga ningún cambio importante en el cuidado de su diabetes sin consultar antes a su médico.

Como indico en el Capítulo 19, para determinar si la información que halló en la Internet es realmente útil, debe preguntarle a su médico, su educador de la diabetes u otros integrantes de su equipo (vea el Capítulo 11). Los sitios en la Internet a los que me refiero en esta sección son confiables, pero a veces los consejos gratis no son muy valiosos que digamos. Recuerde que la Internet está cambiando y creciendo constantemente, por lo que es posible que las direcciones que ofrezco cambien o desaparezcan en algún momento.

Mi Sitio en la Internet

www.drrubin.com

Usted puede comenzar la búsqueda en mi página en la Internet. Allí encontrará información y sugerencias generales sobre la diabetes, consejos diarios, novedades, y respuestas a preguntas. También hallará todos los sitios en la Internet que relaciono en este apéndice, de modo que para visitarlos, sólo tendrá que hacer clic en los enlaces.

Sitios Generales

Estos sitios abordan el tema de la diabetes desde la A hasta la Z. Abarcan toda una gama, desde organizaciones muy conocidas hasta médicos que se especializan en diabetes. Algunos de estos sitios son un poco técnicos y ahí es cuando usted necesitará regresar a este libro para esclarecer sus dudas.

American Diabetes Association

www.diabetes.org

Este enorme sitio contiene prácticamente todo lo que usted desee saber acerca de la diabetes y aún más. Tal vez algunas partes sean un poco técnicas, pero probablemente se deba a que, por error, entró a la sección profesional. En este sitio usted puede solicitar las publicaciones de la ADA.

Recursos en línea sobre la diabetes, de Rick Mendosa

www.mendosa.com/diabetes.htm

Rick Mendosa, que por cierto padece de diabetes, ha clasificado prácticamente todo lo que existe en la Internet concerniente a la diabetes. Es un enorme emprendimiento, y lo ha hecho con éxito. También recoge artículos que él mismo ha escrito sobre la diabetes.

Programa Nacional de Educación sobre la Diabetes

ndep.nih.gov

El gobierno federal patrocina el *National Diabetes Education Program* (Programa Nacional de Educación sobre la Diabetes) para mejorar los tratamientos y las repercusiones de la enfermedad para las personas diabéticas, promover el diagnóstico temprano y prevenir la aparición de la diabetes. Se trata de un proyecto abarcador.

Iniciativa Nacional de Educación sobre la Diabetes

www.ndei.org/website

El gobierno federal está decidido a que los médicos conozcan la importancia de cumplir con los estándares del cuidado de la diabetes y sepan cómo hacerlo. Usted puede aprender mucho si le echa una mirada a este sitio.

Medscape, un sitio en la Internet sobre diabetes y endocrinología

`www.medscape.com/diabetes`

En este sitio encontrará numerosos artículos médicos sobre la diabetes y podrá consultar de forma gratuita los archivos de la *National Library of Medicine* (Biblioteca Nacional de Medicina).

Diabetes Monitor

`www.diabetesmonitor.com`

Diabetes Monitor es obra del doctor William Quick, especialista en diabetes. En su sitio aborda todos los aspectos de la diabetes, entre ellos los más recientes descubrimientos.

Juvenile Diabetes Research Foundation

`www.jdf.org`

La JDF se enorgullece de sus contribuciones a la investigación de la diabetes, y este sitio en Internet es un fiel reflejo de tal postura. Aquí encontrará información sobre los programas del gobierno que se dedican a hallar una cura para la diabetes.

Children with Diabetes

`www.childrenwithdiabetes.com`

Este sitio en la Internet fue creado por el padre de un niño con diabetes y contiene una enorme cantidad de datos útiles para los padres de niños diabéticos.

Joslin Diabetes Center

`www.joslin.org`

El *Joslin Diabetes Center* ha sido uno de los pioneros mundiales en el cuidado de la diabetes y este sitio en la Internet es muestra de ello. Aquí le explican cómo formar parte de Joslin, conducir una investigación o asistir a un campamento para diabéticos.

Canadian Diabetes Association

www.diabetes.ca

Si usted es canadiense, le interesará visitar este sitio que aborda, entre otros temas, las necesidades de los canadienses con diabetes. Sin embargo, como la mayoría de la información que se ofrece es de carácter general, resulta útil para cualquier persona, independientemente de su nacionalidad. El sitio está en francés y en inglés.

International Diabetes Federation

www.idf.org

Esta organización, que representa a más de 100 países, se reúne cada tres años y resulta una excelente fuente para aprender de expertos en diabetes de todas partes del mundo.

Pregúntele a NOAH sobre la diabetes

www.noah-health.org

Este sitio ofrece gran cantidad de información en inglés y español. Fue creado por la asociación *New York Online Access to Health,* integrada por diversas instituciones de Nueva York.

Fabricantes de Productos Para la Diabetes

En esta sección le muestro cómo encontrar a los fabricantes de los productos que usted necesita para el control de la diabetes. Si tiene alguna pregunta sobre el uso correcto de una medicina o dispositivo, usualmente hallará la respuesta en sus sitios en la Internet. Pero recuerde que estas compañías tienen muchas restricciones (establecidas por la FDA) en cuanto al uso de sus productos. A menudo, los médicos utilizan los medicamentos de formas que han demostrado ser efectivas aunque todavía no tengan la aprobación de la FDA.

Equipos para medir la glucosa

Las siguientes compañías fabrican los medidores más vendidos. Es muy probable que estos fabricantes permanezcan en el mercado cuando su equipo comience a darle problemas después de usarlo durante un año o dos.

- **Abbott Laboratories:** www.abbott.com
- **Bayer:** bayercarediabetes.com
- **Home Diagnostics, Inc.:** thesmartchoice.com
- **LifeScan:** www.lifescan.com
- **Roche:** www.roche.com

Dispositivos de punción

Owen Mumford abarca buena parte del mercado de dispositivos de punción. Puede encontrarla en www.owenmumford.com.

Bombas de insulina

Cinco compañías dominan el mercado de las bombas de insulina. Estas son:

- **Animas:** www.animascorp.com
- **DANA Diabecare USA:** www.theinsulinpump.com
- **Deltec, Inc.:** www.delteccozmo.com
- **Medtronic MiniMed:** www.minimed.com
- **Nipro Diabetes Systems:** www.glucopro.com

Insulina

Estas tres compañías dominan el mercado de insulina en los Estados Unidos.

- **Aventis:** www.aventis.com
- **Eli Lilly and Company:** www.lilly.com
- **Novo Nordisk:** www.novo-nordisk.com

Jeringuillas para insulina

Si quiere encontrar al mayor fabricante de jeringuillas, visite a **Becton, Dickinson and Company** en www.bd.com/diabetes.

Dispositivos para inyectar insulina

Los inyectores tipo *jet* permiten administrarse la insulina "sin dolor". Varias compañías están intentando monopolizar este mercado, entre ellas:

- ✔ **Activa Brand Products:** www.advantajet.com/mainsite.htm
- ✔ **Antares Pharma (antes Medi-Ject Corporation):** www.mediject.com
- ✔ **Bioject Medical Technologies, Inc.:** www.bioject.com
- ✔ **Equidyne Systems, Inc.:** www.equidyne.com

Medicamentos orales

En esta lista se mencionan solamente cinco compañías, pero el mercado para los medicamentos orales está creciendo rápidamente, por lo que es muy probable que dentro de muy poco se incorporen varias más.

- ✔ **Aventis (Amaryl):** www.aventis.com
- ✔ **Bristol-Myers Squibb (Glucophage, Glucovance, Glucophage XR):** www.bms.com/landing/data/
- ✔ **Eli Lilly/Takeda (Actos):** www.lilly.com
- ✔ **GlaxoSmithKline (Avandia):** www.gsk.com
- ✔ **Pfizer Inc. (Glucotrol):** www.pfizer.com

Diabetic Exercise and Sports Association

www.diabetes-exercise.org

En el sitio en la Internet de la *Diabetes Exercise and Sports Association* puede informarse sobre infinidad de ejercicios diferentes, investigar cuánto ejercicio puede y debe hacer, y cerciorarse de si hay alguna limitación relacionada con la diabetes que usted deba tener en cuenta. Aquí también encontrará a otras personas que comparten sus intereses.

Sitios en la Internet del Gobierno

Estos sitios contienen gran cantidad de información fiable sobre la diabetes. También lo mantienen al tanto de los nuevos programas del gobierno dedicados a erradicar la enfermedad.

National Institute of Diabetes and Digestive and Kidney Disease

diabetes.niddk.nih.gov

En este sitio hallará artículos de gran calidad sobre la diabetes.

Centers for Disease Control

www.cdc.gov/health/diabetes.htm

Si quiere enterarse de las más recientes estadísticas sobre cada uno de los aspectos de la diabetes, visite este sitio.

Healthfinder

www.healthfinder.gov

Healthfinder es un servicio del *U.S. Department of Health and Human Services* (Departamento de Salud y Servicios Humanos de los Estados Unidos). Contiene información sobre muchas enfermedades importantes, y le dedica una sección completa a la diabetes.

Servicio de búsqueda PubMed, de la Biblioteca Nacional de Medicina

www.ncbi.nlm.nih.gov/PubMed

Desde este sitio podrá utilizar los servicios de la Biblioteca Nacional de Medicina. Es muy fácil de usar y le brinda acceso (gratis) a gran cantidad de documentos científicos recientes sobre cualquier tema médico de interés.

Sitios no gubernamentales para buscar en la Biblioteca Nacional

`www.medfetch.com`

MedFetch es un sitio excelente para hacer búsquedas repetitivas sobre un tópico como la diabetes. Usted recibe la información a través del correo electrónico, en uno de seis idiomas: inglés, español, francés, italiano, alemán o portugués.

Información sobre la Diabetes en Otros Idiomas

`multiculturalhealth.org/index/Health_Handouts`

Aunque no lo crea, no todas las personas hablan y escriben en inglés. En este sitio encontrará información sobre la diabetes en varios idiomas.

Sitios Para Personas con Impedimentos Visuales

Cuando la diabetes no está bien controlada, tiene un impacto considerable en la vista (vea el Capítulo 5). En los sitios que menciono aquí hallará gran cantidad de información sobre los impedimentos visuales.

American Foundation for the Blind

`www.afb.org`

La *American Foundation for the Blind* ofrece recursos, información, informes, audio libros e infinidad de conocimientos sobre cómo lidiar con los impedimentos visuales.

Centro de recursos sobre la ceguera

www.nyise.org/text/blindness.htm

Este sitio le indica dónde encontrar información sobre cada detalle relacionado con la ceguera. *Blindness Resource Center* es una compilación de enlaces con sitios sobre los impedimentos visuales.

The Diabetes Action Network (National Federation of the Blind)

www.nfb.org/diabetes.htm

Esta organización nacional constituye otra importante fuente de información sobre cada uno de los aspectos de la ceguera.

Animales con Diabetes

Sí, su perro, su gato y muchos otros animales pueden padecer de diabetes, y existen sitios en la Internet que resultan de gran ayuda.

Perros y otros animales domésticos

www.petdiabetes.org

En este sitio le explican todo lo que necesita saber para cuidar de un perro con diabetes.

Gatos

www.felinediabetes.com

El siguiente sitio contiene abundante información para los dueños de gatos diabéticos.

Recetas Apropiadas para Diabéticos

En la Internet encontrará recetas excelentes, pero analícelas con precaución. Por lo general las recetas de los libros de cocina realmente contienen los nutrientes que el autor menciona; sin embargo, cuando halle una receta en la Internet, evalúe la fuente para asegurarse de que los nutrientes que se indican son correctos.

Usted puede confiar en los sitios que relaciono aquí. Me atrevo a decir que son los mejores sitios que en estos momentos ofrecen recetas para personas diabéticas. Pero todo cambia tan frecuentemente en la Internet, que es difícil mantenerse actualizado, así que consúltenos a menudo.

- El sitio en la Internet de la *American Diabetes Association* tiene una parte dedicada a la nutrición: `www.diabetes.org/nutrition`. Aquí hallará debates sobre nutrición y muchas recetas.

- "Children with Diabetes" aborda temas como la planificación de las comidas, los sustitutos del azúcar y la pirámide de los alimentos. Además, ofrece numerosas recetas de cocina. `www.childrenwithdiabetes.com/d_08_000.htm`.

- El *Joslin Diabetes Center* afirma que "No se puede hablar de una dieta diabética". Esa es una de las muchas afirmaciones sobre la nutrición que encontrará en `www.joslin.org/education/library`.

- "Ask NOAH About Diabetes" (Pregúntele a NOAH sobre la Diabetes) proporciona enlaces con muchos artículos importantes sobre la nutrición en las personas diabéticas, así como recetas de cocina. Encuéntrelo en `www.noah-health.org`.

- "3 Fat Chicks on a Diet" proporciona información sobre el contenido calórico de los alimentos que se sirven en la mayoría de los restaurantes de comida rápida. Encuéntrelo en `www.3fatchicks.com/fast-food-nutrition`.

- El *Vegetarian Resource Group* tiene un sitio con abundante información para vegetarianos que padecen de diabetes: `www.vrg.org/journal/vj2003issue2/vj2003issue2diabetes.htm`.

- En el sitio de la *Food and Drug Administration* hallará un extenso artículo sobre la nutrición y las personas diabéticas. Consúltelo en `vm.cfsan.fda.gov/~lrd/cons1194.txt`.

- El sitio en la Internet de la revista *Diabetic Gourmet* ofrece información sobre el diagnóstico y tratamiento de la diabetes, así como numerosas recetas de cocina. Visítelo en `diabeticgourmet.com`.

Apéndice D

Glosario

. . . .

Acarbosa: Un agente oral que reduce los niveles de glucosa en la sangre como resultado de bloquear el metabolismo de los carbohidratos en el intestino.

Acetona: Un producto de la descomposición de las grasas que se forma cuando el organismo utiliza grasa en vez de glucosa como fuente de energía.

Actos: Un agente oral que reduce los niveles de glucosa como resultado de disminuir la resistencia a la insulina.

Agente hipoglucémico oral: Medicamento para reducir el nivel de glucosa en la sangre que se administra por vía oral.

Algoritmo: En el cuidado de la diabetes, es un plan paso a paso para determinar la cantidad de insulina que se debe usar de acuerdo con el nivel de glucosa en la sangre y el consumo de carbohidratos.

Amaryl: Un agente oral que reduce el nivel de glucosa como resultado de elevar los niveles de insulina.

Aminoácidos: Compuestos que se unen entre sí para formar proteínas.

Amiotrofia: Un tipo de neuropatía diabética que provoca desgaste muscular y debilidad.

Angiografía: Utilizar un colorante para tomar fotografías de los vasos sanguíneos con el propósito de detectar trastornos. En la diabetes la angiografía se utiliza frecuentemente para revisar la salud de los ojos.

Anticuerpos: Sustancias que se forman cuando el cuerpo detecta algo extraño como, por ejemplo, bacterias.

Antígenos: Sustancias que provoca la formación de anticuerpos.

Aterosclerosis: Estrechamiento de las arterias provocado por la acumulación de colesterol y otros factores.

Avandia: Un tipo de antidiabético oral que reduce los niveles de glucosa como resultado de disminuir la resistencia a la insulina.

Bomba de insulina: Dispositivo que suministra insulina lentamente a través de un catéter colocado debajo de la piel y que también puede utilizarse para proporcionar una dosis mayor de insulina antes de las comidas.

Bombas de infusión continua de insulina (BICI): Suministro continuo de insulina por vía subcutánea, usualmente a través de una bomba de insulina, para imitar la secreción normal de insulina en el organismo.

Carbohidratos: Una de las tres principales fuentes de energía —usualmente se encuentra en granos, frutas y vegetales, y es la que más influye en el aumento de la glucosa en la sangre.

Cataratas: Opacidad del cristalino que a menudo aparece con anticipación y más comúnmente en personas diabéticas.

Células alfa: Células en los Islotes de Langerhans del páncreas, que producen glucagón, hormona que eleva el nivel de glucosa en la sangre.

Células beta: Células que están presentes en los Islotes de Langerhans en el páncreas, y producen una hormona clave: la insulina.

Células de los Islotes: Las células del páncreas que producen insulina, glucagón y otras hormonas.

Cetoacidosis diabética: Pérdida severa del control de la diabetes que se manifiesta con un alto nivel de glucosa en la sangre y descomposición de las grasas, lo cual conduce a que la sangre se vuelva ácida. Los síntomas son náuseas, vómitos y deshidratación. Este trastorno puede resultar en coma y muerte.

Cetonas o cuerpos cetónicos: Productos resultantes del metabolismo de las grasas.

Cetonuria: Presencia de cetonas en la orina cuando se realiza un análisis con una tira de prueba.

Colesterol: Un tipo de grasa que el organismo necesita para producir ciertas hormonas. Puede provocar aterosclerosis si su nivel es excesivo. La mantequilla y las yemas de huevo tienen alto contenido de colesterol.

Complicaciones macrovasculares: Infarto cardíaco, accidente cerebrovascular o disminución del riego sanguíneo hacia las piernas, debido a la diabetes.

Complicaciones microvasculares: Enfermedad diabética de los ojos, los nervios y los riñones.

Conteo de carbohidratos: Calcular la cantidad de carbohidratos que hay en las comidas para determinar cuánta insulina se necesita.

Creatinina: Sustancia presente en la sangre que se mide para determinar cómo están funcionando los riñones.

Diabetes insulinodependiente: El nombre que antes se le daba a la diabetes tipo 1.

Diabetes limítrofe: Un término que se utilizaba antes para referirse a una diabetes leve o en su etapa inicial. Este término ya no se usa.

Diabetes mellitus gestacional: La diabetes puede presentarse durante el embarazo y usualmente desaparece con el parto.

Diabetes mellitus juvenil: Término que se usaba antes para referirse a la diabetes tipo 1.

Diabetes no insulinodependiente: El nombre que antes se le daba a la diabetes tipo 2.

Diabetes secundaria: Diabetes causada por otra enfermedad, que eleva la glucosa o bloquea la insulina.

Diabetólogo: Médico que se especializa en el tratamiento de la diabetes.

Diálisis: Purificación artificial de la sangre a la cual se recurre cuando los riñones no funcionan.

Efecto de Somogyi: Un incremento brusco del nivel de glucosa en la sangre como respuesta a la hipoglucemia.

Endocrinólogo: Médico que se especializa en enfermedades de las glándulas, incluyendo las glándulas suprarrenales, la tiroides, la pituitaria, las glándulas paratiroideas, los ovarios, los testículos y el páncreas.

Enfermedad autoinmune: Enfermedad en la que el cuerpo destruye equivocadamente parte de sus propios tejidos.

Enfermedad periodontal: Daño a las encías, que es más frecuente en pacientes que no tienen la diabetes controlada.

Estudio sobre el Control y las Complicaciones de la Diabetes (DCCT, por sus siglas en inglés): El estudio decisivo sobre la diabetes tipo 1 que demostró que el control intensivo del nivel de glucosa en la sangre puede prevenir o retardar las complicaciones de la diabetes.

Etapa de luna de miel: Período de duración variable, posterior al diagnóstico de la diabetes tipo 1, en el que la necesidad de inyecciones de insulina se reduce o se elimina. Usualmente se extiende por menos de un año.

Euglucemia: Nivel normal de glucosa en la sangre.

Fenómeno del alba: Tendencia de la glucosa a elevarse temprano en la mañana debido a la secreción de hormonas contrarias a la insulina.

Fibra: Sustancia que se encuentra en las plantas, y que no se puede digerir. No proporciona energía pero puede reducir los niveles de grasa y de glucosa en la sangre si se disuelve en agua y es absorbida por el organismo, o puede evitar el estreñimiento, si no se disuelve en agua y permanece en el intestino.

Fructosa: Clase de azúcar que se encuentra en las frutas, los vegetales y la miel. Contiene calorías pero se absorbe más lentamente que la glucosa.

Gastroparesia: Una forma de neuropatía autonómica que afecta a los nervios del estómago, y provoca que la comida se retenga allí.

Glimeperida: Vea *Amaryl.*

Glucagón: Hormona que se produce en las células alfa del páncreas y que eleva el nivel de glucosa. El glucagón se inyecta en casos de hipoglucemia severa.

Glucógeno: La forma en que la glucosa se almacena en el hígado y los músculos.

Glucophage: Agente oral para la diabetes que reduce el nivel de glucosa como resultado de bloquear la cantidad de glucosa producida por el hígado.

Glucosa: La principal fuente de energía presente en la sangre y en las células.

Glucosuria: Presencia de glucosa en la orina.

Glyset: Hipoglucémico oral que reduce el nivel de glucosa en la sangre como resultado de bloquear la descomposición de los azúcares complejos y los almidones.

Grasa visceral: La acumulación de grasa que da lugar a un incremento de la medida de la cintura.

Grasas monosaturadas: Un tipo de grasa presente en fuentes vegetales como aceitunas y nueces, y que no eleva el colesterol.

Grasas poliinsaturadas: Un tipo de grasa proveniente de los vegetales. Estas grasas no elevan el colesterol, aunque reducen las lipoproteínas de alta densidad (HDL).

Grasas saturadas: Una forma de grasa presente en los animales que eleva el colesterol.

Hemoglobina A1c: Una medición del control de la glucosa en la sangre que refleja la concentración promedio de glucosa durante los últimos 60 a 90 días.

Hemoglobina glucosilada: Vea *Hemoglobina A1c.*

Hiperglucemia: Nivel de glucosa en la sangre superior a 110 mg/dl en ayunas, o a 140 mg/dl después de comer.

Hiperinsulinismo: Nivel excesivo de insulina en la sangre, que a menudo se presenta en las primeras etapas de la diabetes tipo 2.

Hiperlipidemia: Niveles elevados de grasa en la sangre.

Hipoglucemia: Niveles de glucosa en la sangre inferiores a lo normal, normalmente por debajo de 60 mg/dl.

Impotencia: Pérdida de la capacidad de mantener la erección del pene.

Índice de masa corporal (IMC): El número resultante de dividir su peso (en kilogramos) por su estatura (en metros), y dividir ese número por la estatura (en metros). El IMC indica el peso apropiado para su estatura.

Índice glucémico: Mide la forma en que un determinado alimento eleva la glucosa en la sangre, en comparación con otro alimento, usualmente el pan blanco. Los alimentos con bajo índice glucémico son los preferidos en una dieta para diabéticos.

Inhibidor de la ECA: Un medicamento que reduce la presión arterial pero que resulta particularmente útil cuando la diabetes ha afectado los riñones.

Insulina: La hormona clave que permite que la glucosa entre a las células.

Insulina glargina: Vea *Lantus.*

Insulina Humalog: Vea *Insulina Lispro.*

Insulina Lenta: Insulina de acción intermedia que comienza a hacer efecto de 4 a 6 horas después de administrarse y cuyo efecto desaparece después de 12 horas.

Insulina Lispro: Una insulina de acción muy rápida, que comienza a hacer efecto 15 minutos después de la inyección.

Insulina NPH: Una insulina de acción intermedia que comienza a hacer efecto de 4 a 6 horas después de administrarse y cuyo efecto desaparece después de 12 horas.

Insulina regular: Una forma de insulina de acción rápida que comienza a hacer efecto de 1 a 2 horas después de administrarse, y cuyo efecto desaparece entre 4 a seis 6 más tarde.

Insulina ultralenta: Insulina de acción prolongada cuyo efecto dura de 24 a 36 horas.

Intolerancia a la glucosa (IGT, por sus siglas en inglés): Niveles de glucosa entre 140 y 200 mg/dl después de comer. Aunque no son normales, no son lo suficientemente altos como para hacer un diagnóstico de diabetes.

Lanceta: Aguja filosa con la que se pincha la piel para obtener la muestra de sangre que se utilizará en la prueba de glucosa.

Lantus: Un tipo de insulina que proporciona un nivel basal constante durante las 24 horas del día.

Lipoatrofia: Hendiduras en la piel de las áreas donde se inyecta constantemente la insulina.

Lipohipertrofia: Abultamientos de la piel, en forma de nódulos, que aparecen en los puntos donde se inyecta constantemente la insulina.

Lipoproteínas de alta densidad (HDL): Una partícula presente en la sangre que transporta el colesterol y ayuda a reducir la aterosclerosis.

Lipoproteínas de baja densidad (LDL): Una partícula de la sangre que contiene colesterol y que es considerada como responsable de la aterosclerosis.

Macrosomia: Condición en virtud de la cual un bebé nace con un tamaño considerablemente más grande de lo normal, cuando la diabetes de la madre no estuvo controlada durante el embarazo.

Metformina: Vea *Glucophage.*

Microalbuminuria: Pérdida de cantidades pequeñas pero anormales de proteínas a través de la orina.

Miglitol: Vea *Glyset.*

Nateglinida: Vea *Starlix.*

Nefropatía: Enfermedad de los riñones.

Neovascularización: Formación de vasos sanguíneos nuevos, especialmente en la retina.

Neuropatía: Lesiones en parte del sistema nervioso.

Neuropatía autonómica: Enfermedad de los nervios que afecta a órganos que no están bajo el control consciente de la persona, tales como el corazón, los pulmones y los intestinos.

Neuropatía periférica: Dolor, entumecimiento y hormigueo, usualmente en las piernas y los pies.

Nitrógeno uréico (BUN, por sus siglas en inglés): Una sustancia de la sangre que sirve como indicador del funcionamiento de los riñones.

Oftalmólogo: Un médico que se especializa en enfermedades de los ojos.

Páncreas: Órgano que se encuentra detrás del estómago. Contiene los Islotes de Langerhans donde se produce la insulina.

Páncreas artificial: Una máquina de gran tamaño que mide el nivel de glucosa en la sangre y libera la cantidad apropiada de insulina.

Pie de Charcot: Destrucción de las articulaciones y tejidos blandos de los pies, que llega a inhabilitarlos. Esta enfermedad se presenta como consecuencia de la neuropatía diabética.

Pioglitazona: Vea *Actos.*

Plan de intercambios: Un plan de dieta en el que los alimentos que son similares se agrupan para que sea fácil sustituir un alimento por otro dentro del mismo grupo. Los siete grupos son: *almidones y panes, carnes y sustitutos de la carne, frutas, leches, vegetales, grasas* y *otros carbohidratos.*

Podiatra: Persona que se especializa en el cuidado de los pies.

Polidipsia: Consumo excesivo de agua.

Poliuria: Necesidad excesiva de orinar.

Posprandial: Después de ingerir alimentos.

Prandin: Un medicamento oral que reduce el nivel de glucosa como resultado de provocar la secreción de insulina.

Precosa: Vea *Acarbosa*.

Productos finales de la glicosilación avanzada (PFGA): Combinaciones de glucosa y otras sustancias en el organismo. Su presencia en grandes cantidades puede afectar varios órganos.

Proteínas: Fuente de energía para el organismo compuesta por aminoácidos. Las proteínas están presentes en la carne, el pescado, las aves de corral y los frijoles.

Proteinuria: Eliminación excesiva de las proteínas del organismo a través de la orina.

Reacción a la insulina: Hipoglucemia causada por una dosis demasiado alta de insulina en relación con la cantidad de alimentos o ejercicios.

Receptores: Partes de la célula que se fijan a una sustancia como la insulina para permitir que ésta realice su función.

Repaglinida: Vea *Prandin*.

Resistencia a la insulina: Disminución de la respuesta a la insulina; se presenta en la etapa inicial de la diabetes tipo 2.

Retina: La parte del ojo que capta la luz.

Retinopatía: Enfermedad de la retina.

Retinopatía de fondo: Una fase inicial de la retinopatía diabética que no reduce la visión.

Retinopatía proliferante: Formación indeseable de vasos sanguíneos delante de la retina.

Rezulin: El primero dentro de una clase de hipoglucemiantes orales que revierten la resistencia a la insulina. Este medicamento se retiró del mercado debido a casos de pacientes que presentaron trastornos hepáticos.

Rosiglitazona: Vea *Avandia*.

Síndrome hiperosmolar: Niveles muy altos de glucosa en la sangre en pacientes con diabetes tipo 2, relacionados con deshidratación severa. No se observa descomposición excesiva de grasas ni acidosis. Puede provocar un coma y la muerte.

Sintético: Producido por medios artificiales.

Starlix: Un medicamento similar al Prandin, que se debe tomar antes de las comidas para estimular la secreción de insulina para esa comida en particular.

Sulfonilureas: El primer tipo de antidiabético oral que existió. Funciona a partir de estimular la secreción de insulina.

Tasa de morbilidad: Proporción entre la cantidad de personas que adquieren una determinada enfermedad y las que no se enferman.

Tasa de mortalidad: Proporción entre la cantidad de muertes y la población total.

Tratamiento con rayos láser: Utilización de un dispositivo que produce una quemadura en la parte posterior del ojo para prevenir el empeoramiento de la retinopatía.

Tratamiento convencional para la diabetes: Usualmente se refiere al tratamiento de la diabetes tipo 1 en el que el paciente solamente necesita una o dos inyecciones de insulina al día.

Tratamiento intensivo para la diabetes: Utilizar tres o cuatro inyecciones diarias de insulina de acuerdo con el resultado de las pruebas de glucosa en la sangre, además de una dieta meticulosa y ejercicios, con el objetivo de lograr un nivel de glucosa lo más cercano posible a lo normal.

Triglicéridos: El tipo principal de grasa presente en los animales.

Troglitazona: Vea *Rezulin*.

Úlcera provocada por neuropatía: Área infectada, usualmente en la pierna o los pies, a consecuencia de que el paciente no sintió la lesión.

Vitrectomía: Extracción del gel del centro del globo ocular debido a hemorragia y a formación de tejido cicatricial.

VLDL: La partícula principal en la sangre que transporta los triglicéridos.

Índice

• F •

• *G* •

• *H* •

• *I* •

Notas

Notas

Notas

Libros en Español

Disponibles en cualquier lugar donde vendan libros, o través de dummies.com

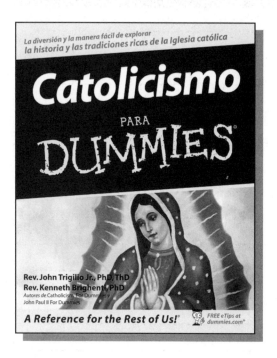

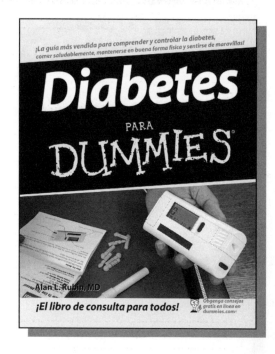

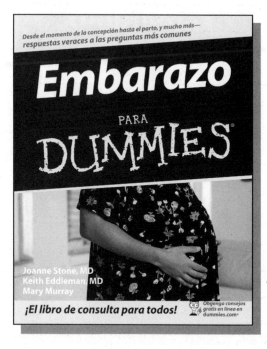

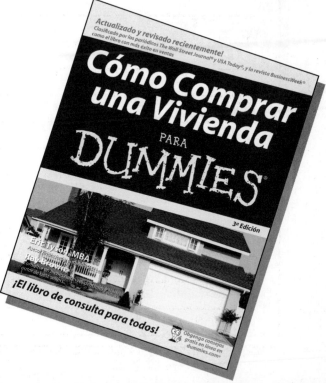

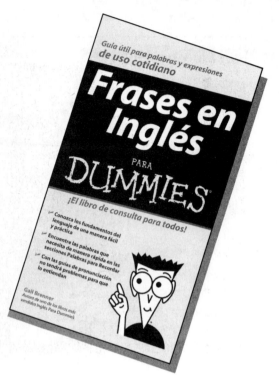

Guía útil para palabras y expresiones
de uso cotidiano

Frases en Inglés

PARA

DUMMIES®

¡El libro de consulta para todos!

✓ **Conozca los fundamentos del**
lenguaje de una manera fácil
y práctica

✓ **Encuentre las palabras que**
necesita de manera rápida en las
secciones Palabras para Recordar

✓ **Con las guías de pronunciación**
no tendrá problemas para que
lo entiendan

Gail Brenner
Autora de uno de los libros más
vendidos Inglés Para Dummies

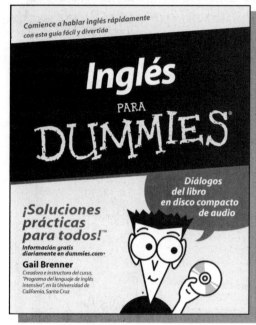

Comience a hablar inglés rápidamente
con esta guía fácil y divertida

Inglés

PARA

DUMMIES®

Diálogos
del libro
en disco compacto
de audio

**¡Soluciones
prácticas
para todos!**™

**Información gratis
diariamente en dummies.com®**

Gail Brenner
Creadora e instructora del curso,
"Programa del lenguaje de inglés
intensivo", en la Universidad de
California, Santa Cruz

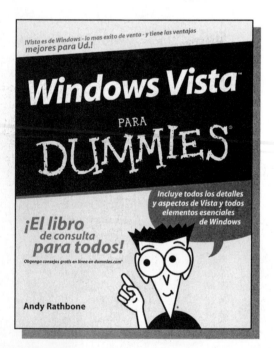

¡Vista es de Windows - lo mas exito de venta - y tiene las ventajas
mejores para Ud.!

Windows Vista™

PARA

DUMMIES®

Incluye todos los detalles
y aspectos de Vista y todos
elementos esenciales
de Windows

**¡El libro
de consulta
para todos!**

Obgenga consejos gratis en línea en dummies.com®

Andy Rathbone

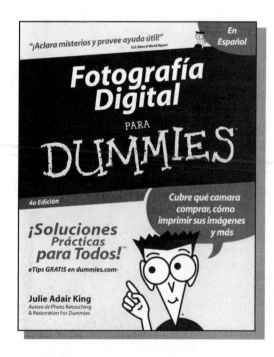

"¡Aclara misterios y provee ayuda útil!"
U.S. News & World Report

En
Español

Fotografía
Digital

PARA

DUMMIES™

4a Edición

Cubre qué camara
comprar, cómo
imprimir sus imágenes
y más

**¡Soluciones
Prácticas
para Todos!**™

eTips GRATIS en dummies.com®

Julie Adair King
Autora de Photo Retouching
& Restoration For Dummies

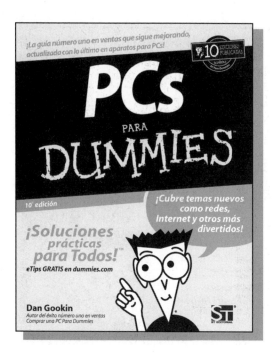
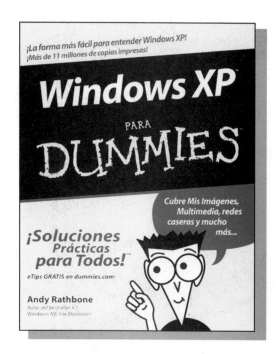
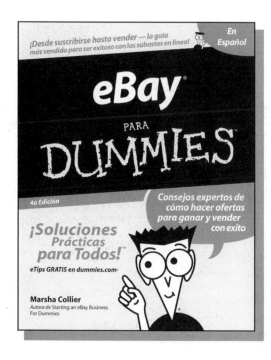
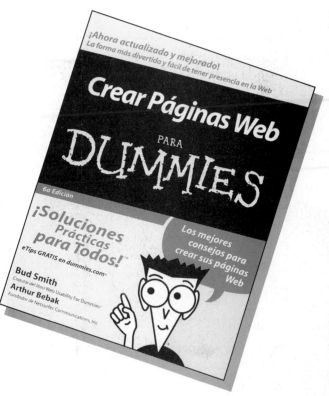

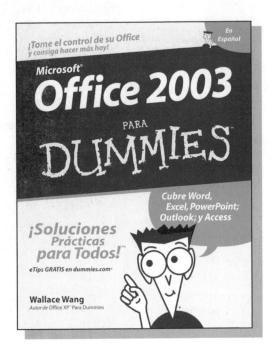

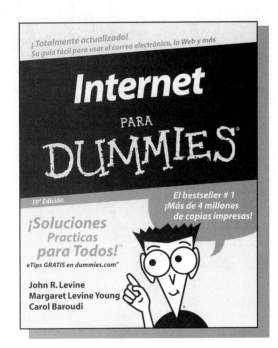

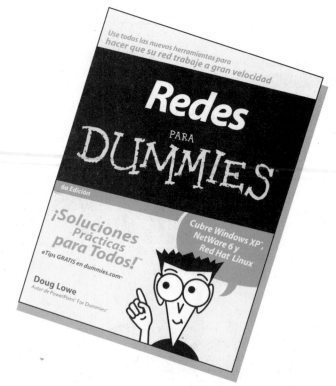